W0255534

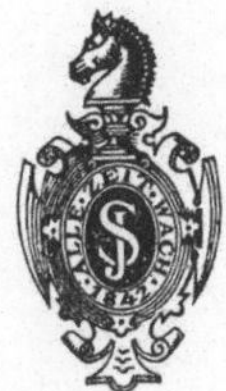

Methoden in der medizinischen Cytogenetik

Herausgegeben von
H. G. Schwarzacher und U. Wolf

Unter Mitarbeit von
W. Gey · S. Ohno · E. Passarge
R. A. Pfeiffer · M. Tolksdorf

Mit 50 Abbildungen

Springer-Verlag
Berlin · Heidelberg · New York 1970

Softcover reprint of the hardcover 1st edition 1970

Card Number 70-113435.

Titel-Nr. 1670

ISBN : 978-3-642-87483-3 e-ISBN-13 : 978-3-642-87482-6
DOI : 10.1007/978-3-642-87482-6

Vorwort

Seit der Entdeckung, daß Chromosomenaberrationen die Ursache für angeborene Entwicklungsstörungen beim Menschen sein können, gelang es in den letzten 10 Jahren, immer mehr Krankheitsbilder cytogenetisch zu charakterisieren. Cytogenetische Methoden sind so zu einem unentbehrlichen Instrument in der klinischen Diagnostik geworden.

Die Absicht des vorliegenden Buches ist es, diese vielfältigen Methoden zusammenzustellen und für den Laboratoriumsgebrauch übersichtlich zugänglich zu machen. Außerdem soll die Lektüre auch an offene Probleme der Forschung heranführen und dazu anregen, die Methoden nicht nur schematisch nachzuarbeiten, sondern ständig experimentell zu variieren und zu ergänzen. Auf einem Gebiet, das sich in einer so vielseitigen Entwicklung befindet, haben manche Methoden allerdings einen noch vorläufigen Charakter, und eine abschließende Übersicht ist nicht immer möglich.

Es ist zu hoffen, daß die von dem Buch ausgehenden Anregungen dazu beitragen werden, die Methoden der menschlichen Cytogenetik zu bereichern.

Bonn und Freiburg i. Br., im Januar 1970

H. G. Schwarzacher

U. Wolf

Mitarbeiterverzeichnis

Herausgeber: Professor Dr. Hans Georg Schwarzacher
Anatomisches Institut der Universität
5300 Bonn
Nußallee 10

Privatdozent Dr. Ulrich Wolf
Institut für Humangenetik und Anthropologie der Universität
7800 Freiburg i. Br.
Albertstraße 11

Mitarbeiter: Dr. Wolfgang Gey
Universitäts-Kinderklinik
8000 München 15
Lindwurmstraße 4

Professor Dr. Susumu Ohno
Dept. of Biology,
City of Hope National Medical Center
Duarte, CA 91010 /USA

Privatdozent Dr. Eberhard Passarge
Institut für Humangenetik der Universität
2000 Hamburg 20
Martinistraße 52

Professor Dr. Rudolf Arthur Pfeiffer
Institut für Humangenetik der Universität
4400 Münster i. Westf.
Vesaliusweg 12—14

Dr. Marlis Tolksdorf
Universitäts-Kinderklinik
2300 Kiel
Fröbelstraße 15—17

Inhaltsverzeichnis

KAPITEL

Kultivierung von Blut- und Knochenmarkzellen

Von Rudolf Arthur Pfeiffer

KAPITEL II

Zellkulturen aus Gewebsexplantaten

Von Ulrich Wolf

KAPITEL III

Präparation von Mitose-Chromosomen

Von Hans Georg Schwarzacher

KAPITEL IV **Autoradiographie an menschlichen Chromosomen mit ^{3}H-Thymidin**

Von Wolfgang Gey

KAPITEL V

Der Karyotyp des Menschen

Von EBERHARD PASSARGE

Anhang: Tabellen

KAPITEL VI Chromosomen in der Meiose

Von Susumu Ohno

KAPITEL VII Untersuchung des Sexchromatins

Von Hans Georg Schwarzacher

KAPITEL VIII **Sexchromatin-Diagnostik mit Hilfe des Leukocytentests**

Von Marlis Tolksdorf

KAPITEL I

Kultivierung von Blut- und Knochenmarkzellen

Rudolf Arthur Pfeiffer

1. Einleitung

Die Chromosomenanalyse aus kernhaltigen Zellen des hämatopoetischen Systems und im besonderen aus Lymphocyten hat sich aus folgenden Gründen zu einer in der klinischen Cytogenetik zentralen Methode entwickelt:

Das Untersuchungsmaterial (Blut- und Knochenmark) kann vom Arzt verhältnismäßig leicht gewonnen werden.

Die Kultur von Lymphocyten des peripheren Blutes nach Stimulation durch Phytohämagglutinin ist wenig aufwendig, sicher und deshalb für die Routine geeignet.

Die Mitoserate im Knochenmark und in den Organen des lymphatischen Systems ist besonders hoch. Zellen in der Mitose können deshalb unter Umständen auch ohne Kultur präpariert werden.

Durch die Möglichkeit, die Lymphocyten *in vitro* zu aktivieren, werden die Vorstellungen über die Prospektivität und Potenz der mesenchymalen Stammzellen neu belebt.

Die Immunkompetenz der Lymphocyten kann mit unspezifischen Mitogenen geprüft werden. Mischkulturen von Lymphocyten verschiedener Spender sind Modelle für Histoinkompatibilitätstests *in vitro.*

An Lymphocytenkulturen kann die Wirkung von Noxen (Viren, ionisierende Strahlen, Gifte, Medikamente) auf Chromosomen in einfacher Weise untersucht werden.

Leukämien sind Beispiele für die neoplastische Transformation eines Zelltyps. Der Karyotyp kann in allen Phasen der Krankheit geprüft werden.

2. Knochenmark

Mit Ausnahme der lymphatischen Organe enthält kein Gewebe oder Organ im gesunden Erwachsenenorganismus so viele in Teilung befindliche Zellen wie das Knochenmark, die für eine Chromosomenanalyse unmittelbar verfügbar sind. Außerdem besitzen die Stammzellen der Erythropoese und der Leukopoese sowie die Elemente des reticuloendothelialen Systems große Plastizität. Die cytogenetischen Untersuchungen machen von beiden Möglichkeiten Gebrauch.

Die Mehrzahl der im Knochenmarkausstrich von Gesunden beobachteten Mitosen gehört überwiegend der erythropoetischen Reihe an: Proerythroblasten, Erythro- und Normoblasten. Seltener handelt es sich um Myeloblasten, Promyelocyten und verschiedene Myelocytenformen. Vereinzelt finden sich auch Teilungsfiguren von Reticulumzellen und Plasmazellen, ausnahmsweise von Monocyten und Lymphocyten. Polyploide Mitosen mit 4 n, 8 n oder sogar 16 n dürften überwiegend Megakaryocyten darstellen.

Nach der Zusammenstellung von Rohr (1960) befinden sich 10—42‰ der Erythroblasten und 6—11‰ der Myeloblasten in der Mitose. Diese Zahlen variieren bei verschiedenen Krankheitszuständen; höchste Werte finden sich für die Erythroblasten bei hämolytischen Anämien. Killmann et al. (1962) berechneten eine durchschnittliche Mitosefrequenz von 8,86 pro 1000 kernhaltige Zellen. Von diesen gehören 6,15 (=69,4%) der roten Reihe, 2,5 (28,2%) der weißen Reihe an. Rhythmische Tagesschwankungen der Mitosefrequenz wurden nicht festgestellt.

Da während der gezielten Chromosomenpräparation die charakteristischen Cytoplasmastrukturen zerstört werden, kann der Typ der Zelle in Mitose nicht identifiziert werden. Deshalb ist es zweckmäßig, zumindest einen nach Pappenheim gefärbten Ausstrich des nativen und/oder des inkubierten Knochenmarks zum Vergleich von Mitoseraten bereitzuhalten. Dem Cytogenetiker sollte auch die Morphologie der Knochenmarkselemente vertraut sein (s. die einschlägigen Standardwerke von Rohr, 1960; Heilmeyer u. Begemann, 1955).

2.1. Gewinnung des Materials

Das Knochenmark wird entweder aus der Tibia, dem Beckenkamm (beim Kind), aus dem Brustbein oder aus einem Wirbelfortsatz durch Punktion gewonnen, durch kräftiges Ansaugen mittels einer großkalibrierten Punktionskanüle oder durch Ausstanzen eines Gewebecylinders (Übersichten bei Berman, 1953; Rohr, 1960). An den Fettzellen und besonders an Markfetzen erkennt man, ob man Knochenmark (und nicht peripheres Blut) erhalten hat.

2.2. Präparation der Chromosomen aus Zellen in der Mitose oder Prämitose ohne Kultur

Im Prinzip wird das Knochenmarkpunktat in einer isotonischen Salzlösung (NaCl-Glucose, physiologische Salzlösungen nach Tyrode, Hanks, Gey, Earle usw.), die etwas Heparin enthält, aufgeschwemmt, um die Markbröckel aufzulösen und die Fettzellen abzutrennen, und dann in der gleichen oder einer ähnlich zusammengesetzten Salzlösung, meist unter Zusatz von Colchicin, inkubiert. Man verzichtet auf die Trennung der einzelnen Zelltypen.

Präparation der Zellen unmittelbar nach der Punktion

Das Punktat, aufgeschwemmt in der oben beschriebenen Weise, wird direkt für die Herstellung von Chromosomenpräparaten verwendet.

Sandberg et al. (1960) waschen das Knochenmark in einer kalten Lösung von 0,6% Glucose und 0,7% NaCl und belassen die Suspension für etwa 10—15 min vor der Aufbereitung zu Chromosomenpräparaten. Eine Modifikation der gleichen Untersucher besteht darin, daß das Knochenmark in kalter isotonischer Earle-Lösung aufgeschwemmt wird.

Einige Autoren steigern die Mitoserate durch Injektion eines Mitosegiftes *vor* der Punktion, etwa durch Colchicin, das in der Behandlung der Gicht und der chronischen myeloischen Leukämie gelegentlich noch eingesetzt wird.

Das synthetische Colchicin, Demecolcin, „Colcemid“ (Schär et al., 1954) wurde 1, 2, ja 24 Std vor der Punktion in einer Dosierung von 0,05—0,1 mg/kg Körpergewicht bzw. in einer einmaligen Dosis von 1 mg injiziert (Kinlough et al., 1961; Bottura u. Ferrari, 1960; Meighan u. Stich, 1961). Dem Einwand, daß die Toxicität der Substanz die Anwendung aus nicht-therapeutischen Gründen verbiete, wurde entgegengehalten, daß in dieser Dosierung keine Nebenwirkungen zu erwarten seien (Stewart, 1960). Es sollen auch durch die Colchicinapplikation angeblich nicht vermehrt Tetraploidien und Heteroploidien erzeugt werden. Der bei höherer Konzentration festgestellte cytolytische Effekt, der jedoch nur bei Maus und Ratte geprüft wurde, entfällt ohnehin. Vinblastinsulfat („Velban“, Lilly) ist ebenfalls ein wirksames Mitosegift und wurde versuchsweise vor der Punktion eingesetzt (0,1 mg/kg Körpergewicht). Nach Untersuchungen an der Maus ist ein Anstieg der Mitoserate (sog. stathmokinetischer Index nach Astaldi) bereits $1^1/_2$ Std nach der Injektion von Colchicin festzustellen. Das Maximum liegt bei 4 Std (Cardinali et al., 1961).

R. A. Pfeiffer:

Präparation der Zellen nach kurzer Inkubation mit Colchicin

Die Methode, eine Knochenmarksuspension mehrere Stunden lang in Anwesenheit von Colchicin zu inkubieren, geht auf Lajtha (1952) zurück und wurde zuerst von Ford et al. (1958) angewandt.

Im einzelnen geht man folgendermaßen vor:

Methode a. Das Knochenmark wird in vorgewärmter isotonischer Lösung mit Zusatz von Heparin (1:20000) aufgeschwemmt und durch Ansaugen und vorsichtiges Ausspritzen mit einer Glasspritze und langer Nadel durchgemischt. Dabei ist die Bildung von Schaum zu vermeiden.

Zweckmäßig für alle Knochenmark- und Blutkulturen sind Saunders-Flaschen, sog. „Universal Containers", mit etwa 25 ml Inhalt und einem Schraubdeckelverschluß. Die abdichtenden Gummiplatten sollten dazu mit Collodium überzogen werden (eine dünnviscöse Collodiumlösung, handelsübliche Stammlösung 4%, wird mit einem feinen Pinsel aufgetragen und im Trockenschrank bei 100° getrocknet), sofern nicht Silikonplättchen verwendet werden. Wenn der Deckel perforiert und die Gummiplatte mit Alkohol (abflammen!) keimfrei gemacht ist, braucht die Flasche nicht geöffnet zu werden; man sticht die Nadel einfach hindurch. Nadeln, die nicht ganz scharf geschliffen sind, stanzen aber häufig Gummistückchen heraus. Bei vorsichtiger Manipulation ist es nicht erforderlich, eine weitere Nadel zum Ausgleich der Druckdifferenzen einzustechen.

Die Zellen werden vorsichtig in der verschlossenen Flasche bei 400 bis 800 UpM zentrifugiert, die überstehende Flüssigkeit abgesaugt und der Zellrückstand neuerlich in Geyscher Lösung aufgeschwemmt. Die Suspension muß gut gemischt werden, damit die folgende Zellzählung in einer Zählkammer einigermaßen exakte Werte bringt. Die Zellen werden dann in einer Mischung von Geyscher Lösung und menschlichem Serum im Verhältnis 4:1 inkubiert; dazu wird eine Zellzahl von 2000 bis 4000/mm^3 als optimal betrachtet. Die Suspension wird auf mehrere Subkulturen zu je 3 ml verteilt. Die Inkubationszeit wechselt zwischen 5 und 15 Std, meist sind 7 Std optimal. 2 Std vor der Bearbeitung wird pro ml der Kultur 0,01 ml einer Lösung von 0,04% Colcemid in NaCl-Glucose zugesetzt.

Die im folgenden beschriebenen Methoden verzichten auf längere Inkubation:

Methode b (Tjio u. Whang, 1962). Das Knochenmark wird zuerst in einer mit $6{,}6 \times 10^{-3}$ M Phosphat auf pH 7 eingestellten 0,85%igen NaCl-Lösung gewaschen, die entweder Colchicin oder Colcemid in einer Konzentration von 1 μg/ml enthält. Die Knochenmarkfetzen werden in der gleichen Lösung ausgewaschen. Die Suspension bleibt 1—2 Std bei Zimmertemperatur bis zur Aufbereitung stehen.

Methode c (Kiossoglou et al., 1964; Forteza-Bover, 1965). Das mit Heparin versetzte Aspirat wird in einem silikonisierten Röhrchen bei 300 Umdrehungen 5 min lang zentrifugiert, und die überstehende Flüssigkeit wird mit der obersten Zellschicht (Buffy-coat) abgesaugt. Die Zellen werden in 3 ml einer bei einem pH von 7,0—7,2 eingestellten gepufferten 0,85%igen NaCl-Lösung, die etwas Colchicin (Lösung 1:1000) enthält, aufgeschwemmt, die Suspension verbleibt bei Zimmertemperatur $1^1/_2$—2 Std, bei 37° 1—$1^1/_2$ Std.

Methode d (Gropp, pers. Mitt. 1966). Diese Methode wird je nach dem Vorhandensein von Markfetzen oder Überwiegen von Blut modifiziert. Das Mark wird in etwa 1 cm^3 TCM 858 (Difco) aufgeschwemmt und diese Suspension in ein Gemisch von 2 ml fetalem Kälberserum und 8 ml TCM 858 gebracht. Auf Heparinzusatz kann man verzichten. Die Suspension wird auf 2 Kulturgefäße verteilt, die jeweils 4 Std lang inkubiert werden. Der Unterschied besteht in der Dauer der Colchicineinwirkung (2 oder 4 Std 0,06 ml einer 0,05%igen Lösung).

Methode e. Das Kulturmedium für Knochenmarkzellen, die zuerst in diesem Medium (3 ml) mit Zusatz von 0,5 ml Phytohämagglutinin und 200 E Heparin 3 Std lang im Kühlschrank belassen wurden, setzt sich nach den Angaben von Tolksdorf et al. (1965) aus 40% menschlichem Serum, 30% Medium 199 und 30% Hanks-Lösung zusammen. Zu 100 ml des Gemisches wurde noch 5 ml Rinderembryonalextrakt zugesetzt. Das Milieu wird nach 24 Std abpipettiert und durch frisches Medium ersetzt. Die Aufbereitung der Kultur erfolgt 48 Std nach dem Ansatz. Zu diesem Zeitpunkt sind schon Lymphocytenmitosen zu erwarten. Das Verfahren könnte besonders bei postmortal entnommenem Knochenmark zur Anwendung kommen.

Die Unterschiede zwischen den verschiedenen Verfahren sind gering und beschränken sich auf die Frist zwischen dem Ansatz der Suspension und der Präparation. Sie schließen mit einer Ausnahme Colchicin ein, um die bereits in Teilung befindlichen Zellen in der Metaphase zu blockieren. Offenbar ist es nicht erforderlich, komplizierte und damit auch teure Medien oder einen Proteinzusatz, wie z.B. bei McCoy 5a, zu verwenden. Steriles Arbeiten ist nicht Bedingung.

Angesichts der kurzfristigen Inkubation der Suspension, die nicht als „Kultur“ bezeichnet werden kann, darf man auf die Zählung der Leukocyten verzichten.

Systematische Untersuchungen und Vergleiche der verschiedenen Modifikationen liegen bisher nicht vor. Um eine ausreichende Mitoserate zu erhalten, scheinen folgende Faktoren bedeutungsvoll zu sein: a) das Milieu, in dem das Knochenmark ausgewaschen, aufgeschwemmt und inkubiert wird, b) das aktuelle pH der Lösung, c) die Trennung der Lösung, d) die Dauer der Inkubation, e) die absolute Zellzahl.

2.3. Versand von Knochenmarkpunktaten

Es erhebt sich die Frage, ob das Knochenmark sofort nach der Punktion aufbereitet werden muß oder ob ein Aufschub und evtl. Versand möglich ist. Kiossoglou et al. (1964) geben an, gleich gute Ergebnisse erzielt zu haben, ob nun das Knochenmark einige Stunden oder erst 24 Std nach der Punktion verarbeitet wurde, sofern es in einer gepufferten Lösung im Kühlschrank bei 4° aufbewahrt wird. Auch Ford (1958) erwähnt, daß Knochenmark in isotonischer Lösung evtl. verschickt werden könne. Unerläßlich ist, daß das Material dabei nicht austrocknet. Da besonders Leukämiezellen in der Prämitose sehr empfindlich sind, ist es aber ratsam, die Präparation des Knochenmarks nicht hinauszuschieben.

2.4. Bemerkungen zur Herstellung von Chromosomenpräparaten

Im Prinzip können alle Methoden, die im Kap. III beschrieben werden, Verwendung finden. Ausgangsmaterial sind die Knochenmarkaufschwemmungen oder die kurzfristig inkubierten Suspensionen.

Von manchen Autoren werden besonders für Knochenmarksuspensionen Quetschmethoden bevorzugt, etwa von Hsu und Patton (1969), die den geringeren Zeitaufwand und die Möglichkeit hervorheben, die Präparate durch mikroskopische Kontrolle zu verbessern; der Metaphaseverband der Chromosomen bleibt leichter erhalten. Durch Erhitzung des Objektträgers mit der Suspension unmittelbar vor dem Quetschen kann die Qualität der Präparate gesteigert werden. Einige der wesentlichen Schritte dieser Methoden seien hier als Ergänzung zu Kap. III angeführt.

Die Präparation der Chromosomen erfolgt nach der Originalanweisung (Ford, 1959, pers. Mitt.) in folgenden Schritten:

a) hypotonischer Schock mit Na-Citrat 0,95% (klinische Standardlösung 3,8%, verdünnt im Verhältnis 1:3);
b) Fixation mit Essigsäure-Alkohol (1:3);
c) Hydrolyse mit 1 N HCl bei 60°, 8 min;
d) Feulgen-Färbung;
e) Quetschung der Zellen.

Nach Sandberg et al. (1960) wird die Suspension mit 0,44% Na-Citrat im Verhältnis 1:4 versetzt und bleibt 15 min stehen. Nach vorsichtiger Zentrifugation wird mit (eis-)kalter 50%iger Essigsäure fixiert, die später gegen Eisessig-Alkohol ausgewechselt wird. Die Zellen werden bereits in der Suspension mit 1%igem Orcein in 65%iger Essigsäure angefärbt und gequetscht.

Enthält das Material viele Bröckel, so empfehlen Tjio u. Whang (1962), diese in einem Uhrglas in einer Mischung von 1 N HCl und 2%igem Orcein in 45%iger Essigsäure, beides im Verhältnis 1:9 vorsichtig über der Flamme zu erwärmen. Die Bröckel werden dann mit einem Tropfen der Farblösung unter dem Deckglas zerquetscht.

2.5. Langzeitkulturen von Knochenmarkzellen

Knochenmarkzellsuspensionen können unter bestimmten Bedingungen in eine Monolayer-Kultur übergeführt werden. Nach etwa 1 Woche bilden sich fibrocytäre Zellverbände, die in der Art einer Fibroblastenkultur weiterbehandelt werden können (Übersichten bei Lajtha, 1952; Berman et al., 1955; Woodliff, 1964).

Obwohl permanente Kulturen von Knochenmarkzellen für Chromosomenuntersuchungen im Routinebetrieb kaum eine Bedeutung erlangen dürften, ist damit zu rechnen, daß es gelingt, Zellstämme zu isolieren, an denen biochemische, enzymatische und autoradiographische Untersuchungen durchgeführt werden können. Die von Lajtha (1952) diskutierte Schwierigkeit, daß Knochenmarksuspensionen kaum reproduziert werden können, weil der Austausch des Kulturmilieus nicht exakt eingehalten werden kann, bleibt auf Kulturen für zellkinetische Studien beschränkt. Die Methoden gehen auf Angaben von Berman et al. (1955) zurück.

a) Knochenmark wird in einer Mischung, bestehend aus 40% menschlichem Nabelschnurserum, 2% Hühnerembryonalextrakt, 58% Hanks-Lösung bei pH 7,6 (eingestellt mit 1,4% $NaHCO_3$-Lösung) in Flaschen inkubiert, die auf der breiten Seite aufliegen. Das Erhaltungsmilieu nach Scherer wird ausgetauscht, wenn Phenolrot als Indicator (0,002%) eine Änderung des pH anzeigt. Von den nicht an Glas haftenden Zellen können Subkulturen versucht werden. Die angesiedelten Zellen werden wie Monolayer-Kulturen weiterbehandelt (s. Kap. II).

b) Chu u. Giles (1959) erwähnen, daß sie Knochenmark in Hanks-Lösung mit Heparin 1:20000 zunächst bei 4° aufbewahrt und dann in einem Milieu, bestehend aus 75% Eaglescher Lösung und 20% menschlichem Serum sowie 5% ultrazentrifugiertem Embryonalextrakt inkubiert haben. Die Zellzahl wurde auf 1—3 $\times 10^5$ pro ml Kultur eingestellt.

c) Fraccaro et al. (1960) kultivieren die Knochenmarksuspension in Petri-Schalen in einem Medium, das aus 40% Humanserum und 30% Medium 199 und 30% Hanks-Lösung besteht. Die Atmosphäre wird mit CO_2 (5%) angereichert, die Petri-Schalen befinden sich in einem luftdichten Plastikbehälter. Nach einigen Passagen (etwa 10 bis 25 Tage) ist eine optimale Mitoserate zu erwarten.

d) Nach einem Vorschlag von Farnes et al. (1963) werden Knochenmarkfetzen in kleinen feuchten Kammern inkubiert. Das Milieu setzt sich zusammen aus 80% NCTC 109 (Difco) und 20% Humanserum. In den ersten 2—3 Tagen der Inkubation beginnen die Zellen zu emigrieren, nach 8 Tagen überwiegen die Zellen, die in einer Schicht angeordnet sind, sie haben das Aussehen von Fibroblasten und sind in einem lockeren Verband angeordnet.

Außerdem seien noch folgende Methoden erwähnt:

Knochenmark kann auch mit Gaze überdeckt und damit feucht gehalten werden (Reisner, 1959). Berman (1953) und auch Boll u. Fuchs (1961) suchen Knochenmark im hängenden Tropfen zu kultivieren, wobei nur mit sehr kleinen Mengen gearbeitet werden kann. Pulvertaft u. Jayne (1953) benutzen als Grundlage Agar, auf dem Knochenmarkbröckel explantiert und von Milieu umspült werden. Diese Methoden dienen besonders der Beobachtung lebender Zellen.

Steht genügend Knochenmark zur Verfügung, dann können einige Tropfen der Zellsuspension in der Art einer Leukocytenkultur (s. S. 28) mit Zusatz von Phytohämagglutinin inkubiert werden, da in der Regel genügend jugendliche Lymphocyten vorhanden sind, die zur Transformation fähig sind. Auf diese Weise kann der Karyotyp aller blutbildenden Komponenten festgestellt werden.

3. Kultur der Zellen des peripheren Blutes

In der Blutbahn finden sich Mitosen nur in Krankheitszuständen, etwa bei überstürzter Ausschwemmung jugendlicher Knochenmarkelemente (Perniciosa; hämolytische Anämien), vorwiegend aber bei Leukämien und bei der Aussaat von Tumorzellen.

Frühere Versuche, Leukocyten des Blutes *in vitro* zu kultivieren (s. Boll u. Fuchs, 1961; Woodliff, 1964), haben gezeigt, daß unter den Bedingungen der klassischen Gewebekultur Zellen, die hauptsächlich von Lymphocyten und Monocyten abstammen dürften, ausschwärmen und sich wie Fibroblasten in einer Schicht anordnen.

Die für cytogenetische Untersuchungen unerläßlich große Zahl teilungsfähiger Zellen und Mitosen wird jedoch erst durch die Transformation nach Aktivierung der immunologisch kompetenten Zellen, also Lymphocyten, erreicht. Eine derartige Aktivierung wird durch Substanzen verursacht, die als Antigene wirken. P. C. Nowell (1960) hatte in einer Blutzellkultur beobachtet, die nach einer von Osgood u. Krippaehne (1955) angesetzten „gradient tissue culture" von Leukocyten aus menschlichem Blut angesetzt war, daß die Mitoserate ungewöhnlich hoch anstieg. Er schloß aus der Prüfung verschiedener Kulturfaktoren, daß das zur Abtrennung der Leukocyten von Erythrocyten verwandte Bacto-Phytohämagglutinin (Difco) für die Zellvermehrung verantwortlich sein müsse. *Phytohämagglutinin* (PHA) gilt mit Recht als das zuverlässigste Mittel zur Mitosestimulierung (Mitogen) für menschliche und tierische Lymphocyten.

Im folgenden wird PHA zunächst ohne Kommentar eingesetzt. Über seine Eigenschaften und Wirkungsweise s. S. 22).

Das Prinzip der *Lymphocytenkultur* besteht in der Inkubation von Blut oder Leukocyten in einem geeigneten Milieu unter Zusatz von PHA. Die teilungsfähigen Zellen sind hauptsächlich Lymphocyten (Bond et al., 1961; Astaldi, 1964). Monocyten fallen demgegenüber zahlenmäßig nicht ins Gewicht.

Anhand der verschiedenen Methoden wird auf die anfallenden Probleme der Lymphocytenkultur eingegangen.

3.1. Vollblutkulturen

Die einfachste Methode der Lymphocytenkultur besteht in der Inkubation einer kleinen Menge von Vollblut ohne vorherige Abtrennung der Erythrocyten und Granulocyten. Auf diese Weise werden alle vorhandenen Lymphocyten eingesetzt, in der Regel zwischen 25—50% der Leukocytenzahl, d.h. 1800—5000 Zellen pro mm^3 Blut. Vollblutkulturmethoden, oft „Mikromethoden" genannt (wegen der geringen Menge von Blut, die erforderlich ist), wurden von Arakaki u. Sparkes (1963); de Grouchy et al. (1964); Hungerford (1965); Robinson et al. (1964); Tips et al. (1963); Koulischer (1965); Steinberger et al. (1964); Chaudhuri (1966); Razavi (1965); Macek (1965); Dartnall u. Gray (1965) u.a. beschrieben. Frøland (1962) trennt auch für die Mikrokultur die Erythrocyten ab.

Technik. Blut, das durch Venenpunktion oder durch Stich in die sorgfältig mit Äther-Alkohol gereinigte, trockene Fingerbeere, Ohrläppchen oder beim jungen Kind aus der Ferse gewonnen wurde, wird in ein vorbereitetes Kulturmedium gebracht, das Heparin enthält. Auf 5—6 ml des Mediums sollten 2—3 Blutstropfen genügen, höchstens 10 Tropfen.

De Grouchy et al. (1964) inkubieren 0,5 ml Blut in 15 ml Medium (0,5 ml entsprechen etwa 5—11 Tropfen in Abhängigkeit vom Kaliber der Kanüle und der Viscosität der Suspension).

Das Kulturmedium setzt sich aus einer isotonischen Salzlösung, tierischem und menschlichem Serum oder Plasma, Heparin und Antibiotica zusammen. Hühnerembryonalextrakt ist nicht erforderlich. Die Mitoserate soll nach den Untersuchungen von Bishun (1967) am höchsten sein, wenn bei Verwendung von Medium 199 das Milieu und Humanserum im Verhältnis 3:2 gemischt sind, sie fällt stark ab, wenn auf den Serumzusatz verzichtet wird. Die Mehrzahl der Untersucher bevorzugt ein Mischungsverhältnis von Medium 199 und Serum zwischen 85:15 und 70:30.

Im Anhang ist die von uns angewendete Standard-Mikromethode, die sehr verläßliche Resultate liefert, angegeben (S. 28).

Ein wesentlicher Unterschied der Vollblutmethode gegenüber der im nächsten Abschnitt (S. 11) beschriebenen Leukocytenkultur ist die Anwesenheit von Erythrocyten in der Kultur. Damit wird die Frage aufgeworfen, ob die Erythrocyten einen Einfluß auf die Mitoserate haben, da man erwarten sollte, daß durch die große Zahl der bedeutungslosen Erythrocyten und Granulocyten

1. energetisch wichtige Substanzen vorzeitig verbraucht werden (Glykolyse) und
2. durch die verstärkte metabolische Aktivität eine Verschiebung des pH eintritt,
3. durch die Cytolyse und Änderung der Permeabilität der Zellen die Elektrolytzusammensetzung des Milieus verändert wird,
4. die unvermeidbare Hämolyse störend wirkt.

Man kann deshalb, wie Arakaki u. Sparkes (1963), das Medium nach 3 Tagen auswechseln, wenn die Kultur über diesen Zeitraum hinaus erhalten bleiben soll. Man sollte aber bedenken, daß durch das eingebrachte Hämoglobin ein neues Puffersystem neben den Phosphat-, Acetat- und Eiweißpuffer getreten ist, da HbO_2 eine stärkere Säure darstellt als Hb. Gerade im physiologischen pH-Bereich ist die Pufferkapazität des Hb sehr hoch.

Da Heparin bei Zusatz von PHA eine Agglutination der Erythrocyten zu vereinzelten dichten und festen Agglutinaten nicht verhindert, darf man erwarten, daß die in den Agglutinaten eingeschlossenen Lymphocyten schlechte Kulturbedingungen vorfinden. Um dem vorzubeugen, wird empfohlen, die Agglutinate durch tägliches Aufschütteln aufzulösen.

Die große Zahl der Erythrocyten könnte sich besonders auch während der Fixation störend auswirken, da diese sich leicht zu Klumpen zusammenballen, die erst mit der Pipette zerstört werden müssen. Die

Ansichten darüber sind geteilt, ob das Fixativ über die Suspension geschichtet werden und langsam einwirken soll oder ob während der Fixation die Zellen bereits aufgeschwemmt werden können. Im ersten Fall ist der Klumpen später zu zerteilen. Eine sichere Methode besteht wohl darin, daß das Sediment tropfenweise fixiert wird, in der Weise, daß man die ganze Suspension in der sauberen Pipette aufzieht und unter der Oberfläche des Fixativs langsam ausfließen läßt.

Die einfache Methode der Vollblutkultur wurde von den Firmen Difco und Gibco kommerziell ausgewertet:

*Difco**, „TC Chromosome Mikro test Kit Nr. 5060": 3 Tropfen Blut aus einem Lanzettenstich werden in dem frisch angesetzten kompletten Milieu inkubiert. Die einzelnen Konstituenten des Milieus liegen in Pulverform vor und werden in dem beigegebenen Medium aufgelöst. Es wird angegeben, daß für den Versand von Blut dieses nur in der Lösungsflüssigkeit aufgeschwemmt und in dieser Form eingeschickt werden soll, damit erst kurz vor der Inkubation das vollständige Medium hergestellt wird.

*Gibco*** liefert ein fertiges „Chromosomenmedium 1 A", das in verschraubten Kulturröhrchen tiefgefroren aufbewahrt werden soll. Es enthält fetales Kalbsserum, Heparin, Antibiotica, modifiziertes Earle-Medium und Phytohämagglutinin M und P. Die Firma liefert aber auch einen wäßrigen Extrakt aus *Phytolacca americana*. Für die Präparation der Chromosomen wird anstelle von Colchicin „Velban" (Vincaleukoblastin) geliefert.

3.2. Kultur von Leukocyten nach Abtrennung der Erythrocyten

Die von Moorhead et al. (1960) angegebene „klassische" Methode sieht eine Abtrennung der Leukocyten aus Venenblut vor. Sie ist im folgenden in ihren Grundzügen beschrieben.

10 ml Venenblut wird mit handelsüblicher Heparinlösung, die die Spritze benetzt, und 0,2 ml Bactophytohämagglutinin (PHA, Difco) vermischt. Das Blut soll 30—60 min abgekühlt (Eiswasser) und anschließend bei einer Temperatur von 5° zentrifugiert werden (300—350 UpM = 25 G für 5—10 min; die Verwendung einer Kühlzentrifuge ist nicht erforderlich).

Das überstehende Plasma, in dem die Leukocyten enthalten sind, wird mit einer Spritze aufgenommen, in ein steriles Kulturgefäß übertragen und vorsichtig durchgemischt, ohne daß Blasen entstehen. Dazu

* Difco, Laboratories. Detroit Mich 48201, USA (s. Broschüre: Reagents, Media and Cell Lines for Tissue Culture and Virus Propagation).

** Gibco = Grand Island Biological Company, 3175 Staley Road, Grand Island, N.Y. 14072, USA.

empfiehlt es sich, Spritzen mit langer Nadel zu verwenden. Als Kulturgefäße sind die schon vorher genannten (S. 4) Saundersflaschen (Universal Containers)* zu empfehlen. Die Leukocyten werden nun gezählt und die Kulturen so angesetzt, daß die Zellzahl auf 1—2 $\times 10^6$/ml festgelegt wird. Das Kulturmedium besteht in der Regel aus 30—40% autologem Plasma und 60—70% Medium 199 oder MEM, Penicillin und Streptomycin. Das pH wird auf 7,0—7,2 eingestellt und Abweichungen durch CO_2-Gas oder durch NaOH korrigiert. Die Kulturdauer beträgt durchschnittlich 3 Tage.

Die zahlreichen Modifikationen dieser Methode erfolgten in der Absicht, eine maximale Ausbeute an Lymphocyten und eine optimale Mitoserate zu erzielen. Im folgenden wird auf die einzelnen Punkte, die diese beeinflussen können, eingegangen.

3.2.1. Abtrennung der Erythrocyten

Spontane Sedimentation der Erythrocyten von hepariniertem Vollblut bringt eine Ausbeute von rund 14,5 $\times 10^3$ Leukocyten/mm^3 im überstehenden Plasma, sie ist aber nur optimal bei frisch entnommenem Blut. Die Sedimentation ist nicht nur abhängig von der Proteinzusammensetzung des Plasmas, sondern auch von der Temperatur, bei 30 bis 35° beschleunigt, bei Abkühlung erniedrigt. Es wird auch empfohlen, das Röhrchen im Winkel von 45° aufzustellen. Offenbar spielt zudem das Kaliber des Röhrchens eine Rolle.

Mellman (1965) hat heparinisiertes Venenblut ohne Zusatz von PHA zentrifugiert und ermittelte Leukocytenzahlen zwischen 12 und 24 $\times 10^3$ pro mm^3 im überstehenden Plasma.

Eine Vereinfachung stellt die Sedimentation bereits in der Spritze dar, weil dann der Plasmaüberstand vorsichtig herausgedrückt werden kann. Dazu wird die Nadel zweckmäßig um 135° gebogen. Auf diese Weise kann die Plasmazellsuspension steril in ein Kulturröhrchen ausgespritzt werden (Edwards u. Young, 1961).

Muß man mit einer kleinen Blutmenge auskommen, dann empfehlen Edwards u. Young (1961), diese (0,5—1,0 ml) in einer 2 ml-Spritze, die mit Heparin benetzt ist, mit einem Tropfen PHA zu mischen und mit Serum aufzufüllen. Die Spritze wird zentrifugiert und der Zellplasmaüberstand herausgedrückt.

Die Sedimentation der Erythrocyten kann auch durch *Lösungen makromulekularer Substanzen* beschleunigt werden, doch ist es erforder-

* Diese (billigen) Fläschchen können auch durch ähnlich dimensionierte Plastikflaschen ersetzt werden (Flow Lab., Glasgow, Schottland).

lich, diese später wieder gegen eine isotonische Lösung auszuwechseln. Dazu wird empfohlen:

Dextran: 10 ml heparinisiertes Blut wird mit 2,5 ml einer 6%igen Dextranlösung (Makrodex, Molekulargewicht 150000) vermischt. Die Leukocyten werden aus der Lösung abzentrifugiert und im Nährmedium aufgenommen (Anders et al. 1966; Jungklaass, 1963).

Polyvinylpyrrolidon: Ulrich u. Moore (1966) versetzen dazu 10 ml Blut mit 40 ml gepufferter Earlescher Lösung bei einem pH von 7,4 und 50 ml Polyvinylpyrrolidon mit einem Molekulargewicht von 40000. Die Erythrocyten haben sich nach etwa 1 Std abgesetzt, das überstehende Plasma wird zentrifugiert und das Sediment in Earlescher Lösung aufgeschwemmt. Um die restlichen Erythrocyten zu zerstören, wird Streptolysin 0 während 1 min hinzugegeben, die Mischung neuerlich zentrifugiert und das Sediment in Earle ausgewaschen und inkubiert. Modifikation: 3,5% Polyvinylpyrrolidon und Venenblut zu gleichen Anteilen.

Fibrinogen: 1,25 ml einer frisch angesetzten Lösung von 310 mg Rinderfibrinogen (Fraktion 1) in 10 ml Wasser wird mit 10 ml Blut vermischt (Minor u. Burnett, 1948).

Wenn defibriniertes Blut mit einer 3%igen Lösung von Gelatine („Plasmagel") in physiologischer Salzlösung im Verhältnis 3:1 gemischt wird, setzt sich nach etwa 30 min in silikonisierten Gefäßen (bei 37°) die Mehrzahl der Erythrocyten und Granulocyten ab. Der klare Überstand enthält 90—99% Lymphocyten. Die Gelatine-Lösung (Molekulargewicht 190000) darf nicht erhitzt werden. Sie ist Seitz-filtriert. Beim Mischen sind Blasen zu vermeiden (Coulson u. Chalmers, 1964).

(Untersuchungen zur Frage der Ausbeute von Leukocyten mittels PHA, Dextran und Fibrinogen, s. Skoog u. Beck, 1956; Chen u. Palmer, 1958.)

Eine weitere Möglichkeit, relativ viele Leukocyten zu gewinnen, besteht darin, heparinisiertes Blut in einem *engkalibrierten Röhrchen* rasch zu zentrifugieren (verschraubbare Zentrifugenröhrchen). Die überstehende Plasmasäule wird für den Kulturansatz verwandt, die oberste Leukocytenschicht (buffy coat) wird vorsichtig abpipettiert. Das Verfahren ist das gleiche wie bei der Leukocytenanreicherung aus Heparin- oder Citratblut. Hierbei wird angegeben, daß es vorteilhafter ist, wenn die Umdrehungszahl nur 1500, die Zeitdauer 20 min beträgt, entgegen dem Vorschlag einer rascheren Zentrifugation bei 4000 Umdrehungen.

Die Abtrennung der Leukocyten ist auch durch *Agglutination der Leukocyten* mit einem unspezifischen (Phyto-)Hämagglutinin oder einem spezifischen Agglutinin und durch langsames Zentrifugieren möglich. Die Agglutinate der Erythrocyten sind schwerer und sinken schon bei niedriger Umdrehungszahl ab (300—400 UpM, 3—5 min).

3.2.2. Trennung der mononucleären und polymorphkernigen Leukocyten

Da die Granulocyten gewöhnlich in der Kultur bald zugrunde gehen, ist ihre Stoffwechselaktivität gering. Ihr Persistieren nach einigen Tagen ist geradezu ein Maßstab für den Effekt des PHA, da sie in der Regel im umgekehrten Verhältnis zu der Zahl der transformierten Lymphocyten stehen. Die Trennung von mononucleären und polymorphkernigen Zellen bleibt deshalb für Sonderaufgaben vorbehalten.

Beim Zentrifugieren des heparinisierten Blutes in engkalibrierten Röhrchen kann eine gewisse Schichtung der Leukocyten erwartet werden, da das spezifische Gewicht der Lymphocyten, besonders aber der Thrombocyten, geringer ist als das der anderen Blutzellfraktionen. Dazu wurde ein sanduhrförmiges Gefäß angegeben (Kaijser, 1961).

Eine einfache Methode besteht auch darin, die Leukocytensuspension in flacher Schicht auf den Boden einer Petri-Schale oder eines Kulturgefäßes, etwa einer viereckigen Flasche (etwa die Vierkantflasche zur Keimzahlbestimmung in der Milch der Firma Schott, Mainz) auszubreiten (nach Gropp u. Fischer, 1966), oder etwa die Leukocyten nach der Methode von Osgood (1955) auf einem schräg in das Kulturgefäß gestellten Objektträger aufzufangen. Nach etwa 1 Std haften die polymorphkernigen Leukocyten ziemlich fest an dem Glas, so daß man die Lösung mit den flottierenden Lymphocyten absaugen kann. Czerski et al. (1966) leiten die Leukocytensuspension durch Petri-Schalen aus Metacrylat, die leicht durch u.v. Licht sterilisiert werden können.

Da die Granulocyten in Lösungen, die Heparin enthalten, agglutinieren, kann man die Lymphocyten einer Leukocytensuspension auch dadurch gewinnen, daß man kräftig mischt und die Aggregate der Granulocyten am Boden absetzen läßt (v. Melen u. Unger, 1967).

Rabinowitz (1964) trennt Leukocyten in Glassäulen und kann dabei auf Suspensionsmengen bis zu 5 ml in 16 cm hohen Säulen zurückgehen, die mit Glaswolle gepackt sind (85%) (ähnlich auch Lamvik, 1966).

Die Gewinnung großer Lymphocytenmengen wird von Agostini und Ideo (1965) beschrieben. Eine 5%ige EDTA-Lösung wird im Verhältnis 1:10 dem Blut zugesetzt. Diese Mischung wird durch eine 0,83%ige NH_4Cl-Lösung im Verhältnis 4:1 verdünnt und zentrifugiert. Das Sediment wird im Serum aufgenommen und in einem mit Watte gefüllten Röhrchen inkubiert. Nach dem Auswaschen sind fast nur Lymphocyten vorhanden.

Granulocyten und Monocyten haften auch an Glasperlen (Durchmesser 0,5 mm), die in einer Säule geschichtet sind. Diese ist durch Glaswolle abgedichtet und wird mit der Plasmazellsuspension beschickt. Der Reinheitsgrad der Lymphocytensuspension soll den anderer Methoden übertreffen (Ciresa u. Huber, 1967).

Im Dichtegradienten ist eine Trennung möglich: Spriggs u. Alexander (1960) geben an, daß in einer Mischung von Rinderalbumin und Plasma als Dichtegradienten eine Leukocytensuspension, die mit Dextran hergestellt wurde, aufgetrennt werden kann. In der obersten Schicht sind Mono- und Lymphocyten enthalten. Pertoft et al. (1968) bevorzugen Polyvinylpyrrolidon oder Silicagel.

Hulliger u. Blazkovec (1967) beschreiben eine Methode der Abtrennung der Erythrocyten, wenn das Blut einem Gemisch von Methylcellulose und Metrizoat überschichtet wird, so daß die Erythrocyten an der Grenzfläche verklumpen und absinken.

Eine elegante Methode beruht auf der Fähigkeit zur Phagocytose der Nicht-Lymphocyten. Die Leukocytensuspension wird mit der doppelten Menge Kulturmedium versetzt. Etwa 0,5 g steriles, sehr feines Eisenpulver wird hinzugefügt. Die Mischung wird in einem Schüttelthermostat einige Zeit geschüttelt. Daraufhin bleibt sie einige Minuten stehen, damit sich das überschüssige Eisenpulver am Boden absetzen kann. Der Behälter befindet sich auf einem starken Magneten, der die Sedimentation des Eisenpulvers beschleunigt. Die überstehende Suspension wird abgesaugt und wiederum 5 min lang in ein Magnetfeld gebracht. Die zwischenzeitlich von den Leukocyten phagocytierten Eisenspäne reißen nur diese Zellen auf den Boden des Gefäßes mit, so daß die Suspension aus 95—99% mononucleären Zellen besteht (Hastings et al., 1961).

Andere Methoden, die größere Blutmengen vorsehen, gehen auf Green u. Solomon (1963) zurück, die etwa 80 cm³ Blut mit 6%igem Dextran und EDTA versetzen und in einer „Ölflasche" zentrifugieren.

3.2.3. Wahl des Kulturmediums

Seit Moorhead et al. (1960) wird überwiegend das Medium TC 199 von Morton, Morgan und Parker eingesetzt, doch sind andere Medien in gleicher Weise für die Kultur geeignet, etwa *M*inimum *E*ssential *M*edium (MEM Eagle), NCTC 805, das mit 15% Serum angereicherte und PHA enthaltende Medium 1 A von Gibco, oder etwa McCoy 5a und die RPMI-Serie des Roswell Park Memorial Institute (Gibco).

Als Protein dient Serum oder Plasma entweder von der gleichen Person, gemischtes Serum verschiedener Personen*, Nabelschnurserum oder heterologes Serum, vorzugsweise vom Rinderembryo, seltener vom Fohlen. Eine Inkompatibilität von Blut- und Serumgruppen, die zu dem Vorschlag geführt hat, nur AB rh-Serum zu verwenden, ist bedeutungs-

* Leukocyten werden bei kurzfristiger Erhitzung auf 56° zerstört. Deshalb sollte auch homologes Serum vor der Verwendung kurz auf diese Temperatur erhitzt werden, damit keine fremden Leukocyten in die Kultur gelangen.

los, da durch PHA ohnehin Erythrocyten unspezifisch agglutiniert werden.

Die Kulturmischung setzt sich in der Regel im Verhältnis Serum zu Medium = 1:3 zusammen, doch sind auch 1:2—1:5-Mischungen brauchbar. Bei hoher Ausgangszellzahl ist eine Verdünnung zweckmäßig, obwohl die Angaben von Moorhead et al. (1960) bezüglich der optimalen Zellzahl des Inoculum nicht streng eingehalten werden müssen. Angesichts der geschlossenen Gefäße und der gewöhnlich konstant gehaltenen Kulturbedingungen würde eine zu hohe Zahl der Zellen zu rascher pH-Änderung und zum Verbrauch der Energielieferanten führen. Deshalb tut man gut daran, eine Zelldichte zwischen 1000—2000 pro µl der Kultur einzustellen. Durch eine einfache Formel kann die Menge des zuzusetzenden Mediums (in ml) bestimmt werden, wenn die Zellzahl der Plasmazellsuspension bekannt ist und eine Endkonzentration von 1000/µl gewünscht wird: $\frac{\text{Leukocytenzahl}}{1000} - 1 = x$ ml. Man darf erwarten, daß bei dieser Konzentration die vorhandenen Puffersysteme pH-Schwankungen auffangen, besonders dann, wenn Erythrocyten reichlich vorhanden sind. Die Pufferkapazität derartiger Lösungen ist im sauren Bereich wirkungsvoller als im alkalischen Bereich.

Die Frage, ob es eine untere Grenze der Ausgangszellzahl in der Kultur gibt, läßt sich nicht schlüssig beantworten. Wenn der Wirkungsmechanismus des Phytohämagglutinins mit einer Verklebung bzw. dem substantiellen Austausch zwischen Lymphocyten verbunden ist, dann muß die Zelldichte groß genug sein, damit es zu derartigen Leukocytenagglutinaten kommt. Die Frage, ob eine Zellkultur nur dann „angeht“, wenn eine kritische „Zelldichte“ vorliegt, wird nicht eindeutig beantwortet (Schindler, 1965).

3.2.4. Zusätze zum Kulturmedium

Gerinnungshemmung. Da durch Verklumpung der Erythrocyten zahlreiche Leukocyten und Lymphocyten verloren gehen, muß die Erythrocytenagglutination gehemmt werden.

Die Dosierung des zuzusetzenden *Heparins* ist so zu wählen, daß die kleinste Menge gerade noch ausreicht. Allerdings dürften sich auch höhere Konzentrationen kaum störend auswirken, da Heparin rasch wirkungslos wird. Bei sehr hohen Konzentrationen ist allerdings mit Hämolyse zu rechnen. Heparin kann entweder in dem Kulturfläschchen oder in den Blutentnahmegefäßen als Trockensubstanz vorhanden sein (z.B. Venülen). Meist wird aber eine isotone Lösung vorbereitet. Diese ist bereits im Handel erhältlich (Vetren, Liquemin). Man rechnet, daß pro 10 ml Venenblut 200 E Heparin erforderlich sind, um die Gerinnung mindestens 24 Std zu verhindern, doch kann diese Dosis gefahrlos um ein Mehrfaches überschritten werden. Zu beachten ist allerdings, daß viele der kommerziellen Lösungen mit Phenol o. ä. stabilisiert sind und deshalb nicht verwendet werden sollen. Vetren (Promonta) enthält dagegen nur p-Hydroxybenzoesäureester als Konservierungsmittel. Auch im Fall, daß bereits eine Teilgerinnung eingetreten ist, gelingt es oft, die im Serum vorhandenen freien Lymphocyten nach Zerkleinerung des Gerinnsels zu kultivieren.

Von verschiedenen Autoren wird anstelle von Heparin EDTA (Äthylendiamintetraessigsäure, Versen) empfohlen, das mit Calcium ein stabiles Chelat bildet und auf diese Weise den Gerinnungsablauf blockiert. Man verwendet das Na-Salz in einer Dosis von 0,5—1,0 mg/ml Blut. Kinlough et al. (1961) sprechen EDTA auch eine mitostatische Wirkung zu.

Die Agglutination kann dadurch etwas gehemmt werden, daß Kunststoffspritzen verwandt werden oder die Gefäße selbst silikonisiert werden. Dieser Aufwand ist jedoch nicht gerechtfertigt, wenn man in Rechnung stellt, daß silikonisierte Gegenstände nicht gemeinsam mit nicht silikonisierten Glasgegenständen gereinigt werden dürfen.

Antibiotica. In der Regel werden dem Kulturmilieu Antibiotica zugesetzt. Es genügen dazu Penicillin und Streptomycin. Die Konzentration kann sehr klein gehalten werden (s. Paul, 1970). Da die einfachen Präparationsschritte ein steriles Arbeiten leicht machen, kann — nicht zuletzt durch die natürliche Bactericidie des Serum — ohne Antibiotica gearbeitet werden. Man benutzt gern eine Kombination von Penicillin und Streptomycin, die im Handel erhältlich ist, und wählt sie in einer Größenordnung von 100—200 E Penicillin und 50—100 μg Streptomycin pro ml. Es ist zweckmäßig, eines der üblichen Kombinationspräparate zu verwenden [z.B. Hostamycin (Hoechst), Fortecillin (Bayer), Supracillin (Chemie Grünenthal)].

Weitere Zusatzstoffe, etwa Glutaminsäure, die ohnehin in verschiedenen Medien enthalten sind, oder Vitamin B_{12} werden von einzelnen Autoren empfohlen, erscheinen aber nicht erforderlich.

Embryonalextrakt findet bei der Leukocytenkultur keine Verwendung.

3.2.5. Aufbewahrung der Kulturmedien

Verschiedene Autoren bewahren die vorbereiteten Kulturmedien tiefgefroren bis zur Verwendung auf.

a) Tips et al. (1963). Es wird eine Mischung von 100 ml TC 199 mit 20000 E wäßrigem Penicillin, 25 ml frischem Humanplasma oder Serum (Blutgruppe 0 Rh+) und 0,5 ml PHA P (Difco) hergestellt. Die Lösungen werden in Mengen zu 5 ml abgefüllt und eingefroren, da auf diese Weise Spenderleukocyten zerstört werden.

b) Hungerford (1965). Das Medium besteht aus Eaglescher Lösung, essentiellen Aminosäuren und Vitaminen in doppelter Konzentration, aufgelöst in Earlescher isotonischer Salzlösung, eingestellt auf ein pH von 7 mittels 7,5%iger $NaHCO_3$. Die Lösung wird ergänzt durch 2 mM Glutamin, 100 E Penicillin pro ml, 100 µg Streptomycin pro ml, 7 µg Phenolrot pro ml. Agammaglobulin-Serum vom Rinderfetus oder Kalb und Phytohämagglutinin M wird zugesetzt in der Weise, daß 15% (Serum) bzw. 2% (PHA) des Endvolumens erreicht ist. Pro Liter des vollständigen Mediums werden 20000 E Heparin zugefügt. Das Milieu wird in 5 ml-Portionen abgefüllt und bei —25 bis —35 Grad eingefroren. Auf diese Weise sollen noch nach einigen Wochen keine Änderungen beobachtet werden.

3.2.6. Kulturdauer

Nach 2 Tagen werden in der Leukocytenkultur bereits Mitosen beobachtet, doch erreicht die Mitoserate bei konstanter Temperatur (37,5°) erst nach 2,5—3 Tagen optimale Werte. Schwankungen sind vor allem von der Art des verwendeten PHA und von der Temperatur abhängig. Unerklärliche individuelle Unterschiede werden immer wieder beobachtet. Es empfiehlt sich deshalb, etwa 3 Parallelkulturen in einem Zeitraum von 48—96, evtl. bis 120 Std (empfohlen bei lymphatischer Leukämie und M. Hodgkin), zu beenden.

3.2.7. Anreicherung der Mitosen

Colcemid wird 1—24 Std, in der Regel 2—3 Std, vor Beendigung der Kultur hinzugegeben. Nach einer Umfrage von Genest u. Auger (1963) verwenden zwar verschiedene Autoren Colchicin (Merck), in der Regel aber das handelsübliche Colcemid (Ciba), und zwar in Konzentrationen zwischen 0,02 µg bis 0,4 mg/ml der Kultur, entsprechend Stammlösungen von 0,00005% und 1:25000.

Die Stammlösung kann hergestellt werden, indem 4 Tabletten Colcemid à 1 mg in 100 ml Aqua dest. über Nacht gelöst werden; es ist einfacher, wenn Ampullen zu 1 mg/ml um das 25fache verdünnt werden.

Vinblastinsulfat, das noch in einer Endkonzentration von 0,0075 μg/ml wirksam ist, kann anstelle von Colcemid verwandt werden. Andere Mitosegifte, auch Cortison, sind nicht üblich.

3.3. Aufbewahrung und Verschickung von Blutproben

Seit Jahren ist erwiesen, daß Venenblut aufbewahrt und wie anderes Untersuchungsmaterial an ein Cytogenetisches Labor eingeschickt werden kann. Offenbar ist es nicht erforderlich, das Blut unmittelbar nach der Entnahme für die Kultur zu präparieren, es wurde sogar darauf hingewiesen, daß es günstiger ist, wenn das Material 2 und mehr Tage bei Zimmertemperatur oder im Kühlschrank bei 4°C aufbewahrt wird. Der Grund dafür ist unklar.

In Fällen, bei denen eine Wiederholung der Blutentnahme nicht möglich ist, kann Blut zurückbehalten werden, damit bei Nichtgelingen des ersten Ansatzes die Kultur wiederholt werden kann. Während der Aufbewahrung tritt leicht Teilhämolyse und durch den Wirkungsverlust des Heparins Gerinnung ein. Außerdem muß damit gerechnet werden, daß aus zerstörten Erythrocyten K^+ austritt. Petrakis u. Politis (1962) konnten aber zeigen, daß noch aus 14 Tage alten Blutkonserven, die den ACD-Stabilisator enthielten, Lymphocyten gezüchtet werden können. Es ist deshalb nicht erforderlich, die Leukocytenfraktion in autologem Serum aufzubewahren.

Der Versand von Venenblut erfolgt zweckmäßig in sterilen Universalbehältern, die bereits mit Heparin benetzt sind. Der Einsender wird angewiesen, das in einer heparinisierten Spritze abgenommene Blut ohne Öffnung des Schraubdeckels durch den Gummideckel hindurch in die Flasche zu injizieren (Vorsicht, Überdruck!). Das Fläschchen wird in einem Holzklötzchen und wattierten Beutel verschickt. Es ist aber auch möglich, daß der Einsender das Blut in ein mit Heparin versetztes Nährmedium injiziert, insbesondere dann, wenn, wie bei Neugeborenen oder kleinen Kindern, nur kleine Blutmengen erwartet werden können. In diesem Fall könnte sich der Überschuß an Heparin toxisch auswirken. Phytohämagglutinin wird erst im Laboratorium vor der Inkubation zugesetzt. Es ist nicht notwendig, daß der Einsender Leukocyten vorher abtrennt und nur diese, evtl. in dem Milieu, verschickt (Moore et al., 1966 sowie Uchida u. Ray, 1966, beschreiben solche Versandmethoden. Sie bieten jedoch keine nennenswerten Vorteile).

Lymphocyten können tiefgefroren (−80° C) in einem Dimethylsulfoxyd enthaltenden Medium aufbewahrt werden. Dazu ist es erforderlich, die Erythrocyten vollständig abzutrennen (Pegg, 1965).

3.4. Verfahren bei Leukämien

Um die Leukämiezellen zu erfassen, sollte, wenn immer möglich, Knochenmark direkt untersucht werden (s.o.). Kurzzeitige Kulturen (8 bis 48 Std) von Blutzellen liefern ebenfalls brauchbare Ergebnisse, vorausgesetzt, daß Leukämiezellen (Blasten) in die Blutbahn ausgeschwemmt wurden. Meist reichen einige Tropfen Knochenmark völlig aus. Ist genügend Knochenmark verfügbar, dann ist es zweckmäßig, mehrere Parallelkulturen in einem der von Moore et al. (1966) als optimal erkannten Medien NCTC 109 (Difco), McCoy 5a, RPMI 906, RPMI 1630 und RPMI 1640 (Gibco) (nicht Medium 199) zu inkubieren, nicht zuletzt, um auch genügend Material für autoradiographische Untersuchungen zur Verfügung zu haben.

Die Anwendung von PHA ist nicht zu empfehlen, da man Gefahr läuft, daß ein Teil der Mitosen von aktivierten, normalen Lymphocyten stammt. Wird PHA dennoch angewendet, müssen die Kulturen zu einem Zeitpunkt abgebrochen werden, zu dem noch keine oder nur wenige Lymphocytenmitosen vorhanden sind, also spätestens nach 36 Std.

3.5. Langzeitkulturen aus Zellen des peripheren Blutes

In einigen Laboratorien ist es gelungen, Leukocyten von gesunden Menschen, aber auch Leukämiezellen zu züchten und über längere Zeiträume in Kultur zu halten. Durch Suspensions-Kulturen in Flaschen oder Spinner-Gefäßen können große Zellquantitäten erzeugt werden.

Leukocyten-Zellinien wurden von Dunham et al. (1963) bzw. Martin et al. (1966) angelegt. Die Untersucher gingen dabei von Leukocytenmischungen verschiedener gesunder Spender aus. Das Milieu setzte sich aus Medium 199 mit 20% menschlichem Serum und später mit 10% fetalem Kalbsserum zusammen.

Es können Monolayer-Kulturen auf Deckgläschen in Petri-Schalen angelegt werden. Prempree u. Merz (1966) siedeln Leukocyten (Zelldichte $1—2 \times 10^6$ pro 10 ml Medium Eagle, 15% menschliches Plasma) am Boden von Milchflaschen an und wechseln das Medium zweimal wöchentlich aus.

Lucas et al. (1966) suspendieren die obersten Zellschichten einmal aufgeschwemmter Leukocyten eines Falles von chronisch myeloischer Leukämie in Einzelportionen von Minimal Essential Medium (Eagle) mit 20% fetalem Kalbsserum (mit Penicillin, Streptomycin, Aureomycin, Kantrex, Glutamin). Das Milieu wird je nach dem pH nach 3—5 Tagen bis zu 50% ausgewechselt. Zur Hausen (1967) verwendet mit gutem Erfolg das Medium Nr. 1629 (Baltimore Biological Laboratories) mit 10% fetalem Kalbsserum, Glutamin, Penicillin und Streptomycin. Die Subkulturen mit frischem Milieu werden wöchentlich angesetzt, Zelldichte 1×10^5 Zellen/ml.

Systematische Untersuchungen zur Frage optimaler Kulturmedien für Tumorzellinien aus im Blut zirkulierenden Tumorzellen wurden von Moore et al. (1966) durchgeführt. Offenbar ist kein einziges Medium für alle Zellarten in gleicher Weise geeignet. Die besten Ergebnisse wurden mit RPMI 1630, 1640 (2—15×10^6 Zellen/ml) erzielt. Bei Änderung des pH wurde dem Medium etwa 15% des Volumens und zusätzlich Glucose bis zu 100—250 mg/100 ml beigefügt. Die Autoren konnten auf diese Weise große Materialmengen in Behältern bis zu 100 Litern kultivieren.

3.6. Lymphocyten aus Lymphknoten, Thymus und Milz

Lymphocyten aus postmortal oder operativ entnommener Milz, aus Lymphknoten oder Thymus können ebenso wie Blutlymphocyten in Kultur gebracht werden.

Das möglichst steril excidierte Gewebestück wird in Medium 199 oder in einer isotonischen, glucosehaltigen, aber Ca^{++}- und Mg^{++}-freien Lösung gewaschen, die Penicillin und Streptomycin enthält. Kapselreste werden entfernt, das Gewebe wird mit feinen Skalpellen oder Scheren in kleine Stückchen zerteilt und mit der Pipette durchmischt. Die groben Teile läßt man absetzen. Conen u. Erkman (1964) geben dann bereits PHA hinzu und zentrifugieren die größeren Agglutinate ab, zentrifugieren den Überstand nochmals und inkubieren das Sediment in Medium 199 mit 20% fetalem Kalbsserum.

Baker u. Atkin (1963) zählen die Zellen (auch wenn sich Zellhaufen gebildet haben) und stellen die Zelldichte der Kultur auf 1000—2000/ml ein. Das Milieu besteht hier aus Medium 199 mit 25—30% A- oder 0-Serum. Zu Kulturportionen à 10 ml werden 0,2 ml PHA zugesetzt.

Diese modifikationsfähigen Methoden eignen sich besonders im Routinebetrieb pathologischer Institute. Die Kontaminationsgefahr ist gering. Ein Ergebnis, der Karyotyp, kann bereits nach 3—5 Tagen vorliegen.

Auch postmortal entnommenes Herzblut kann kultiviert werden (Mold, 1966), doch nehmen die Erfolgschancen ab, wenn die Punktion erst einige Stunden nach dem klinischen Tod erfolgt (bakterielle Verunreinigung). Aus Knochenmark, das anläßlich der Obduktion entnommen wurde, können evtl. Fibroblastenkulturen angelegt werden. PHA aktiviert auch Lymphocyten aus Thymus oder Milz von Feten (Bain u. Gauld, 1964).

4. Phytohämagglutinin: Eigenschaften und Wirkungsweise

In Leukocytensuspensionen, die nach den Angaben von Osgood u. Krippaehne (1955) durch Agglutination und Zentrifugation der Erythrocyten mit Phytohämagglutinin hergestellt und inkubiert werden, treten nach 2—3 Tagen zahlreiche Mitosen auf (Nowell, 1960). Ursache dafür ist allein das PHA, ein aus *Phaseolus vulgaris* oder *Phaseolus communis* extrahiertes Proteid in wäßriger Lösung. Dieses Phytoagglutinin ist seit Beginn dieses Jahrhunderts bekannt (Krüpe, 1956; Robbins, 1964; Dechary, 1968).

Durch PHA werden nicht nur Erythrocyten aller Blutgruppen, sondern auch Leukocyten agglutiniert. Beide Wirkungen lassen sich durch Adsorption des PHA an Erythrocyten trennen, in proteinfreier physiologischer Salzlösung bereits durch einmaliges Auswaschen. Im Serum sind mehrere Passagen notwendig. Leukocytenagglutination und mitogene Wirkung können dagegen nicht aufgespalten werden (Barkhan u. Ballas, 1963; Kolodney u. Hirschhorn, 1964; Nordman et al., 1964; Rivera u. Mueller, 1966).

Die für cytogenetische Untersuchungen wichtigste Eigenschaft des PHA ist seine Mitogenität. Es ist in der Lage, alle immunkompetenten Leukocyten zu aktivieren und zur Zellteilung anzuregen. Bereits nach 5stündiger Inkubation beobachtet man vereinzelt ziemlich große monocytoide Zellen mit aufgelockertem Kern, Nucleolen und basophilem Cytoplasma. Diese Zellen beherrschen nach 48 Std das cytologische Bild. An den neutrophilen, weniger den eosino- und basophilen Granulocyten zeigen sich dagegen früh degenerative Veränderungen (Verlust der Motilität, cytoplasmatische Vacuolen, Kernpyknose). Da die Kerne zerfallen, sinkt die Gesamtzahl nach 24 Std auf etwa 45% des Ausgangswertes ab. Die mononucleären Zellen lassen sich in 3 Klassen einteilen: kleine, pyknotische Lymphocyten; große Zellen mit basophilem Cytoplasma und hellem, lockerem Kernchromatin und solche, die eine Zwischenstellung einnehmen und aus denen die Mehrzahl der blastenähnlichen Zellen hervorzugehen scheint. In diesen Zellen ist der Golgi-Apparat gut entwickelt, Ribosomen und Mitochondrien sind vermehrt, das Cytoplasma ist pyroninophil. Die Zellen zeigen eine amöboide Beweglichkeit und nehmen oft die Form eines Handspiegels an; sie streben auch danach, sich an ein Substrat zu fixieren. Sie beginnen, sich mitotisch zu vermehren und nach ca. 72 Std machen sie oft 90% aller Zellen aus. 6—8 Tage nach dem Kulturansatz treten aber auch in ihnen degenerative Veränderungen auf (McKinney et al., 1962; Cooper et al., 1963; Coulson u. Chalmers, 1964; McFarland u. Heilmann, 1965; Marshall u. Roberts, 1965).

Ohne Zusatz von PHA erfolgt die Regression der Granulocyten erheblich langsamer, obwohl auch dann nach 3—4 Tagen die Kultur fast ausschließlich aus kleinen, mononucleären Zellen besteht. Nach 8—10 Tagen herrschen polynucleäre Makrophagen vor, die fibrocytenähnliche Verbände bilden.

Die DNS-Synthese, nachgewiesen durch Einbau von ^{3}H-Thymidin, kann als Maßstab für die „Aktivierung" der Zellen dienen. Während ohne PHA etwa 0,1 % der Zellen markiert gefunden werden, beträgt die Häufigkeit dieser Zellen mit PHA 45 %. Die Mitoserate kann zum gleichen Zeitpunkt (72 Std) etwa 1 % pro Stunde betragen.

Folgende Argumente stützen die Annahme, daß die durch PHA transformierten Zellen aktivierte Lymphocyten sind:

a) Die Granulocyten zerfallen sichtbar.

b) Die DNS-Syntheserate setzt eine hohe Ausgangszahl von Zellen voraus. Wenn sich die Population der aktivierten Zellen von Monocyten ableiten würde, dann müßte, um die Größenordnung zu erklären, ein Zellcyclus von 5 Std anstelle von rund 18,5 Std angesetzt werden [Angaben nach Cave (1965) für Leukocytenkultur mit PHA].

c) Bei konnataler Alymphocytose treten keine blastenähnlichen Zellen auf.

Ein Schwellenwert für die Wirksamkeit von PHA besteht nicht. Die Zahl der aktivierten Zellen nimmt mit der PHA-Konzentration zu. Alle immunkompetenten Lymphocyten werden aktiviert. Um eine optimale Mitoserate zu erzielen, muß PHA ständig verfügbar sein. Offenbar werden die Leukocyten nicht gleichzeitig stimuliert. Die Wirkung des PHA ist unabhängig von der Blutgruppe, vom Geschlecht, von der Anwesenheit von Heparin und Corticosteroiden. Es wurde eine maximale Aktivierung bei Konzentrationen zwischen 2,0—85 μg Protein/10 ml Kultur ermittelt, doch sind derartige Angaben abhängig von der spezifischen mitogenen Qualität der jeweiligen Phaseolusarten, ebenso wie von dem Reinheitsgrad des PHA (Tanaka et al., 1963; McKinney, 1964; Tormey u. Mueller, 1965).

In den blastenähnlichen Zellen wird histochemisch eine hohe Aktivität der Bernsteinsäure- und Milchsäuredehydrogenase festgestellt, ein Indiz für anaerobe Glykolyse, während Esterasen und Phosphorylasen nur in Spuren vorhanden sind. Die Zellen sind peroxydasenegativ. Die Reaktionen nach Schiff und mit Sudan-Schwarz fallen negativ aus. Die ausgeprägte Pyroninophilie läßt auf eine Vermehrung der RNS im Cytoplasma schließen. Die Zellkerne vergrößern sich und werden aufgelockert, so daß sie weniger heterochromatisch erscheinen (Quaglino et al., 1962; Fischer u. Gropp, 1966).

PHA wirkt in gleicher Weise auf Lymphocyten der Lymphknoten, der Milz und des Thymus. Lymphocyten von Patienten mit lymphatischer Leukämie werden nur in einem kleinen Prozentsatz aktiviert (Berhard et al., 1964). Man nimmt an, daß die malignen Zellen immunresistent sind und die vereinzelten Mitosen normale Lymphocyten darstellen.

Bei erworbener und kongenitaler Hypogammaglobulinämie gelingt die Aktivierung ebenfalls nur ungenügend.

Die Stimulation der Lymphocyten durch PHA soll mit dem Alter abnehmen. Da bereits fetale Zellen aktiviert werden können, scheint eine Sensibilisierung nicht erforderlich zu sein.

Mittels Fluorescenzmikroskopie des imprägnierten PHA läßt sich nachweisen, daß das PHA ausschließlich im Zellkern vorhanden ist (Michalowski et al., 1964).

Leukocyten können in gleicher Weise durch verschiedene andere Substanzen aktiviert werden:

a) durch Antikörper, die vom Kaninchen nach Injektion menschlicher Leukocyten gebildet wurden (Gräsbeck et al., 1964);

b) durch RNS aus Lymphocyten, die mittels PHA aktiviert wurden;

c) durch Toxine [Tuberkulin (Pearmain et al., 1963), Diphtherietoxoid, Typhus-Paratyphus-Toxoide, Streptolysin, Staphylokokken-Toxine (Ling et al., 1965) usw.];

d) in Mischungen mit Leukocyten nicht verwandter Personen oder artungleicher Individuen. Die Aktivierung ist gering, wenn die Spender nahe verwandt sind und fehlt, wenn es sich um eineiige Zwillinge handelt, die vollständige Antigengemeinschaft haben (Bain et al., 1964).

Dieser Versuch kann als ein einfaches Modell eines Histokompatibilitätstestes *in vitro* betrachtet werden, sofern mitogene Faktoren des Milieus (Proteine, Antibiotica) ausgeschlossen sind. Die Mitoserate bzw. DNS-Synthese ist ein Maßstab für die Inkompatibilität der Spender. Um den wechselseitigen Stimulationseffekt zu erkennen, ist es notwendig, die DNS-Synthese der Leukocyten des einen oder anderen Spenders durch Actinomycin zu unterdrücken (Bach u. Voynow, 1966). Die sensibilisierende Eigenschaft bleibt dabei erhalten. Charakteristisch für diese Kulturen ist die im Verhältnis zur PHA-Stimulation verzögerte DNS-Syntheserate. Das Mitosemaximum wird erst nach 4—6 Tagen festgestellt (Bach u. Hirschhorn, 1964; Hirschhorn et al., 1963).

Präparation von PHA

PHA wurde von Li u. Osgood (1949) nach folgendem Verfahren aus *Phaseolus vulgaris* und *Phaseolus communis* extrahiert:

200 g Samen werden in 1000 ml 0,85%iger Kochsalzlösung während 24 Std eingeweicht, maceriert und danach 3 Std bei Zimmertemperatur belassen. Nachdem die Partikel abzentrifugiert wurden, gibt man den Überstand durch ein Filter und stellt die Lösung mit NaOH auf ein pH

von 7,3—7,6 ein. Die Lösung wird neuerlich filtriert und mit Seitz-Filter sterilisiert.

Diese einfache Zubereitung kann auch heute noch empfohlen werden, wenn die mitogene Wirksamkeit der Phaseolusart erwiesen ist. Zweckmäßig geht man dabei von kleinen Mengen aus, schält die Samen, zerkleinert sie in einer Kaffeemühle oder in einem Mixer. Das Seitzfiltrat wird tiefgefroren aufbewahrt, da es nur etwa 4 Wochen voll wirksam ist.

Die mitogene Wirksamkeit muß an Leukocytenmikrokulturen geprüft werden. Der Hämagglutinationstiter stellt keinen Maßstab des mitogenen Faktors dar. Die handelsüblichen Bohnenarten weisen hinsichtlich der mitogenen und agglutinogenen Komponenten große Unterschiede, ja vollständige Diskrepanz auf. Die Mehrzahl der Phaseolusarten ist ungeeignet. Solche mit rotbuntem und weißem Samen können den mitogenen Faktor in ausreichender Menge enthalten, unter ihnen besonders die *rotblühende Prunkbohne.*

Der Gesamtextrakt aus *Phaseolus* war bis 1961 von der Firma Difco als Bactophytohämagglutinin in den Handel gebracht worden. Zur Zeit wird der Gesamtextrakt nur von Wellcome Burroughs geliefert, während Difco ein Mucoprotein (Form M), das eine Polysaccharidfraktion und ein hämagglutinierendes Euglobulin enthält, und ein reines Protein (Euglobulin, Form P) herausbringt. Die hämagglutinierende und mitogene Wirkung der P-Form ist stärker als die der M-Form. Verfahren zur Reinigung der Phaseolusproteide wurden von Rigas u. Osgood (1955); Punnett et al. (1962); Genest (1963); Börjeson et al. (1964) u.a. angegeben. Sie beruhen auf einer mehrmaligen Fällung der Präcipitate in Ammoniumsulfat und evtl. Trennung in Säulen.

Durch die elektrophoretische Auftrennung der Proteine aus *Phaseolus* können mehrere antigen bzw. mitogen wirksame Fraktionen gewonnen werden.

Andere pflanzliche Mitogene sind noch in Erprobung. Von der Firma Gibco wird ein Extrakt aus *Phytolacca americana* (Kermesbeere) angeboten, einer Strauchpflanze, die in Deutschland fast nur in botanischen Gärten gehalten wird. Die konstante und höhere Wirksamkeit der Extrakte aus Samen und besonders Wurzeln wird hervorgehoben. Ebenfalls mitogene Eigenschaft haben wäßrige Lösungen von *Wistaria floribunda* (Barker u. Farnes, 1967). Demgegenüber beobachtet man immer wieder Aktivitätsschwankungen bei den Präparaten der Firma Difco und Wellcome, die offenbar nicht standardisiert sind. Es empfiehlt sich deshalb, die Chargen an einigen Mikro-Standardkulturen zu prüfen. Die mitogene Wirkung von $HgCl_2$ auf Lymphocyten wurde von Schöpf u. Schulz (1967) aufgezeigt. Die Zellen werden im üblichen Ansatz 5 Tage lang inkubiert. Die Menge des Sublimats beträgt 10 µg/ml Kulturmedium. Es handelt sich dabei zugleich um das Modell eines Tests auf Überempfindlichkeit gegen Arzneimittel, Schwermetalle usw. (Sarkany, 1967), obwohl im Fall von Sublimat eine Sensibilisierung nicht erforderlich sein sollte.

Wirkung des PHA bei anderen Species

Die hämagglutinierende* und mitogene Wirkung des PHA ist nicht spezifisch auf menschliche Lymphocyten beschränkt, sie weist aber bei anderen Species quantitative und qualitative Unterschiede auf.

Da bei kleinen Tieren in der Regel nur geringe Blutmengen verfügbar sind und die Leukocyten nicht abgetrennt werden, spielt es keine Rolle, ob in diesen Fällen eine Erythrocytenagglutination eintritt. Sie fehlt z.B. beim Rind, obwohl der mitogene Faktor voll wirksam ist. Gute Erfahrungen mit der PHA-Stimulation der Lymphocyten zur Chromosomenanalyse liegen u.a. vor für

Primaten (Egozcue u. Egozcue, 1966; Sanders u. Humason, 1964),
Hund und Katze (L. Ford, 1965),
Hamster (Galton u. Holt, 1963),
Rind (Crossley u. Clarke, 1962),
Beuteltiere (Shaw u. Krooth, 1964),
Ziege, Schwein (Evans, 1965),
Haushuhn (Newcomer u. Donelly, 1964; s. Ling, 1968),
Krokodil, Echsen, Schlangen, Kröte (Beçak et al., 1962; Ullerich, 1966; s. besonders Ling, 1968).

Während Nichols u. Levan (1962) wie auch Rieke u. Schwarz (1964) bei Nagern offenbar befriedigende Ergebnisse erzielen konnten, sehen andere Untersucher die Ausbeute an Mitosen bei den gleichen Tierarten (Kaninchen, Ratte, Maus und Meerschweinchen) als ungenügend an. Daraus ergibt sich die Notwendigkeit, die Lymphocyten auf andere Art zu aktivieren. Systematische Untersuchungen mit Phytagglutininen oder Toxoiden liegen noch nicht vor.

Williams u. Ray (1965) haben folgenden Weg beschritten:

Ratten und Kaninchen erhielten zweimal 1 ml menschliches AB-Serum oder Albumin intraperitoneal im Abstand von 14 Tagen. Nach dieser Zeit wurden Leukocytensuspensionen der Tiere mit und ohne AB-Serum inkubiert. Die höchste Mitoserate wurde festgestellt, wenn beides vorhanden war.

Der gleiche Versuch schlug fehl bei Mäusen und beim Goldhamster. Offenbar sind spezifische Antigene erforderlich. Dieses Modell beruht

* Erythrocytenagglutination bei Hund, Katze, Kaninchen, Meerschweinchen, Maus, Ratte, Schaf, Pferd, Schwein, Huhn, Ente, Frosch.

auf der Vorstellung, daß die Proliferation der Lymphocyten mit der Antigen-Antikörperreaktion gekoppelt ist. Wenn eine der Ursachen der Schwierigkeiten, die Lymphocyten zu aktivieren, darin liegt, daß das Plasma sehr rasch gerinnt, dann sollten immer nur kleine Mengen des Venenbluts (oder Herzbluts) dem Medium zugesetzt werden (Watson et al., 1966).

Anhang

Laboratoriumsvorschriften

1. Präparation der Chromosomen aus dem Knochenmark

A. 1. 5 Tropfen des Knochenmarkpunktats werden in 5 ml Medium 199 (oder Hanksscher Lösung) aufgeschwemmt. Das Milieu enthält 50—100 E Heparin und 0,5 ml einer 0,04%igen Lösung von Colcemid. Wenn nur wenig Material vorhanden ist, sollte die Punktionsspritze mit der verwendeten isotonischen Salzlösung nachgespült werden.

2. Inkubation bei 37°, 90 min.

3. Herstellung von Chromosomenpräparaten (s. Kap. III, S. 62). Bewährt hat sich folgendes Vorgehen:
   a) Suspension in spitzkonischen Zentrifugenröhrchen 5 min bei 800 U zentrifugieren.
   b) Sediment in 4 ml einer hypotonischen Lösung (Hanks 1 T + Aqua dest. 3 T, oder Na-Citrat 1% oder KCL 0,075 M) aufschwemmen und 20 min bei Zimmertemperatur stehenlassen.
   c) Zentrifugieren. Zellfreien Überstand absaugen.
   d) Sediment mit Pipette aufnehmen und in frisch bereitetes Fixativ (Methanol zu Essigsäure 3:1) einfließen lassen.
   30 min im Kühlschrank stehenlassen.
   e) Fixativ mindestens 5mal auswechseln.
   f) Chromosomenpräparation durch Lufttrocknen (s. Kap. III, S. 57).

B. 1. Knochenmark in Hanksscher Lösung vorsichtig aufschwemmen, bei 500 UpM zentrifugieren (Universal-Behälter geschlossen).

2. Überstand absaugen. Sediment in McCoy 5a inkubieren. Zellkonzentration etwa 2000—3000/mm³.

3. Aufbereitung der Subkulturen nach 8, 16, 24 und 48 Std. 3 Std vorher wird Colchicin zugesetzt.

2. Vollblutkultur (Mikrokultur)

1. 2—5 Tropfen Venenblut aus Fingerbeere oder Ferse (Haut mit Alkohol desinfiziert; trocknen lassen) in vorbereitetes Milieu, bestehend aus: 6 ml Medium 199 + 2 ml fetalem Kälberserum, autologem oder homologem Serum oder menschlichem Plasma, Zusatz von Heparin (50—100 E) und PHA 0,1 ml.
2. Inkubation im fest verschlossenen Universalbehälter (auch Erlenmeyerkolben o.a.) bei 37° C, 60—72 Std.
3. 3 Std vor der Präparation Zugabe von Colcemid (0,04%ige Lösung) 0,5 ml.
4. Herstellung von Chromosomenpräparaten nach den Angaben in Kap. III, S. 62.

3. Leukocyten-Kultur

1. 10—20 ml Venenblut werden mit einer Spritze aufgenommen, die 100—200 E Heparin (z.B. Vetren, 1 ml) enthält.
2. Spritze mit der Nadel nach oben, etwas geneigt stehen lassen, bis sich 2—4 ml Plasmaüberstand gebildet hat (etwa 120 min).
3. Sterile Nadel aufsetzen, die um 135 Grad umgebogen ist und Plasma mit den darin enthaltenen Zellen vorsichtig in einen sterilen Universal-Behälter ausspritzen.
4. Suspension vorsichtig durch Ansaugen und Ausspritzen mischen.
5. Zellzählung. Verdünnung auf 1000—2000 Leukocyten/mm³ mit Medium 199. Die genaue Einstellung der Zellzahl ist nicht unbedingt notwendig. Besteht kein Verdacht auf besondere Schwankungen der Leukocytenzahl, kann man einfach das überstehende Plasma 1:4 mit Medium 199 verdünnen. Bei hoher Zellzahl muß, damit das Verhältnis von Plasma zu Medium 199 1:4 nicht unterschritten wird, das Restblut scharf zentrifugiert und das zellfreie Plasma gesammelt werden und in entsprechender Menge der Kultur zugesetzt werden.
6. Aufteilung in Einzelportionen zu je 5—8 ml. Zusatz von 0,1 ml PHA zu jeder Portion.
7. Inkubation im fest verschlossenen Universalbehälter (o.a. Gefäß) bei 37° C, 60—72 Std.
8. 3 Std vor der Präparation Zugabe von Colcemid (0,5 ml einer 0,04%igen Lösung).
9. Herstellung von Chromosomenpräparaten nach den Angaben in Kap. III, S. 62.

Modifikation

a) Heparinisiertes Venenblut in Universal-Behälter bis zum Kulturansatz im Kühlschrank (nicht unter 4°) stehenlassen bzw. abkühlen, PHA 0,2/10 ml Blut 45 min vor Kulturansatz zusetzen.
b) Zentrifugieren, 400 UpM, 5 min.
c) Plasma und obersten Zellrasen absaugen.
d) Zellzählung.
e) Verdünnung und Ansatz mit Medium 199.

Literatur

Agostini, A., Ideo, G.: Separation of large numbers of lymphocytes from human blood. Experientia (Basel) **21**, 82 (1965).

Anders, J. M., Moores, E. C., Emanuel, R.: Chromosome preparation from leucocyte culture. A simplified method for collecting samples by post. J. med. Genet. **3**, 74 (1966).

Arakaki, D. T., Sparkes, R. S.: Microtechnique for culturing leucocytes from whole blood. Cytogenetics **2**, 57 (1963).

Astaldi, G.: Phytohämagglutinin und das Problem des Lymphocyten. Med. Klin. **59**, 368 (1964).

Bach, F., Hirschhorn, K.: Lymphocyte interaction: a potential histocompatibility test in vitro. Science **143**, 813 (1964).

— Voynow, N. K.: One-way stimulation in mixed leukocyte cultures. Science **153**, 545 (1966).

Bain, A. D., Gauld, I. K.: The use of thymus and spleen in the demonstration of chromosomes postmortem in foetuses and infants. Brit. J. exp. Path. **45**, 530 (1964).

Bain, B., Vas, M. R., Lowenstein, L.: The development of large immature mononuclear cells in mixed leukocyte cultures. Blood **23**, 108 (1964).

Baker, M. C., Atkin, N. B.: Short-term culture of lymphoid tissue for chromosome cultures. Lancet **1963 I**, 1164.

Barker, B. F., Farnes, P.: Mitogenic property of Wistaria floribunda seeds. Nature (Lond.) **215**, 569 (1967).

— — Fanger, H.: Mitogenic activity in Phytolacca americana (pokeweed). Lancet **1965 I**, 170.

Barkhan, P., Ballas, A.: Phytohaemagglutinin: Separation of haemagglutinating and mitogenic principles. Nature (Lond.) **200**, 141 (1963).

Beçak, W., Beçak, M. L., Nazareth, H. R. S.: Karyotypic studies of two species of South American snakes (Boa constrictor amarali and Bothrops jararaca). Cytogenetics **1**, 305 (1962).

Beckman, L., Fichtelius, K. E., Finley, S. C., Finley, W. H., Lindahl-Kiessling, K.: On the effect of mitogenic plant extracts (phyto-haemagglutinin) on human white blood cells cultivated in vitro. Hereditas (Lund) **48**, 619 (1962).

Berman, L.: A review of methods for aspiration and biopsy of bone marrow. Amer. J. clin. Path. **23**, 384 (1953).

— Stulberg, C. S., Ruddle, F. H.: Long-term tissue cultures of human bone marrow. A report of isolation of a strain of cells ressembling epithelial cells from bone marrow of a patient with carcinoma of the lung. Blood **10**, 896 (1955).

Bernard, C., Geraldes, A., Boiron, M: Action de la phytohemagglutinine "in vitro" sur les lymphocytes de leucemies lymphoides chroniques. Nouv. Rev. franç. Hémat. **4**, 69 (1964).

Bishun, N. P.: Comparison of mitotic growth rates of human capillary whole blood cultured in a variety of media. J. med. Genet. **4**, 41 (1967).

Börjeson, J., Bouveng, R., Gardell, S., Norden, A., Thunell, St.: Purification of the mitosis-stimulating factor from Phaseolus vulgaris. Biochim. biophys. Acta (Amst.) **82**, 158 (1964).

Boll, I., Fuchs, G.: Vereinfachtes Verfahren zur kurzfristigen Kultivierung von menschlichem Knochenmark in vitro. Blut **7**, 257 (1961).

Bond, V. P., Fliedner, T. M., Cronkite, E. P., Rubini, J. R., Brecher, Schork, P. K.: Proliferative potentials of bone marrow and blood cells studied by in vitro uptake of H_3-thymidine. Acta haemat. (Basel) **21**, 1 (1961).

Bottura, C., Farrari, I.: A simplified method for the study of chromosomes in man. Nature (Lond.) **186**, 904 (1960).

Cardinali, G., Cardinali, G., Agrifoglio, M. F.: The colchicine method in the study of bone marrow cell proliferation. Blood **18**, **328** (1961).

Cave, M. D.: The reverse patterns of thymidine-^{3}H incorporation in human chromosomes. Hereditas **54**, **338** (1965).

Chaudhuri, A.: Chromosome analysis from whole blood. Indian J. med. Res. **54**, 339 (1966).

Chen, H. P., Palmer, G. K.: A method for isolating leukocytes. Amer. J. clin. Path. **30**, 567 (1958).

Chu, E. H. Y., Giles, N. H.: Human chromosome complements in normal somatic cells in culture. Amer. J. hum. Genet. **11**, **63** (1959).

Ciresa, M., Huber, H.: Die Isolierung funktionsfähiger Blutlymphozyten. Acta haemat. (Basel) **38**, 300 (1967).

Conen, P. E., Erkman, B.: Necropsy spleen samples for chromosome cultures. Lancet **1964 I**, 665.

Cooper, E. H., Barkhan, P., Hale, A. J.: Observations on the proliferation of human leucocytes cultured with phytohaemagglutinin. Brit. J. Haemat. **9**, 101 (1963).

Coulson, A. S., Chalmers, D. G.: Separation of viable lymphocytes from human blood. Lancet **1964 I**, 468.

— — Effects of phytohaemagglutinin on leucocytes. Lancet **1964 II**, 819.

Crossley, R., Clarke, G.: The application of tissue-culture technique to the chromosomal analysis of Bos taurus. Genet. Res. (Camb.) **3**, 167 (1962).

Czerski, P., Szmigielski, S., Litwin, J.: Simple methods for obtaining purified suspensions of lymphocytes. Vox Sang. (Basel) **11**, **734** (1966).

Dartnall, J. A., Gray, J. E.: Culture of peripheral blood leucocytes from chromosome analysis using a few drops of whole blood. J. med. Genet. **2**, 47 (1965).

Dechary, J. M.: Phytohemagglutinins. A survey of recent progress. Vox Sang. (Basel) **15**, 401 (1968).

Dunham, W. B., Ewing, F. M., Parker, M. V.: Culture of leukocytes after storage in serum. Proc. Soc. exp. Biol. (N.Y.) **114**, **234** (1963).

Edwards, J. H.: Chromosome analysis from capillary blood. Cytogenetics **1**, 90 (1962).

— Young, R. B.: Chromosome analysis from small volumes of blood. Lancet **1961 II**, 49 (1961).

Egozcue, J., Egozcue, M. V. de: Simplified cultures and chromosome preparations of primate leukocytes. Stain Technol. **41**, **173** (1966).

Evans, H. J., A simple microtechnique for obtaining human chromosome preparations with some comments on DNA replication in sex chromosomes of the goat, cow and pig. Exp. Cell Res. **38**, 511 (1965).

McFarland, W., Heilman, D. H.: Lymphocyte foot appendage: Its role in lymphocyte function and in immunological reactions. Nature (Lond.) **205**, 887 (1965).

Farnes, P., Baker, B. E., Fanger, H.: A technique for chromosome study of human bone marrow fibroblast-like cells. Exp. Cell Res. **29**, 86 (1963).

Fischer, R., Gropp, A.: Cytochemie des Lymphocyten in vitro. Klin. Wschr. **44**, 733 (1966).

Ford, C. E., Jacobs, P. A., Lajtha, L. G.: Human somatic chromosomes. Nature (Lond.) **181**, 1565 (1958).

Ford, L.: Leukocyte culture and chromosome preparations from adult dog blood. Stain Technol. **40**, 317 (1965).

Forteza Bover, G., Baguena Candela, R.: Technica para el estudio cromosomico por un metodo directo de las celulas obtenidas mediante puncion de los ganglios linfaticos. Med. esp. **54**, 26 (1965).

Fraccaro, M., Kaijser, K., Lindsten, J.: Somatic chromosome complement in continuously cultured cells of two individuals with gonadal dysgenesis. Ann. hum. Genet. **24**, 45 (1960).

Frøland, A.: A micromethod for chromosome analysis on peripheral blood cultures. Lancet **1962 II**, 1281.

Galton, M., Holt, S. F.: Culture of peripheral blood leucocytes of the golden hamster. Proc. Soc. exp. Biol. (N.Y.) **114**, 218 (1963).

Genest, P.: Production of a semi-purified phytohaemagglutinin (mucoprotein) of high potency for the study of chromosomes of leucocytes. Lancet **1963 I**, 838.

— Auger, C.: Observations on the technique for the study of human chromosomes by the culture of leukocytes from peripheral blood. Canad. med. Ass. J. **88**, 302 (1963).

Gräsbeck, R., Nordman, C. T., Chapelle, A. de la: The leucocyte-mitogenic effect of serum from rabbits immunized with human leucocytes. Acta med. scand., Suppl. **412**, 39 (1964).

Green, I., Solomon, W.: Separation of human lymphocytes and monocytes using an "oil bottle". J. clin. Path. **16**, 180 (1963).

Gropp, A., Fischer, R.: Ergebnisse der Züchtung von Lymphocyten in vitro. Klin. Wschr. **44**, 665 (1966).

Grouchy, J. de, Roubin, M., Passage, E.: Microtechnique pour l'étude des chromosomes humains à partir d'une culture de leucocytes sanguins. Ann. Genet. **7**, 45 (1964).

Hastings, J., Freedman, St., Rendon, O., Cooper, H. L., Hirschhorn, K.: Culture of human white cells using differential leucocyte separation. Nature (Lond.) **192**, 1214 (1961).

Hausen, H. zur: Chromosomal changes of similar nature in seven established cell lines derived from the peripheral blood of patients with leukemia. J. nat. Cancer Inst. **38**, 683 (1967).

Heilmeyer, L., Begemann, H.: Atlas der klinischen Hämatologie und Zytologie. Berlin-Göttingen-Heidelberg: Springer 1955.

Hirschhorn, K., Bach, F., Kolodny, R. L.: Immune response and mitosis of human peripheral blood lymphocytes in vitro. Science **142**, 1185 (1963).

Hsu, T. C., Patton, J. L.: Bone marrow preparations for chromosome studies. In: Comparative Mammalian Cytogenetics (ed. K. Benirschke). Berlin-Heidelberg-New York: Springer 1969.

Hulliger, L., Blazkovec, A. A.: A simple and efficient method of separating peripheral-blood leucocytes for in vitro studies. Lancet **1967 I**, 1304.

Hungerford, D. A.: Leukocytes cultured from small inocula of whole blood and the preparation of metaphase chromosomes by treatment with hypotonic KCl. Stain Technol. **40**, 333 (1965).

Jungklaass, F. K.: Chromosomenstudien an menschlichen Blutzellen. Dtsch. med. Wschr. 88, 1200—1202 (1963).

Kaijser, K.: Container for cultivating blood for chromosome studies. Lancet **1961 II**, 1362.

Killmann, S. A., Cronkite, E. P., Fliedner, T. M., Bond, V. P.: Mitotic indices of human bone marrow. I. Number and cytologic distribution of mitosis. Blood **19**, 743 (1962).

Kinlough, M. A., Robson, H. N., Hayman, D. L.: A simplified method for the study of chromosomes in man. Nature (Lond.) **189**, 420 (1961).

— — — Study of chromosomes in human leukaemia by a direct method. Brit. med. J. **1961 II**, 1052.

Mac Kinney, A. A.: Dose-response curve of phytohaemagglutinin in tissue culture of normal human leucocytes. Nature (Lond.) **204**, 1002 (1964).

— Stohlman, F., Brecher, G.: The kinetics of cell proliferation in cultures of human peripheral blood. Blood **19**, 349 (1962).

Kiossoglou, K. A., Mitus, W. J., Dameshek, W.: A direct method for chromosome studies of human bone marrow. Amer. J. clin. Path. **41**, 183 (1964).

Kolodny, R. L., Hirschhorn, K.: Properties of phytohaemagglutinin. Nature (Lond.) **201**, 715 (1064).

Koulischer, L.: Description d'une micromethode de culture de sang peripherique pour l'étude des chromosomes. Acta paediat. belg. **19**, 161 (1965).

Krüpe, M.: Blutgruppenspezifische pflanzliche Eiweißkörper. Stuttgart: Enke 1956.

Lajtha, L. G.: Culture of human bone marrov in vitro. The reversibility between normoblastic and megaloblastic series of cells. J. clin. Path. **5**, 67 (1952).

— Bone marrow in culture. In: Cells and tissues in culture, ed. E. N. Willmer, vol. 2. London-New York: Academic Press 1965.

Lamvik, J. O.: Separation of lymphocytes from human blood. Acta haemat. (Basel) **35**, 294 (1966).

Li, J. G., Osgood, E. E.: A method for the rapid separation of leucocytes and nucleated erythrocytes from blood or marrow with a phytohemagglutinin from red beans. Blood **4**, 670 (1949).

Ling, N. R., Spicer, E., James, K., Williamson, N.: The activation of human peripheral lymphocytes by products of staphylococci. Brit. J. Haemat. **11**, 421 (1965).

— Lymphocyte stimulation. Amsterdam: North-Holland 1968.

Lucas, L. S., Whang, J. J. K., Tjio, J. H., Manaker, R. A.: Continuous cell culture from a patient with chronic myelogenous leukemia. I. Propagation and presence of Philadelphia chromosome. J. nat. Cancer Inst. **37**, 753 (1966).

Macek, M.: A simple mikromethod for chromosomal analysis from capillary blood Folia biol. (Praha) **11**, 299 (1965).

Marshall, W. H., Roberts, K. B.: Continuous cinematography of human lymphcytes cultured with a phytohaemagglutinin including observations on cell division and interphase. Quart. J. exp. Physiol. **50**, 361 (1965).

Martin, G. M., Sprague, C., Dunham, W. B.: Chromosomal analysis of "leukocyte" cell lines. Lab. Invest. **15**, 692 (1966).

Meighan, S. Sp., Stich, H. F.: Simplified technique for examination of chromosomes in the bone marrow of man. Canad. med. Ass. J. **84**, 1004 (1961).

Melen, J. van, Unger, P.: Simple lymphocyte separation. Lancet **1967 II**, 313.

Mellman, W. J.: Human peripheral blood leucocyte cultures. In: Human chromosome methodology, ed. J. J. Yunis. New York-London: Academic Press 1965.

Michalowski, A., Jasinska, A., Brozosko, W. J., Nowoslawski, A.: Cellular localization of the mitogenic principle of phytohaemagglutinin in leukocyte cultures. Exp. Cell Res. **34**, 117 (1964).

Minor, A. H., Burnett, L.: A method for obtaining living leukocytes from human peripheral blood by acceleration of erythrocyte sedimentation. Blood **3**, 799 (1948).

Mold, J. W.: Chromosomes after death. Lancet **1966 II**, 107.

Moore, G. E., Ito, E., Ulrich, K., Sandberg, A. A.: Culture of human leukemia cells. Cancer (Philad.) **19**, 713 (1966).

Moorhead, P. S., Nowell, P. C., Mellman, W. J., Battips, D. M., Hungerford, D. A.: Chromosome preparations of leucocytes cultured from human peripheral blood. Exp. Cell Res. **20**, 613 (1960).

Nichols, W. W., Levan, A.: Chromosome preparations by the blood tissue culture technique in various laboratory animals. Blood **20**, 106 (1962).

Nordman, C. T., Chapelle, A. de la, Gräsbeck, R.: The interrelations of erythroagglutinating, leucoagglutinating and leucocyte mitogenic activities in Phaseolus vulgaris phytohaemagglutinin. Acta med. scand., Suppl. **412**, 49 (1964).

Nowell, P. C.: Phytohaemagglutinin: an initiator of mitosis in cultures of normal human leukocytes. Cancer Res. **20**, 462 (1960).

Ohnuki, Y.: Demonstration of the spiral structure of human chromosomes. Nature (Lond.) **208**, 916 (1965).

Osgood, E. E., Brownlee, I. E.: Culture of human marrow: details of a simple method. J. Amer. med. Ass. **108**, 1793 (1937).

— Krippaehne, M. L.: The gradient tissue culture method. Exp. Cell Res. **9**, 116 (1955).

Paul, J.: Cell and tissue culture, 4. ed., Edinburgh: Livingstone 1970.

Pearmain, G., Lycette, R. R., Fitzgerald, P. H.: Tuberculin-induced mitosis in peripheral blood leucocytes. Lancet **1963 I**, 637.

Pegg, P. J.: The preservation of leucocytes for cytogenetic and cytochemical studies. Brit. J. Haemat. **11**, 586 (1965).

Pertoft, H., Bäck, O., Lindahl-Kiessling, K.: Separation of various blood cells in colloidal silica-polyvinylpyrrolidone gradients. Exp. Cell Res. **50**, 355 (1968).

Petrakis, N. L., Politis, G.: Prolonged viability of mitotically competent mononuclear leukocytes in stored whole blood. New Engl. J. Med. **267**, 286 (1962).

Prempree, Th., Merz, T.: Continuous culture of normal human leucocytes from peripheral blood. Nature (Lond.) **212**, 1576 (1966).

Pulvertaft, R. J. V., Jayne, W. H. W.: Agar cultures of exsudates. J. clin. Path. **10**, 390 (1953).

Punnett, Th., Punnett, H. H., Kaufmann, B. N.: Preparation of a crude leucocyte growth factor from phaseolus vulgaris. Lancet **1962 I**, 1359.

Quaglino, D., Hayhoe, F. G. J., Flemans, R. J.: Cytochemical observations of the effect of phytohaemagglutinin in short term tissue cultures. Nature (Lond.) **196**, 338 (1962).

Rabinowitz, Y.: Separation of lymphocytes, polymorphonuclear leukocytes and monocytes on glass columns, including tissue culture observations. Blood **23**, 811 (1964).

Razavi, L.: An inexpensive and simple method for preparing chromosome spreads. Proc. Soc. exp. Biol. (N.Y.) **118**, 717 (1965).

Reisner, E. H., Jr.: Tissue culture of bone marrow. Ann. N.Y. Acad. Sci. **77**, 487 (1959).

Rigas, D. A., Johnson, E. A.: Studies on the phytohaemagglutinin of Phaseolus vulgaris and its mitogenicity. Ann. N.Y. Acad. Sci. **113**, 2800 (1964).

— Osgood, E. E.: Purification and properties of the phytohaemagglutinin of Phaseolus vulgaris. J. biol. Chem. **212**, 607 (1955).

Rivera, A., Mueller, G. C.: Differentiation of the biological activities of phytohaemagglutinin affecting leucocytes. Nature (Lond.) **212**, 1207 (1966).

Robbins, J. H.: Tissue culture studies of the human lymphocyte. Science **146**, 1648 (1964).

Robinson, J. S., Bishun, M. P., Rashad, M. N., Morton, W. R. M.: Chromosome analysis from capillary blood. Lancet **1964** I, 328.

Rohr, K.: Das menschliche Knochenmark, 3. Aufl. Stuttgart: Thieme 1960.

Sandberg, A. A., Crosswhite, L. H., Gordy, E.: Trisomy of a large chromosome. Association with mental retardation. J. Amer. med. Ass. **174**, 221 (1960).

— Ishihara, T., Crosswhite, L. H., Hauschka, T. S.: Chromosomal dichotomy in blood and marrow of acute leukemia. Cancer Res. **22**, 748 (1962).

— — — — Comparison of chromosome constitution in chronic myelocytic leukemia and other myeloproliferative disorders. Blood **20**, 393 (1962).

— Kikuchi, Y., Crosswhite, L. H.: Mitotic ability of leukemic leukocytes in chronic myelocytic leukemia. Cancer Res. **24**, 1468 (1964).

— Koepf, G. F., Crosswhite, Hauschka, T. S.: Chromosome constitution of human marrow in various development and blood disorders. Amer. J. hum. Genet. **12**, 231 (1960).

Sanders, Ph. C., Humason, G. L.: Culture and slide preparations of leukocytes from blood of Macaca. Stain Technol. **39**, 209 (1964).

Sarkany, I.: Lymphocyte transformation in drug hypersensitivity. Lancet **1967** I, 743.

Schär, B., Loustalot, P., Gross, F.: Demecolcin (Substanz F), ein neues aus Colchicum autumnale isoliertes Alkaloid mit starker antimitotischer Wirkung. Klin. Wschr. **32**, 49 (1954).

Schindler, R.: Die tierische Zelle in Zellkultur. Berlin-Heidelberg-New York: Springer 1965.

Schoepf, E., Schulz, K. H.: Mitogenesis by mercurious chloride. Lancet **1967 II**, 840.

Shaw, W. M., Krooth, R. S.: The chromosomes of the Tasmanian Rat-Kangoroo (Tridactylis apicalis). Cytogenetics **3**, 19 (1964).

Skoog, W., Beck, W. S.: Studies on the fibrinogen, dextran and phytohemagglutinin methods of isolating leukocytes. Blood **11**, 436 (1956).

Spriggs, A. I., Alexander, R. E.: An albumin gradient method for separating the different white cells of blood, applied to the concentration of circulation tumour cells. Nature (Lond.) **188**, 863 (1960).

Steinberger, A., Smith, K. D., Steinberger, E., Perloff, W. H.: Chromosomal analysis from small volumes of peripheral blood. J. A. Einstein med. Cent. **12**, 5 (1964).

Stewart, J. S. S.: Chromosome analysis. Lancet **1960 II**, 651.

Tanaka, Y., Epstein, L. B., Brecher, G., Stohlman, F.: Transformation of lymphocytes in cultures of human peripheral blood. Blood **22**, 614 (1963).

Thierfelder, G.: A method for the isolation of human lymphocytes. Vox Sang. (Basel) **9**, 447 (1964).

Tips, R. L., Smith, G. S., Meyer, D. L., Ushijima, R. N.: Karyotype analysis of leucocytes as a practical laboratory procedure. Tex. Rep. Biol. Med. **21**, 581 (1963).

Tjio, J. H., Whang, J.: Chromosome preparations of bone marrow cells without prior in vitro culture or in vivo colchicine administration. Stain Technol. **37**, 17 (1962).

Tjio, J. H., Whang, J.: Direct chromosome preparations of bone marrow cells. In: Human chromosome methodology, ed. J. J. Yunis. New York-London: Academic Press 1965.

Tolksdorf, N., Wiedemann, H. R., Hansen, H. G., Lehmann, W.: Pätau-Syndrom mit Trisomie D_1 und D/D-Translokation. Med. Welt **1965**, 2304.

Tormey, D. C., Mueller, G. C.: An assay for the mitogenic activity of phytohemagglutinin preparations. Blood **26**, 569 (1965).

Uchida, I. A., Ray, M.: Mail-order chromosome analysis. Canad. med. Ass. J. **94**, 649 (1966).

Ullerich, F. H.: Karyotyp und DNS-Gehalt von Bufo bufo, B. viridis, B. bufo × B. viridis und B. calamita (Amphibia, Anura). Chromosoma (Berl.) **18**, 316 (1966).

Ulrich, K., Moore, G. E.: Separation of viable leukocytes from normal human blood. Acta haemat. (Basel) **35**, 338 (1966).

Watson, E. D., Blumenthal, H. T., Hutton, W. E.: A method for the culture of leucocytes of the Guinea pig (Cavia cobaya) with karyotype analysis. Cytogenetics **5**, 179 (1966).

Williams, T. W., Ray, M.: A method for culturing leucocytes of rats and rabbits. Cytogenetics **4**, 365 (1965).

Woodliff, H. J.: Blood and bone marrow cell culture. London: Fyre & Spottiswoode 1964.

KAPITEL II

Zellkulturen aus Gewebsexplantaten

Ulrich Wolf

1. Allgemeine Bemerkungen

Zellkulturen lassen sich aus den verschiedensten Geweben und Organen gewinnen. Das Prinzip der Kultur läßt sich folgendermaßen beschreiben: Gewebeproben (Biopsie- oder Autopsiematerial) werden vom Körper entnommen, zerkleinert und *in vitro* in einem Nährmedium angesetzt. Dabei stehen eine Anzahl von Methoden zur Verfügung, um die Explantatstücke am Schwimmen in der Nährlösung zu hindern. In dieser sog. Stammkultur wachsen nach einiger Zeit Zellen aus, die in der Regel morphologisch heterogen sind. Je nach Ausgangsmaterial überwiegen zunächst epithelartige oder fibroblastenartige Zellen. Nach einiger Zeit, spätestens nach den ersten Passagen, finden sich dann nur noch fibroblastenartige Zellen. Wenn sich ein dichter Zellrasen gebildet hat, werden die Stammstücke von den ausgewachsenen Zellen isoliert; eine Subkultur wird angelegt. Die Zellen werden nun in der Subkultur weiter vermehrt und gegebenenfalls auf mehrere Flaschen verteilt. Zur Gewinnung von Mitosen für die Chromosomenanalyse wird eine derartige Zellkultur möglichst in der Phase des stärksten Teilungswachstums (logarithmische Phase) aufgearbeitet; die Präparation folgt dann der Anweisung in Kap. III.

1.1. Anwendungsbereiche

Für die routinemäßige Diagnose klinischer Fälle reicht vielfach die Chromosomenanalyse von Lymphocytenmitosen (s. Kap. I) und/oder die Bestimmung des Sex-Chromatins aus Epithelzellen der Mundschleimhaut aus (s. Kap. VII). Es ist jedoch grundsätzlich immer mit der Möglichkeit zu rechnen, daß andere Gewebe oder Zellsysteme einen anderen Befund als die Lymphocyten liefern. Ob die Blutkulturmethode zur Diagnose ausreicht oder nicht, ist jeweils nur im Einzelfall in Abhängigkeit von dem klinischen Bild, der Familienanamnese und den cytogenetischen Befunden an Lymphocyten und Epithelzellen der Mundschleimhaut zu entscheiden. Liefert die Chromosomenanalyse aus peripherem Blut kein eindeutiges Ergebnis, oder bestehen Zweifel, daß die Diagnose vollständig ist, so ist die Untersuchung anderer Gewebe oder Zellsysteme erforderlich. Generell sollte ein außergewöhnlicher Befund, der in einem Zell- oder Gewebetyp erhoben wurde, durch die Untersuchung mindestens eines weiteren Zelltyps bestätigt werden.

Gewebsspezifische Unterschiede im Chromosomenbefund sind besonders bei Mosaikfällen (s. Kap. V) und bei Erkrankungen des hämopoetischen Systems (s. Kap. I) zu erwarten.

Mosaikfälle haben in verschiedenen Geweben häufig unterschiedliche proportionelle Anteile der einzelnen Stammlinien (Penrose u. Smith, 1966). Es ist besonders zu berücksichtigen, daß der Anteil anomaler Zellen in Fibroblasten oft wesentlich höher sein kann als in Lymphocyten, so daß die Fibroblastenkultur eine größere Aussicht bietet, Mosaike zu entdecken. Gelegentlich ist auch eine abnorme Zellinie in dem einen Gewebsmaterial (z.B. Fibroblasten) zu finden, während ein anderes (z.B. Blutzellen) einen normalen Karyotypus hat.

Bei Erkrankungen des hämopoetischen Systems beschränken sich Chromosomenaberrationen in der Regel auf Zellen, die diesem System entstammen. In diesen Fällen ist durch Analyse der Fibroblasten der Nachweis zu führen, daß der Proband keine generalisierte angeborene Chromosomenaberration hat.

Ein anderer Anwendungsbereich für die Fibroblastenkultur ist die Untersuchung von fetalem Gewebe und von Autopsiematerial. In diesen Fällen steht meist nur solides Gewebe zur Verfügung.

Im Rahmen klinisch-diagnostischer Untersuchungen hat die Fibroblastenkultur gelegentlich noch eine Ersatzfunktion in Fällen, in denen aufgrund individueller Blutparameter (z. B. Agammaglobulinämie, Leukopenie) auch wiederholte Lymphocytenkulturen mißlingen.

Verfeinerte Techniken der Chromosomenidentifizierung, insbesondere die Autoradiographie (s. Kap. IV), lassen es oft wünschenswert erscheinen, eine erhebliche Anzahl von Mitosen zur Verfügung zu haben. Da die Fibroblastenkultur eine praktisch beliebige Vermehrung ein und desselben Ausgangsmaterials erlaubt (30—50 Zellgenerationen), ist diese Methode deshalb gelegentlich der Blutkultur vorzuziehen.

Untersuchungen an Zellen in der Interphase sind bei Zellkulturen aus soliden Geweben ebenfalls möglich. Sex-Chromatinbestimmungen liefern z. B. in diesem Material oft eindeutigere Ergebnisse als der Mundschleimhautabstrich (s. Kap. III). Auch andere cytologische Beobachtungen, etwa das Studium des autosomalen Heterochromatins (evtl. in Verbindung mit autoradiographischer Markierung) und der Nucleoli, können an Zellkulturen gemacht werden. Beispielsweise kann die Anzahl und Größe der Interphasechromozentren in Fibroblasten und Epithelzellen erheblich variieren (Schmid et al., 1965; Pera u. Wolf, 1967).

Schließlich sei noch darauf hingewiesen, daß gewisse experimentelle Untersuchungen oft nicht an Blutzellen durchgeführt werden können, wie z.B. Untersuchungen zur Selektion und Resistenz, Studien von Strahlen- und Viruseffekten. Für derartige Untersuchungen werden Fibroblastenkulturen bevorzugt verwendet. Die biochemische Cytogenetik arbeitet vielfach ebenfalls mit Fibroblastenkulturen.

Die hier beschriebenen Methoden können auch auf die verschiedensten Säugetiere angewendet werden.

1.2. Material

Zellkulturen können grundsätzlich aus jedem Körpergewebe und -organ gewonnen werden. Unter dem Gesichtspunkt, technisch einfache Methoden anzuwenden und möglichst gut wachstumsfähiges Material zu gewinnen, hat sich in der Praxis jedoch die Entnahme bestimmter Gewebeproben als besonders geeignet erwiesen. So entnimmt man in der Regel am Lebenden eine Hautbiopsie und bringt die Zellen der Cutis in Kultur. Früher wurde häufig ein Stück Fascia lata operativ entnommen, da dieses Gewebe *in vitro* besonders schnell wächst; heute macht man von dieser Möglichkeit routinemäßig kaum noch Gebrauch. Bei der Autopsie empfiehlt es sich, wegen der Infektionsgefahr kein Hautmaterial zu verwenden. Muskel, Fascie, Peritoneum und Herzbeutelproben sind auf einfache Weise steril zu gewinnen und haben sich in der Kultur bewährt.

Sollen Säugetiere untersucht werden, die zur Gewinnung einer Zellkultur geopfert werden, so ist Lunge als Ausgangsmaterial besonders geeignet, da es verhältnismäßig rasch zu Wachstum führt. Bei nicht frischem Material ist dieses Organ in der Regel jedoch kontaminiert.

1.3. Methoden

Für die Durchführung der einzelnen Arbeitsgänge ist ein Gewebezuchtlaboratorium erforderlich. Es muß unter streng aseptischen Bedingungen gearbeitet werden. Die Anforderungen an Ausrüstung und Arbeitsweise unterscheiden sich für die Kultur menschlicher Gewebezellen zur Chromosomenanalyse nicht wesentlich von denen der allgemeinen Gewebezucht. Es soll deshalb an dieser Stelle nicht näher auf die Prinzipien der Gewebezucht eingegangen werden; wir verweisen auf die einschlägigen Lehrbücher (z.B. Merchant et al., 1965; Parker, 1961; Paul, 1965; Penso u. Balducci, 1963; White, 1963; Willmer, 1965). Einzelheiten über Geräte und Nährlösungen werden im speziellen Teil genannt.

Zur Gewinnung von Zellkulturen stehen eine große Anzahl von Methoden zur Verfügung. Dabei wird das Gewebe entweder schon im Ansatz dissoziiert und dadurch zum Wachstum in einer Schicht einzelner Zellen auf einer festen Oberfläche gebracht (Monolayer); oder es werden erst Explantate angesetzt, aus denen dann Zellen emigrieren, sich teilen, und schließlich ebenfalls eine Schicht einzelner Zellen bilden. Bei dieser zweiten Methodengruppe müssen die Explantate an einer Oberfläche zum Haften gebracht werden, da in der Kulturflüssigkeit schwimmende Explantate nicht genügend Zellen abgeben.

Methoden, bei denen das entnommene Gewebsmaterial dissoziiert wird, führen meist kurzfristiger zu einer Monolayer-Kultur als die Explantationsmethoden. Die meisten routinemäßig zur Verwendung kommenden Gewebeproben sind jedoch so reich an Kollagenfasern, daß eine Dissoziation nicht genügend freie Zellen für die Kultur liefert. Epithelien sind für diese Methode besser geeignet (z.B. aus Niere). Eine Methode, um von einer Hautbiopsie direkt zu einer Zellkultur zu kommen, beschreiben Puck et al. (1960) (s. u.).

Da Dissoziationsmethoden für die Chromosomendarstellung beim Menschen eine untergeordnete Rolle spielen, wird hier nur kurz auf dieses Verfahren eingegangen. Unter den Explantationsmethoden seien diejenigen genannt, die am häufigsten zur Gewinnung von Chromosomenpräparaten aus Fibroblasten in Gebrauch sind.

Das klassische Verfahren ist die Plasma-Methode. Dabei werden kleine Explantatstücke auf einer plasmabestrichenen Oberfläche zum Haften gebracht und mit Medium versehen. Im allgemeinen wird hierbei ein gutes Wachstum erzielt. Der Plasma-Clot kann sich unter Umständen bei der Weiterverarbeitung und Auswertung störend bemerkbar machen. Seit das Plasma im Handel bezogen werden kann, entfällt die etwas umständliche Methode der Plasmagewinnung von jungen Hähnen.

Die von uns gebrauchten Standardmethoden zur Erzielung des primären Wachstums sind die Kultur von Explantaten unter perforiertem Cellophan und die zwischen zwei Deckgläsern („Sandwich"-Methode). Diese beiden Methoden ergänzen sich ausgezeichnet in ihrer Leistungsfähigkeit und können je nach Bedarf alternativ oder parallel angewendet werden.

Alle diese Methoden zielen darauf ab, eine möglichst große Anzahl von Mitosen zu gewinnen. Die Cellophanmethode beansprucht eine längere Kulturzeit, bis Subkulturen angelegt werden können, und erst aus diesen Subkulturen werden Mitosen gewonnen; sie bietet aber den Vorteil einer größeren Zellausbeute. Die Plasma- und die Sandwichmethode können schon nach kurzer Zeit aus der Primärkultur Mitosen liefern, jedoch oft nur in geringer Anzahl. Bei allen Methoden ist es möglich, das Zellmaterial aus dem Stammgewebe oder aus den Subkulturen über lange Zeit weiter zu vermehren und wiederholt Mitosen zu gewinnen. Um die Ausbeute an Mitosen zu steigern, ist eine Behandlung der Kulturen in einem stets gleichen zeitlichen Rhythmus zu empfehlen; vor Abbrechen der Kultur zur Präparation wird zweckmäßigerweise, wie bei der Blutkultur (s. Kap. I), eine Cytostaticum (Colchicin, Colcemid, Velban) zugesetzt, das die Mitose in der Metaphase blockiert.

Wir werden im folgenden auf diese Methoden ausführlich eingehen. Dabei werden im einzelnen besprochen:

Techniken der Gewebsentnahme;

Ansatz und Kultur des entnommenen Materials in der Gewebezucht;

Abbrechen der Kulturen für die Chromosomenpräparation.

Die Anwendungsbereiche der einzelnen Techniken werden jeweils diskutiert. Die Weiterverarbeitung der Kulturen für die Chromosomenanalyse wird in Kap. III beschrieben.

2. Besprechung der Methoden

2.1. Techniken der Gewebsentnahme

Eine Hautbiopsie kann an verschiedenen Körperstellen durchgeführt werden. Bei kleinen Kindern entnehmen wir an der Außenseite des Oberschenkels oder zwischen den Schulterblättern, bei Erwachsenen zwischen den Schulterblättern oder an der ventralen Seite des Unterarms. Die betreffende Hautpartie ist gründlich zu reinigen. Sie kann vorher rasiert werden, diese Maßnahme ist jedoch nicht erforderlich. Zunächst erfolgt eine zweimalige kräftige Reinigung mit Seife und nachfolgender Wasserspülung oder mit Desinfektionsmittel, das aber keine Jod- oder Quecksilberbestandteile enthalten soll; dann wird die Haut mehrmals frisch mit 70% Alkohol abgerieben.

Zur Gewinnung von Biopsiematerial werden verschiedene Methoden verwendet, von denen wir einige aufführen (stets streng aseptisch arbeiten):

a) Haut mit Nadel horizontal durchbohren und anheben bzw. mit spitzer Pinzette anheben und dicht unter der Nadel (Pinzette) mit Skalpell abschneiden (Hsu und Kellogg, 1960; Harnden, 1960).

b) Mit einer Klemmschere oder Klemmpinzette ein Stück Haut so abklemmen, daß ein kurzer Streifen übersteht; 4—5 min warten, damit das abgeklemmte Stück unsensibel wird; überstehende Partie mit Skalpell abschneiden.

c) Mit einer Hautstanze von 2—3 mm Durchmesser durch Drehen unter leichtem Druck ein zylindrisches Hautstück ausstanzen, Zylinder mit spitzer Pinzette ergreifen und mit Schere abschneiden.

d) Ein Hautbezirk von ca. 1×0,2 cm wird mit einer Hautfräse abradiert und ein steriles Pflaster daraufgeklebt. Nach 72 Std wird der entstandene Schorf als Ausgangsmaterial zur Kultur verwendet. Der Hautbezirk wird mit 70% Alkohol gewaschen und mit Pinzette abgehoben. Der Bereich am Nackenende oder hinter dem Ohr eignet sich besonders, weil hier Schweißdrüsen konzentriert sind, die den Heilungsprozeß beschleunigen. Allerdings sollte lokal anaesthesiert werden. Die Entnahmestelle kann nach weiteren 72 Std nochmals in Anspruch genommen werden. Der Vorzug dieser Methode besteht darin, daß durch Zerkleinern des Explantats sofort eine Zellsuspension in die Kultur gebracht werden kann und der Wundcallus besonders schnell wächst (Puck et al., 1960).

Über die Anwendung einer Lokalanaesthesie sind die Meinungen geteilt. Manche Autoren wenden Lokalanaesthesie an, andere halten sie für das Zellwachstum für schädlich. Die Anwendung der genannten Techniken ist für den Probanden jedenfalls auch ohne Lokalanaesthesie wenig schmerzhaft.

Die entnommene Hautprobe sollte 2—3 mm im Durchmesser nicht unterschreiten, besser ist ein etwas größeres Stück. Es ist darauf zu achten, daß die Biopsie tief genug entnommen wird, um genügend Bindegewebe zu erfassen; die Wunde sollte nach der Entnahme leicht bluten. Um sicher zu gehen, daß das entnommene Gewebematerial ausreicht, empfiehlt es sich, eine zweite Probe zu entnehmen. Es können dann parallele Kulturen angesetzt werden, wodurch die Gefahr eines Verlustes durch Infektion herabgesetzt wird.

Die Biopsien werden unmittelbar nach der Entnahme in ein steriles Röhrchen mit Medium oder in eine Petrischale mit von Medium durchtränktem Mull gegeben. Vor dem Ansetzen der Explantate in der Gewebekultur kann das Material ohne weiteres 2—3 Tage im Kühlschrank oder auch bei Raumtemperatur aufbewahrt werden. Auch nach 5tägiger Lagerung wurde noch Wachstum erzielt. Es besteht daher keine Schwierigkeit, Hautbiopsiematerial über größere Entfernungen zu versenden. In der Regel wächst frisches Gewebe allerdings schneller aus.

Material von Kleinkindern wächst besser in der Kultur als das älterer Personen, eine Altersgrenze besteht jedoch nicht.

Bei der Autopsie sollte wegen des Infektionsrisikos keine Hautprobe entnommen werden. Fascie, Muskel und andere Gewebe sind hervorragend geeignet; sie zeigen noch 5 Tage *post mortem* Wachstum *in vitro*. Allerdings sollte eine Gewebsentnahme so früh wie möglich *post mortem* erfolgen.

2.2. Ansatz von Gewebsexplantaten und Zellkultur

Das vom Körper entnommene Gewebestück kann entweder vor dem Kulturansatz enzymatisch dissoziiert werden, so daß die Primärkultur bereits eine Zellsuspension darstellt; oder das Gewebe wird in kleine Würfel zerteilt, aus denen Zellen auswachsen, die dann erst in der Subkultur in Suspension kommen.

2.2.1. Enzymatische Dissoziation von Gewebsexplantaten

Diese Methode ist nur gelegentlich anwendbar, da sich nicht jedes Gewebe ausreichend in einzelne Zellen dissoziieren läßt. Das bevorzugte Ausgangsmaterial ist Niere; es kann aber auch fetales Gewebe (Abortusmaterial) verwendet werden.

Eine ausführliche Beschreibung von Dissoziationsmethoden findet sich z.B. bei Parker (1961). In unserem Laboratorium ist zur Gewinnung von Zellkulturen aus Niere folgendes vereinfachte Verfahren in Gebrauch: Das Gewebestück wird mit einer feinen Schere zerkleinert und dabei wiederholt zur Entfernung der Erythrocyten in physiologischer Lösung gewaschen; am Schluß soll das Gewebe breiartig sein. Der Gewebebrei kommt dann in einen Erlenmeyerkolben mit Magnet entsprechender Größe und wird mit dem 4—5fachen Volumen einer 0,25—0,5%igen vorgewärmten Trypsinlösung versetzt. Die Suspension wird 15—20 min auf den Rührmotor gesetzt und so stark gerührt, daß alles Gewebe miterfaßt wird; es darf sich jedoch kein Schaum bilden. Nach dem Rühren läßt man die Suspension 1 min stehen zum Absetzen größerer Gewebestücke und pipettiert dann den Überstand in Zentrifugenröhrchen. Nach Zentrifugation wird der Rückstand mit Kulturmedium versetzt und je nach Menge in eine mehr oder weniger große Kulturflasche gebracht; z. B. kommen 0,2 ml des gepackten Zentrifugats auf eine Vierkantflasche. Die Kultur wird zunächst 2 Tage inkubiert; in dieser Zeit wachsen zahlreiche Zellen an der Glasoberfläche an. Bei dem danach erfolgenden Mediumwechsel werden die in Suspension verbliebenen Zellfragmente mit dem alten Medium verworfen. Am dritten Tag bedecken die Zellen bereits drei Viertel der Glasoberfläche. Die Primärkultur ist in ihrer Zellzusammensetzung recht heterogen. Bei Niere finden sich in den ersten Tagen hauptsächlich Epithelzellen in der Kultur. Diese überstehen in der Regel noch eine Passage, werden in der Folgezeit aber von fibroblastenartigen Zellen überwuchert.

2.2.2. Ansatz solider Explantate

Das Gewebestück wird in eine Petrischale überführt und mit etwas Medium angefeuchtet. Anhaftendes Fettgewebe wird mit dem Skalpell entfernt. Gegebenenfalls wird mehrfach mit Hankslösung gespült und die Flüssigkeit wieder abpipettiert. Ist damit zu rechnen, daß die Gewebeprobe nicht völlig steril ist, so sind der Hankslösung Antibiotica in bis zu zehnfacher Konzentration der im Kulturmedium üblichen Menge zuzusetzen. Zerschneiden des Gewebes mit Schere und Pinzette oder mit Skalpellen in Würfel von 0,5—1 mm Seitenlänge. Es ist dabei auf scharfe Schnittränder zu achten. Das zerkleinerte Gewebematerial wird nun mit etwas Vollmedium (ca. 2 ml) aufgeschwemmt und mit einer lang ausgezogenen Pipette in die Kulturgefäße übertragen. Dabei kommt es darauf an, die Explantate in der Flasche zum Haften zu bringen, damit sie nicht im Kulturmedium schwimmen. Hierfür stehen die verschiedensten Methoden zur Verfügung.

2.2.2.1. Plasma-Methode (Lejeune et al., 1959; Harnden, 1960; Harnden und Brunton, 1965)

Ein Tropfen Plasma und 1 Tropfen Embryonalextrakt werden gemischt und zusammen mit einem isolierten Gewebestückchen in einer vorn abgebogenen Pasteurpipette angesaugt; der Pipetteninhalt wird am Boden einer Kulturflasche (T-Flasche oder Vierkantflasche) oder auf einem Deckglas, das sich in einer Kulturflasche befindet (Leighton-Tube oder die obengenannten Flaschen), plaziert. Ebenso wird mit den weiteren Explantaten verfahren. Man kann auch erst die Unterlage (Deckglas, Flaschenboden) mit Hilfe einer vorn abgebogenen Pipette ganz dünn mit Plasma bestreichen, die Explantate daraufsetzen und eine entsprechende Menge Embryonalextrakt dazugeben. Oder man überträgt die Gewebestücke in Embryonalextrakt und plaziert sie dann auf die mit Plasma versehene Unterlage (Flaschenboden, Deckglas). Die Kulturflaschen werden zunächst verschlossen (bei Zimmertemperatur oder bei 37° C) inkubiert, bis das Plasma coaguliert ist (einige Minuten bis einige

Stunden), dann wird Kulturmedium zugesetzt. Nach einigen Tagen wachsen die ersten Zellen aus. Die weitere Bearbeitung folgt dem unten angegebenen Verfahren.

2.2.2.2. Ansatz zwischen Deckgläsern („Sandwich"-Methode)

Die Explantate werden dadurch zum Haften gebracht, daß sie zwischen zwei Deckgläsern plaziert werden. Dieses sog. „Sandwich" kann dann in Röhrchen, Flaschen oder Petrischalen mit Medium versetzt und inkubiert werden.

In unserem Laboratorium gehen wir folgendermaßen vor:

Ein am verschlossenen Ende einseitig abgeflachtes Röhrchen (Gewebekulturröhrchen des Typs „Institut Pasteur" oder Leighton-Tube) wird vor dem Sterilisieren mit 2 Deckgläsern (12×35 mm) beschickt und mit einer Kappe aus Aluminiumfolie versehen. Da die Deckgläser im folgenden wieder entnommen werden müssen, können sie auch getrennt und in größerer Zahl sterilisiert werden — etwa in kleinen Petrischalen. Passende, nicht toxische lange Silikonstopfen werden getrennt autoklaviert. Zum Ansetzen der Explantate wird das eine Deckglas mit Pinzette dem Röhrchen entnommen und in eine Petrischale gegeben. Auf das Deckglas werden 2—3 Gewebestücke trocken aufgesetzt, das andere Deckglas wird darübergedeckt und leicht angedrückt. Das so erhaltene Sandwich wird dann mit Pinzette in das Röhrchen gebracht, etwa 2 ml Medium dazugegeben, mit Silikonstopfen verschlossen und bei 37° C inkubiert. Es empfiehlt sich, von einer Gewebeprobe mehrere solcher Röhrchen parallel anzusetzen. Die Kultur wird nach einigen Tagen unter dem umgekehrten Mikroskop geprüft. Nach etwa 6—8 Tagen ist je ein Hof von Zellen um die Explantate gewachsen. Hat dieser Hof den mehrfachen Durchmesser des Explantates erreicht, so kann die erste Passage erfolgen. Das Sandwich kommt in eine trockene Petrischale, das obere Deckglas wird mit Pinzette abgehoben und in einem neuen Röhrchen mit Medium inkubiert. Vom unteren Deckglas werden die Explantate mit spitzer Pinzette abgehoben (die ausgewachsenen Zellen bleiben dabei auf dem Deckglas zurück) und auf ein neues Deckglas übertragen, das wieder als Sandwich weitergeführt wird. Das alte Deckglas mit den ausgewachsenen Zellen wird dann ebenfalls in einem neuen Röhrchen inkubiert.

Die Explantate können wiederholt überpflanzt werden, wenn man die Kultur fortführen will; sie wachsen über zahlreiche Passagen erneut aus. Unter Umständen müssen die Explantate gelegentlich am Rande beschnitten werden.

Die bei der Überpflanzung der Explantate zurückbleibenden Deckgläser werden so lange inkubiert, bis sie vollgewachsen sind. Mediumwechsel alle 3—4 Tage. Bei der Subkultivierung werden die beiden Kulturen mit vorgewärmtem Trypsin behandelt (15 min), die Zellsuspensionen zusammengegeben und abzentrifugiert; der Zellrückstand wird in einer größeren Flasche (Carrel-Flasche) angesetzt. Je nach Bedarf kann nun in größeren Flaschen weiter subkultiviert werden.

Variante: Deckglaskultur in situ

Sowohl nach der Plasma- wie nach der Sandwich-Methode angesetzte Kulturen können auch ohne Subkultivierung zur Aufarbeitung geführt werden (Lejeune et al., 1959). Dieses Verfahren hat den Vorzug, daß man schon nach 8—12 Tagen Präparate zur Chromosomenanalyse erhalten kann (s. S. 48). Als Nachteil kann sich allerdings die oft geringe Anzahl von Mitosen pro Deckglas auswirken, so daß man u. U. über einen längeren Zeitraum immer wieder Stammkulturen neu auswachsen lassen und abbrechen muß.

2.2.2.3. *Explantate unter perforiertem Cellophan (Evans und Earle, 1947; Hsu und Kellogg, 1960; Manojlovic und Hienz, 1967)*

Gereinigtes perforiertes Cellophan (s. Anhang) wird in Stücke geschnitten, die der Größe des Flaschenbodens entsprechen. Vierkantflaschen (150 ml) mit Schraubdeckel haben sich bei uns bewährt. Die Flaschen werden mit je 1—2 ml Aqua dest. unter Watteverschluß, die Deckel gesondert autoklaviert. Vor Gebrauch wird das Wasser aus den Flaschen gegossen und mit etwas Medium nachgespült. Die Gewebestücke werden mit lang ausgezogener Pipette unter das Cellophan gebracht und auf dem Flaschenboden verteilt (etwa im Abstand von 1 cm voneinander).

Variante. Man kann auch die dem Cellophan gegenüberliegende Flaschenseite mit Gewebestücken besetzen und das Cellophan dann mit der Pipette daraufdecken; hierbei drückt man den der Öffnung zugekehrten Rand des Cellophans auf die Explantatseite herunter und kann dann den restlichen Cellophanstreifen leicht vom Glas ablösen.

Mit Pipette über das Cellophan streichen, um die Stücke anzudrücken. Bei Verwendung der genannten Flaschen 8 ml Medium zugeben und verschlossen inkubieren. Erstes Wachstum wird in der Regel zwischen 6 und 10 Tagen beobachtet; allerdings variiert diese Zeit je nach Anzahl der Explantate und nach Herkunft und Alter des Gewebes; gelegentlich wachsen Explantate erst nach einigen Wochen aus. Mediumwechsel nicht vor Ablauf der ersten Woche, in der Folgezeit etwa alle 4 Tage bis eine Woche, je nach dem pH des Mediums. Wird eine Flasche schnell alkalisch, so kann der pH durch Zugabe von CO_2 aus einer 5 ml-Spritze eingestellt werden.

Subkultivierung

Bei Cellophankulturen sollte die erste Subkultur erst durchgeführt werden, wenn etwa die Hälfte des Flaschenbodens mit Zellen bedeckt ist. Das ist bei Vierkantflaschen von 150 ml normalerweise nach 3—4 Wochen der Fall. Dann wird die Kultur mit vorgewärmtem Trypsin behandelt, bis sich die Zellen ablösen (15—30 min). Lösen sich die Zellen beim Trypsinieren nicht vom Glas, so ist nicht die Einwirkungsdauer zu verlängern oder die Trypsinkonzentration zu erhöhen, sondern die Mediumreste sind durch Auswaschen mit isotonischer Salzlösung zu entfernen, ehe trypsiniert wird. Die Anwendung Ca- und Mg-freier Trypsinlösungen ist zu empfehlen. Die Zellsuspension wird leicht geschüttelt oder durchpipettiert, damit möglichst wenig Zellen oder Zellklumpen zurückbleiben, dann wird abgegossen, zentrifugiert und der Rückstand in einer neuen Flasche inkubiert. In der Stammflasche wachsen die Explantate wiederholt aus.

Ist die gewonnene Zellmenge gering, so sollte die erste Subkultur in einer kleinen Flasche (z. B. Carrel-Flasche oder T 15- bzw. T 30-Flasche) angelegt werden. Man kann aber auch den Ertrag zweier oder mehrerer Stammkulturen in einer Subkultur vereinigen. Eine zu geringe Ausgangsdichte führt zu schlechtem Wachstum, wenn die Subkultur nicht sogar zugrunde geht.

Variante (Hsu und Kellogg, 1960)

Nach dem Trypsinieren wird das Cellophan unter leichtem Schütteln zum Abspülen der anhaftenden Zellen mit einer Pinzette aus der Flasche genommen und weggeworfen. Die Suspension wird durchpipettiert, um alle Zellen abzulösen und Klumpen zu zerkleinern. In die Subkultur kommen dann auch die Stammstücke.

Die trypsinierten Zellen haften etwa innerhalb 1 Std wieder an der Glasoberfläche. Die Subkultur sollte so lange wachsen, bis der Flaschenboden mit einem Monolayer bedeckt ist. Sie kann dann weiter subkultiviert werden. Nach dem Trypsinieren wird das Zellmaterial je nach Menge auf eine oder mehrere neue Flaschen verteilt.

Um unter gleichen Bedingungen gewachsene Zellen verschieden behandeln zu können, bedeckt man den Boden der Kulturflasche oder der Petrischale (im CO_2-Brutschrank, s. u.) mit Deckgläsern, ehe man die Suspension zugibt. Um ein Abschwimmen der Deckgläser zu verhindern, kann man diese mit einem Tropfen Plasma am Boden ankleben. Man kann dann die einzelnen Deckglaskulturen zu verschiedenen Zeiten abbrechen (z. B. für die Autoradiographie) oder unterschiedlich präparieren (z. B. Vergleich zwischen Sex-Chromatin und Karyotyp).

2.2.3. Kultur im CO_2-Brutschrank

In einer mit CO_2 versetzten Atmosphäre müssen die Kulturflaschen nicht luftdicht verschlossen werden. Es wird normalerweise mit Petrischalen gearbeitet (Glas oder Plastik), die den Vorteil bieten, daß alle Manipulationen sehr bequem ausgeführt werden können. Der Brutschrank wird von einem Gemisch aus Luft und 5% CO_2 durchströmt. Wegen der Feuchtigkeit der Atmosphäre im CO_2-Brutschrank bestehen erhöhte Sterilitätsansprüche. Ist eine Kultur infiziert, so sollte der ganze Brutschrank desinfiziert werden.

In Petrischalen können Stammkulturen nach der Plasma- und Sandwich-Methode oder auch unter Cellophan angelegt und subkultiviert werden. Oft werden aber auch erst die Subkulturen im CO_2-Brutschrank inkubiert. Das Absaugen des verbrauchten Mediums läßt sich sehr bequem mit einer Pipette durchführen, die an eine Wasserstrahlpumpe montiert ist.

2.2.4. Sonderfall: Abortusmaterial

Gewebeproben von Abortusmaterial können nach den verschiedenen hier aufgeführten Methoden kultiviert werden. Die speziellen technischen Probleme, die dieses Material im Rahmen der Gewebezucht und für die Verwendung zur Chromosomenanalyse stellt, wurden auf einer Konferenz in Genf ausführlich erörtert (Geneva Conf., 1966).

An dieser Stelle seien einige Hinweise zur Auswahl der Gewebeproben gegeben: verschiedene Gewebepartien eines Abortus können recht unterschiedliches Wachstum in der Kultur zeigen. Ist ein guterhaltener Fetus vorhanden, so sollte er je nach Größe ganz angesetzt werden oder es sind Proben von allen drei Keimblättern zu entnehmen. Nabelschnur eignet sich ebenfalls als Ausgangsgewebe. Häufig ist bei Aborten jedoch gar kein Fetus zu erhalten. In diesem Fall sind Anteile der Placenta zu entnehmen. Amnion und Chorion haben sich in der Gewebekultur besonders bewährt. Wegen der Mischung fetaler und mütterlicher Anteile in der Placenta ist es erforderlich, die fetale Herkunft der anzusetzenden Gewebe histologisch zu sichern.

Wegen des gegenüber anderen Geweben erhöhten Risikos, daß Abortusmaterial kontaminiert ist, ist ein gründliches Waschen in 10fach konzentrierter Antibiotica-Lösung angezeigt.

Es sei darauf hingewiesen, daß aus noch ungeklärten Gründen nur etwa die Hälfte aller Kulturen von fetalem Gewebe Wachstum zeigen.

2.3. Abbrechen der Kulturen zur Chromosomenpräparation

Um eine möglichst hohe Anzahl von Mitosen zu erhalten, sollte sich die Kultur in intensivem Teilungswachstum befinden (logarithmische Phase). Das wird im allgemeinen dadurch erreicht, daß man eine gleichmäßig gewachsene dichte Monolayer-Kultur subkultiviert und die Subkultur innerhalb der folgenden 48 Std früher oder später abbricht. Es ist zweckmäßig, den Zeitpunkt des Abbrechens durch Kontrolle der Kultur unter dem Mikroskop zu bestimmen. Mitosen sind daran erkennbar, daß sich die Zellen abrunden. Erscheinen dagegen die spindelförmigen Interphasezellen scharf konturiert und werden Zellklümpchen sichtbar, so ist das ein Zeichen für beginnenden Zelluntergang.

Für die Chromosomendiagnose ist es nicht erforderlich, den Zellcyclus durch besondere Hilfsmittel zu synchronisieren. Eine regelmäßige Folge von Mediumwechsel und Subkultivierung induziert eine teilweise Synchronie, die im geeigneten Zeitpunkt genügend Mitosen liefert.

Abbrechen von Flaschenbodenkulturen. Ist der Flaschenboden mit einem soliden Monolayer bedeckt, so wird trypsiniert und das Zellmaterial auf zwei neue Flaschen verteilt. Zwischen 24 und 48 Std nach der Teilung sind in der Regel genügend Mitosen vorhanden (mikroskopische Kontrolle!), um die Kulturen aufarbeiten zu können. Man gibt 0,1 ml einer 0.002%igen Colchicin-Suspension/ml Medium zu und läßt es 2—6 Std einwirken, in unserer Routine 4 Std. Dann werden die Kulturen trypsiniert und je nach Zellausbeute wieder vereinigt oder getrennt weiterpräpariert. Sind zum Zeitpunkt des Abbrechens zahlreiche Mitosen sichtbar, so ist für die Präparation eine Monolayer-Kultur von ca. 30 cm^2 ausreichend.

Stehen insgesamt von einer Probe nur 2 Subkulturen zur Verfügung, so ist nur eine Flasche abzubrechen, die andere wird in Reserve gehalten und gegebenenfalls weiter subkultiviert.

Abbrechen von Deckglaskulturen in situ. Bei einer Monolayer-Kultur auf Deckgläsern wird wie bei Flaschenbodenkulturen verfahren, allerdings wird nicht trypsiniert, sondern die Deckgläser kommen direkt aus dem Kulturmedium in die hypotonische Lösung (s. Kap. III).

Das schnellste Verfahren, um von einer Gewebeprobe zu Chromosomenpräparaten zu kommen, geht von einer Plasma-Clot-Kultur auf Deckgläsern oder einer Sandwich-Kultur aus. Findet sich dichtes Wachstum um die Explantate, so werden diese überpflanzt und die bewachsenen Deckgläser noch weitere 1—2 Tage mit frischem Medium inkubiert. In diesem Zeitraum wachsen die Zellen in das Zentrum des Zellhofes, in dem sich das Explantat befand. Hier sowie an der Peripherie des Hofes finden sich die meisten Mitosen. Die Kultur wird nach Ablauf von 24—48 Std colchiziniert und ohne Trypsinieren aufgearbeitet.

Lejeune et al. (1959) wenden diese Methode ohne Colchicin an. Sie geben 24—48 Std nach Entfernen der Explantate einen Nahrungsstoß (einige Tropfen Embryonalextrakt) und brechen die Kultur nach weiteren 16 Std ab.

Anhang I

Übersicht über einzelne Methoden

A. Explantate unter perforiertem Cellophan

Vorbereitung der Kulturflaschen

Perforiertes Cellophan über Nacht in Aceton kochen lassen (Rückflußkühler); zweimal je 10 min spülen nacheinander in Äther, abs. Alkohol, Aqua dest.

Cellophan in Stücke schneiden, die in die zur Verwendung kommenden Kulturflaschen passen (Medizinflaschen à 100 ml oder Vierkantflaschen à 150 ml). Cellophanstücke in Kulturflasche einlegen.

1 ml Aqua dest. pro Flasche, Watteverschluß.

Autoklavieren.

Ansetzen der Kultur

Explantat in Petrischale mit Hanks-Lösung oder Eagles MEM geben, darin etwas spülen, Fettgewebe entfernen; Medium gegebenenfalls mehrfach wechseln.

Medium abpipettieren und Gewebe mit Irisschere in Würfel von ca. 1 mm^3 schneiden.

Wasser aus Kulturflasche abgießen.

Cellophan mit etwas Medium anfeuchten; Medium über die Oberfläche verstreichen und abgießen.

Gewebestücke mit Pasteurpipette aufnehmen und gut verteilt unter das Cellophan schieben — oder Stücke mit Pipette auf eine freie Flaschenwand geben und Cellophan nachträglich darüberdecken.

Gewebestücke noch weiter ausbreiten durch Andrücken des Cellophans an die Glaswand mit einer Pipette.

Restliches Medium abgießen.

8 ml Kulturmedium zugeben.

Zusammensetzung des Kulturmediums (für 100 ml):
80 bzw. 90 ml TC MEM Eagle,
20 bzw. 10 ml fetales Kälberserum,
1 ml Glutamin 5%,
1 ml Penicillin-Streptomycin (s. Anhang II),
1 ml Phenolrotlösung.

3—4 Wochen bei 37° C inkubieren.

In der ersten Woche kein Medium wechseln, danach alle 4 Tage bis 1 Woche erneuern.

Subkulturen

Medium abpipettieren oder abgießen.

Trypsinieren mit 0,25%igem Trypsin — 15—30 min.

Zellsuspension durchpipettieren.

Zellsuspension in konisches Zentrifugenröhrchen geben; Stammkultur mit Explantaten mit 8 ml Medium versetzen und reinkubieren.

Zellsuspension bei 700—1000 Upm zentrifugieren — 5—10 min; abgießen.

Rückstand mit frischem Medium je nach Zellmenge in Carrel- oder Vierkantflasche erneut inkubieren.

Abbrechen der Kulturen

Subkultur bis zu einem dichten Monolayer auswachsen lassen. 1:1 oder 1:2 subkultivieren usf.

Zellen nach der letzten Subkultivierung noch 1—2 Tage wachsen lassen.

Zelldichte und Teilungsaktivität mikroskopisch kontrollieren.

Wenn sich bei lockerer Zelldichte genügend Teilungen finden, Colchicin zugeben:
0,1 ml einer 0,002%igen Lösung auf 1 ml Medium.
2—4 Std inkubieren.

Medium abgießen und durch Trypsin ersetzen (wie oben). Zentrifugieren.

Zellrückstand aufarbeiten (s. Kap. III, „Präparation").

B. Deckglaskultur, Sandwich-Methode

Vorbereitung der Kulturröhrchen

„Pasteur"-Röhrchen oder Leighton-Tube mit 2 rechteckigen Deckgläsern versehen, die der Größe der abgeflachten Seite des Röhrchens entsprechen; mit Aluminiumfolie verschließen; trocken sterilisieren. Silikonstopfen autoklavieren.

Ansetzen der Kultur

Gewebeprobe wie unter A präparieren.

Deckgläser in Röhrchen gegen Aluminiumkappe kippen, Kappe abnehmen.

Ein Deckglas herausnehmen und in trockene Petrischale geben. 2—3 Gewebestücke aufsetzen.

Zweites Deckglas darüberdecken und leicht andrücken. „Sandwich“ in den abgeflachten Teil des Röhrchens zurückschieben.

2 ml Medium (wie unter A) zugeben, verschließen.

6—8 Tage bei 37° C inkubieren, dann alle 3 Tage Mediumwechsel.

Mikroskopische Kontrolle alle 2 Tage.

Passage

Nach Auswachsen eines dichten Hofes von Fibroblasten Medium abgießen.

„Sandwich“ in trockene Petrischale geben.

Oberes Deckglas abheben. Explantate mit spitzer Pinzette auf neues Deckglas übertragen und als Sandwich-Kultur weiterführen.

Die beiden bewachsenen Deckgläser in je einem neuen Röhrchen mit Kulturmedium inkubieren.

Subkultur

Deckgläser bis zu einem geschlossenen Monolayer bewachsen lassen.

Trypsinieren (wie unter A).

Inhalt beider Röhrchen vereinigen und zentrifugieren.

Trypsin abgießen, Rückstand mit Medium aufnehmen und in Carrel- oder Vierkantflasche ansetzen.

Abbrechen der Kulturen: wie unter A

Variante: Nach Entfernen der Explantate Deckgläser getrennt mit frischem Medium inkubieren.

Nach 24—48 Std mikroskopische Kontrolle auf Mitoseaktivität.
Colchicin zugeben (wie unter A).
Kultur ohne Trypsinbehandlung abbrechen und aufarbeiten (siehe Kap. III, „Präparation").

Anhang II

Katalog der Reagenzien, Medien und Kulturgefäße

Cellophan, perforiert: Microbiological Associates, 4813 Bethesda Ave., Bethesda, Md. U.S.A., Cat. Nr. 18—900.

Colcemid: Ciba, Basel

1 Ampulle à 1 mg/ml in 100 ml Hankslösung, davon 0,1 ml pro ml Medium. Endkonzentration: 1 μg/ml Medium. In der Literatur wird in der Endkonzentration bis zu 0,01 μg/ml Medium heruntergegangen.

Colchicin: E. Merck, Darmstadt; Ampullen mit 0,1 g.

0,1 g Colchicin auf 25 ml Aqua bidest., das ist 0,4%. 0,1 ml 0,4% Colchicin auf 20 ml Hankslösung, dazu 0,3 ml einer 2,8%igen $NaHCO_3$-Lösung, d. i. etwa 0,002%. Hiervon 0,1 ml pro ml Medium. Endkonzentration: 2 μg/ml Medium. In der Literatur wird bis zu einer Endkonzentration von unter 0,5 μg/ml Medium heruntergegangen.

Eagles MEM: „TC-Minimal Medium Eagle, dried", Difco*, Code 5675.

9,06 g auf 972 ml Aqua bidest. Umrühren, bis alles gelöst ist. 2 ml einer 10%igen $CaCl_2$-Lösung zugeben. Medium auf 37° C erwärmen, pH auf 7,2—7,4 einstellen mit einer 10%igen $NaHCO_3$-Lösung (ca. 10 ml). Endvolumen auf 1000 ml mit Aqua bidest. bringen. Filtersterilisierung.

Fetales Kälberserum: Wird von verschiedenen Firmen hergestellt (Difco; Microbiological Associates; Grand Island Biological Co., 3175 Staley Road, Grand Island, New York 14072; u.a.).

Glutamin: „TC-Glutamine 5%", Difco, Code 5789.

Ampullen mit 10 ml Hankslösung versetzen.

Hankslösung: „ TC-Hanks Solution, dried", Difco, Code 5775.

9,9 g zu 1 Liter Aqua bidest. geben und anrühren, bis alles gelöst ist. Auf 37° C erwärmen; 3,5 ml einer 10%igen $NaHCO_3$-Lösung zugeben. pH 7,2—7,4 (Phenolrot-Indikator orange-rot). Filtersterilisierung.

* Erzeugnisse der Firma Difco Laboratories, Detroit, Michigan, U.S.A. werden von zahlreichen Chemikalienhändlern geführt.

Mycostatin (bei Pilzinfektion): „Moronal“ Squibb, Chem. Fabrik Von Heyden AG., München. 500000 E.

Ampulleninhalt in 5 ml Hankslösung aufschwemmen und zu 45 ml Hankslösung geben. Tiefgekühlt aufbewahren. Gebrauch: 0,1 ml auf 10 ml Medium. Endkonzentration: 100 E/ml Medium. Bei Pilzinfektion läßt man das Präparat 5—6 Std einwirken.

Pasteur-Röhrchen: „Tubes à cultures de tissu du type Institut Pasteur“. Ets. Verrefer, 75, Rue St. Jaques, Paris 5e.

Penicillin-Streptomycin: Penicillin G, Hoechst, 10^6 E; Streptomycin, Bayer, 1 g.

Beide Substanzen in 100 ml Hankslösung geben. Endkonzentration: 100 E Penicillin/ml Medium; 0,1 mg Streptomycin/ml Medium.

Petrischalen: Besonders geeignet sind Schalen mit einer Ätzung an der Auflagefläche des Deckels von: Bellco Glass, Inc. Typ: „Sealable type culture dish“, 65×15 mm, Cat.-Nr. 15-065. *Plastik:* Falcon-Plastics. Plastic tissue culture dishes 60×15 mm, Cat.-Nr. 3002. Die Firmen Bellco und Falcon-Plastics werden vertreten durch: Tecnomara A.G., Zürich, Rieterstr. 48.

Phenolrot: „TC-Phenol Red Solution 1%“, Difco, Code 5358. Ampulleninhalt zu 9 ml Hankslösung geben.

Silikonstopfen für Pasteur-Röhrchen: Firma O. Richterich, Basel, Breisacherstr. 131.

Nichttoxische Silikonstopfen der Größe 13,5×19 mm ⌀, 44 mm hoch.

Trypsin: „Bacto-Trypsin“ Difco, Code 0153.

Ampulleninhalt (0,5 g) in 10 ml Hankslösung aufschwemmen; davon 5 ml auf 95 ml Hankslösung und 2 ml einer 2,8%igen $NaHCO_3$-Lösung geben. Endkonzentration: 0,25%.

Velban: Vinblastin-Sulfat; E. Lilly Comp., Indianapolis, Ind. U.S.A. Endkonzentration: 0,0075 µg/ml Medium.

Vierkantflaschen: Flaschen mit Schraubdeckel sind besonders bequem zu handhaben.

Pyrex „Milk dilution bottle, plain, with screw cap“, Cat.-Nr. 1367. Zu beziehen durch: Fisher Scientific Co., Zürich, Zeitweg 67. Die Firma Schott u. Gen., Mainz, liefert Vierkantflaschen aus Jenaer Glas, allerdings ohne Schraubverschluß; man verschließt zweckmäßigerweise mit Silikonstopfen.

Dr. W. Krone sei für die Durchsicht des Manuskripts gedankt.

Literatur

Evans, V. J., Earle, W. R.: The use of perforated cellophan for the growth of cells in tissue culture. J. nat. Cancer Inst. 8, 103—119 (1947).

Geneva Conference: Standardization of procedures for chromosome studies in abortion. Bull. Wld Hlth Org. **34**, 765—782 (1966).

Harnden, D. G.: A human skin culture technique used for cytological examinations. Brit. J. exp. Path. **41**, 31 (1960).

— Brunton, S.: The skin culture technique. In: Human chromosome methodology (J. J. Yunis, ed.), p. 57—73. New York and London: Academic Press 1965.

Hsu, T. C., Kellogg, D. S.: Primary cultivation and continuous propagation *in vitro* of tissues from small biopsy specimens. J. nat. Cancer Inst. **25**, 221—235 (1960).

Lejeune, J., Gautier, M., Turpin, R.: Les chromosomes humains en culture de tissus. C. R. Acad. Sci. (Paris) **248**, 602—603 (1959).

Manojlovic, N., Hienz, H. A.: Zur Methode der primären Explantation und Kultivierung menschlicher Gewebe mit Hilfe von perforiertem Cellophan. Mikroskopie **22**, 70—80 (1967).

Merchant, D. J., Kahn, R. H., Murphy, W. H.: Handbook of cell and organ culture, 2. Aufl. Minneapolis: Burgess Publ. Co. 1965.

Parker, R. C.: Methods of tissue culture, 3. Aufl. New York: P. B. Hoeber Inc., Med. Div. Harper Broth. 1961.

Paul, J.: Cell and tissue culture, 4. Aufl. Edinburgh and London: Livingstone Ltd. 1970.

Penrose, L. S., Smith, G. F.: Down's anomaly, p. 133ff. London: Churchill Ltd. 1966.

Penso, G., Balducci, D.: Tissue cultures in biological research. Amsterdam-London-New York: Elsevier Publ. Co. 1963.

Pera, F., Wolf, U.: DNS-Replikation und Morphologie der X-Chromosomen während der Syntheseperiode bei *Microtus agrestis*. Chromosoma (Berl.) **22**, 378—389 (1967).

Puck, T. T., Robinson, A., Tjio, J. H.: Familial primary amenorrhoe due to testicular feminization: a human gene affecting sex differentiation. Proc. Soc. exp. Biol. (N.Y.) **103**, 192—196 (1960).

Schmid, W., Smith, D. W., Theiler, K.: Chromatinmuster in verschiedenen Zelltypen und Lokalisation von Heterochromatin auf Metaphasechromosomen bei *Microtus agrestis*, *Mesocricetus auratus*, *Cavia cobaya* und beim Menschen. Arch. Klaus-Stift. Vererb.-Forsch. **40**, 35—49 (1965).

White, P. R.: The cultivation of animal and plant cells, 2. Aufl. New York: Ronald Press 1963.

Willmer, E. N. (Hrsg.): Cells and tissues in culture, methods, biology and physiology, vol. I/II/III. London-New York: Academic Press 1965.

KAPITEL III

Präparation von Mitose-Chromosomen

Hans Georg Schwarzacher

1. Einleitung

Chromosomenpräparate können prinzipiell von allen Geweben und Zellsuspensionen, die Mitosen enthalten, gewonnen werden. In den Kap. I und II wurde beschrieben, wie *Zellkulturen*, die sich infolge ihrer großen Zahl von Mitosen besonders gut für Chromosomenpräparate eignen, hergestellt werden. Die folgende Darstellung kann daher als Fortsetzung und Ergänzung dieser vorhergehenden Kapitel betrachtet werden. Es können aber auch Chromosomenpräparate von Geweben, die *in vivo* entnommen werden, gemacht werden.

Das Ziel der Präparation besteht darin, alle Chromosomen einer Zelle vollständig und in ihrer Struktur gut erkennbar darzustellen. Die Zelle muß also als ganze präpariert werden, und die Chromosomen sollen in einer Ebene ausgebreitet werden, und zwar so, daß sie alle einzeln zu liegen kommen, ohne sich gegenseitig zu verdecken. Außerdem soll das Cytoplasma möglichst weitgehend entfernt werden, damit es bei der mikroskopischen Untersuchung nicht stört. Diese Forderungen werden durch eine Vorbehandlung der Zellen in hypotonen Lösungen und Fixierung in essigsauren Gemischen sowie durch Quetschung oder Lufttrocknen am besten erfüllt. Die erste Publikation über menschliche Chromosomen, die in hypotoner Lösung vorbehandelt wurden, stammt von Hsu (1952). Wie dem Nachsatz zu dieser Arbeit zu entnehmen ist, war die hypotone Behandlung allerdings unbeabsichtigt. Ihre Wirkung wurde von Hughes (1952) eingehend beschrieben.

Um in einem Präparat genügend gut präparierte Metaphasen zu erhalten, muß der Prozentsatz der Mitosen möglichst hoch sein. Da sich die Chromosomen im Stadium der späten Prophase und Metaphase am besten beurteilen lassen, können Substanzen, die die Mitose in der Metaphase arretieren, wertvolle Dienste leisten. Die Auswahl von Geweben mit einer von vornherein genügend großen Anzahl von Mitosen ist trotzdem immer wichtig, da die Auswertung der Präparate wesentlich erschwert wird, wenn geeignete Metaphaseplatten erst durch langwieriges Durchmustern der Präparate aufgesucht werden müssen. Wenn die Möglichkeit besteht, vom vorhandenen Material, etwa durch Ansetzen neuer Kulturen oder Weiterführen der bestehenden Kultur, eine größere Ausbeute an Mitosen zu erlangen, sollte diese unbedingt ausgeschöpft werden.

Chromosomenpräparate können von Zellen in Suspensionen oder von Zellen, die in einer Schicht fest an der Unterlage haften (Monolayer-Kulturen), hergestellt werden.

2. Präparation von Zellsuspensionen

2.1. Ausgangsmaterial

In erster Linie eignen sich dazu Suspensionskulturen — wie Kulturen von Zellen des peripheren Blutes (s. S. 8f.) und des Knochenmarkes (s. S. 3f.), Suspensionen von Fibroblasten- oder Epithelkulturen (siehe S. 42f.) sowie Suspensionen von bioptisch gewonnenem Material, das genügend Mitosen enthält (z.B. Knochenmarkspunktate, unter Umständen auch Tumorgewebe oder neoplastische Ascitesflüssigkeit).

Suspensionskulturen, Knochenmarkspunktate und neoplastische Ergüsse können direkt verwendet werden. Zellen von Kulturen, die auf Unterlagen wachsen, müssen zuerst in Suspension gebracht werden. Das geschieht mit den gleichen Mitteln, mit denen die Zellen zum Umsetzen von ihrer Unterlage abgelöst werden (z.B. Trypsin, s. S. 46). Die Aufschwemmung der Zellen im Suspensionsmedium dient hier als Ausgangsmaterial. Biopsien von soliden Geweben werden zweckmäßig mechanisch zerkleinert, bevor mit Trypsin Zellsuspensionen hergestellt werden.

2.2. Allgemeines zum Präparationsgang

Der Präparationsgang gliedert sich in drei Abschnitte: 1. Behandlung mit hypotoner Lösung, 2. Fixierung und 3. Ausbreitung der Chromosomen.

Die *hypotone Behandlung* der Zellen vor der Fixation ist für alle Präparationsarten unerläßlich.

Als *Fixierungsmittel* werden meistens 40—60% Essigsäure oder Essigsäure-Alkoholgemische verwendet.

Für die *Ausbreitung der Chromosomen* stehen zwei methodische Wege zur Verfügung:

a) Lufttrocknung. Sie beruht darauf, daß die Zellen, auf eine glatte Unterlage (z.B. Glasoberfläche des Objektträgers) aufgebracht, an dieser haften bleiben und sich beim Trocknen, wenn der Film der Fixierungsflüssigkeit immer dünner wird, flach ausbreiten. Vom Cytoplasma bleiben dabei nur geringe Reste übrig, so daß die Präparate flachgedrückte Interphasekerne, und bei Zellen in Mitose die Chromosomen in einer Ebene ausgebreitet enthalten.

b) Quetschen. Hier werden durch Druck die Zellen zwischen zwei glatten Flächen (z.B. Objektträger und Deckglas) flach ausgebreitet.

Beide Methoden können ausgezeichnete Resultate ergeben. Meine persönliche Erfahrung geht dahin, daß die Lufttrocknungsmethode durchschnittlich bessere Präparate und diese sicherer als die Quetschmethode liefert. Allerdings kann bei manchen Geweben das Quetschen bessere oder überhaupt erst brauchbare Resultate zeitigen. Ein gewisser Nachteil der Quetschmethode liegt darin, daß bei der Herstellung permanenter Präparate ein Teil der Zellen verlorengehen kann.

Da der Präparationsgang für beide Methoden etwas verschieden ist, werden sie im folgenden getrennt beschrieben.

2.3. Präparation durch Lufttrocknen

Die verschiedenen in der Literatur beschriebenen Methoden sind alle im Prinzip ähnlich und halten sich in den grundlegenden Schritten an die Angaben von Rothfels u. Siminovich (1958) und Moorhead et al. (1960). Kleinere Modifikationen können und sollen immer wieder versucht werden, um sich unterschiedlichem Untersuchungsmaterial anzupassen. Die im folgenden beschriebene Methode (s. auch Anhang S. 62f.) hält sich an diese prinzipiellen Anweisungen und hat sich in unserem Laboratorium für viele verschiedene Zellsuspensionen bewährt.

Nachdem die Suspension hergestellt ist, werden die weiteren Präparationsschritte in *Zentrifugenröhrchen* vorgenommen. Besonders gut eignen sich Röhrchen mit konisch zulaufendem unteren Ende, die etwa 10—15 ml fassen und ungefähr bis zur Hälfte mit Suspension gefüllt werden. Die Spitze der Röhrchen soll so stumpf sein, daß sie mit einer Pasteur-Pipette noch gut zugänglich ist. Für geringe Mengen von Zellsuspensionen ist es vorteilhaft, kleinere Zentrifugenröhrchen (ca. 7 ml) von ähnlicher Form zu verwenden.

Die Zellen werden in etwa 5—8 ml Flüssigkeit immer wieder neu suspendiert, nachdem sie vorher abzentrifugiert worden waren. Für das

Zentrifugieren genügt eine kleine Tischzentrifuge, wobei bei jedem Schritt etwa 6—10 min bei etwa 1200—1500 U/M (entsprechend 1000 bis 1200 g) zentrifugiert wird.

Nach jedem Zentrifugieren wird die überstehende Flüssigkeit vorsichtig abgegossen, ohne den Zellrückstand aufzuschütteln. Einen letzten Tropfen der überstehenden Flüssigkeit läßt man wieder zurückrinnen und suspendiert zunächst darin den Zellrückstand. Dabei ist es ratsam, besonders wenn nur wenige Zellen zur Verfügung stehen, diese Resuspension des Zellrückstandes nicht mit einer Pipette, sondern durch Schütteln zu erreichen. Die neue Suspensionsflüssigkeit wird dann mit einer Pipette in das Röhrchen gebracht und dabei die dichte Resuspension des Zellrückstandes aufgewirbelt.

Hypotone Behandlung. Nach dem ersten Abzentrifugieren der Zellen (bei Suspensionskulturen vom Kulturmedium, bei trypsinisierten Geweben vom Trypsin) werden diese in hypotoner Lösung suspendiert und 10 min darin stehengelassen. Die hypotone Lösung soll ungefähr ein Viertel äquimolar der physiologischen Salzlösung sein. Man verdünnt z. B. Hanks-Lösung oder das verwendete Kulturmedium 1:3 mit destilliertem Wasser oder man verwendet 0,8—1,2%ige Citratlösungen. Eine auf 37°C vorgewärmte hypotone Lösung und das Stehenlassen der Suspension bei 37° C ist zu empfehlen. Variationen der Konzentration der hypotonen Salzlösung und der Dauer ihrer Einwirkung bringen manchmal Verbesserungen der Präparate. Bei kürzerer Anwendung oder höherer Salzkonzentration kommt es zu geringerer Aufblähung der Zellen und zu geringer Ausbreitung der Chromosomen. Längere Einwirkung oder niedrigere Salzkonzentration kann zur Auflockerung der Chromosomen führen, die dadurch verwaschen erscheinen und schlecht färbbar sind.

Fixierung. Nach dem Abzentrifugieren der hypotonen Lösung werden die Zellen im Fixierungsmittel suspendiert. Das weitaus beste Fixierungsmittel ist Essigsäure-Alkohol im Verhältnis 1 Teil konzentrierter Essigsäure (Eisessig) zu 3 Teilen absolutem Äthylalkohol oder Methylalkohol. Andere Mischungsverhältnisse können die Struktur der Chromosomen unter Umständen verändert erscheinen lassen. Saksela und Moorhead (1962) fanden z.B., daß die sekundären Konstriktionen durch eine Fixierung in Eisessig 1 T + Methylalkohol 1 T stärker sichtbar gemacht werden können.

Andere Fixierungsmittel ergeben im allgemeinen schlechtere Ausbreitung der Chromosomen. Am ehesten führen noch 50% Essigsäure oder Pikrinsäure-Alkoholgemische zu brauchbaren Resultaten.

Das Fixierungsmittel soll mindestens 2mal gewechselt werden, wobei die Zellen abzentrifugiert und im neuen Fixierungsmittel resuspendiert werden. Die Zellsuspension kann im Essigsäure-Alkoholfixativ, gut verschlossen, im Kühlschrank (4° C) mehrere Tage aufbewahrt werden, ohne daß die Qualität der Präparate leidet.

Ausbreitung der Chromosomen. Nach dem letzten Abzentrifugieren der Zellen vom Fixierungsmittel werden diese mit einer kleinen Menge frischem Fixierungsmittel resuspendiert (etwa 5mal so viel wie das Volumen der Zellen). Von dieser dichten Suspension können nun Präparate hergestellt werden. Die dazu verwendeten Objektträger müssen sorgfältig gereinigt, vollkommen fettfrei und gekühlt sein. Ein Tropfen der Suspension wird auf einen mit kaltem dest. Wasser (4° C) benetzten horizontal gehaltenen Objektträger gebracht. Die Suspension kann, soweit sie sich nicht von selbst ausbreitet, durch Neigen des Objektträgers über dessen Oberfläche verteilt werden. Nun wartet man, bis die Zellen angetrocknet sind. Der Prozeß des Trocknens kann durch vorsichtiges Durchziehen durch eine Flamme oder Schwenken des Objektträgers beschleunigt werden.

Es empfiehlt sich, zuerst nur ein Präparat herzustellen und dieses gleich im Phasenkontrastmikroskop (bei schwächerer Vergrößerung) zu untersuchen. Man kann dabei feststellen, ob die Konzentration der Zellen in der letzten (dichten) Suspension richtig gewählt ist und evtl. Korrekturen vornehmen. Ist die Ausbreitung der Chromosomen nicht genügend stark, kann das Ergebnis durch nochmaliges Resuspendieren der Zellen in frischem Fixierungsmittel und anschließendes Zentrifugieren unter Umständen verbessert werden.

Die Präparate können nun in jeder Weise direkt weiterbehandelt werden (Färbung, Autoradiographie, etc.). Die Zellkerne und Chromosomen haften sehr fest auf der Unterlage, so daß sie auch durch Säurebehandlung, wie sie z.B. bei der Feulgenfärbung nötig ist, nicht abgelöst werden.

2.4. Präparation durch Quetschen

Hypotone Behandlung. Die Behandlung in hypotoner Lösung erfolgt in gleicher Weise wie bei der Lufttrocknungsmethode.

Fixierung. Die weitere Behandlung kann entweder gleich wie bei der Lufttrocknungsmethode vorgenommen werden: zweimalige Fixierung in Essigsäure-Alkohol (1:3). Oder man fixiert in 50% oder 60% Essigsäure. Dabei sollen die Zellen aber *nicht* im Fixierungsmittel resuspendiert werden, sondern man bringt dieses vorsichtig auf die abzentrifugierten Zellen auf, ohne diese aufzuwirbeln, und läßt es 20 min einwirken.

Ausbreitung der Chromosomen. Nach Abzentrifugieren des Fixierungsmittels wird der Zellrückstand vorsichtig in ungefähr der fünffachen Menge von essigsaurem Orcein (2% Orcein in 50% Essigsäure, s. Anhang S. 65) resuspendiert. Von dieser Suspension wird nun nach einigen Minuten (Dichte der Suspension und Intensität der Färbung soll vorher im Mikroskop kontrolliert werden) ein Tropfen auf einen sauberen Objektträger gebracht und ein Deckglas (höchstens 20×20 mm) daraufgelegt, ohne daß Luftblasen mit eingeschlossen werden. Nun legt man mehrere Streifen Filtrierpapier auf und beginnt zu quetschen. Man nimmt dazu am besten den Daumen, den man in der Mitte des Deckglases aufsetzt und nach der Seite hin abrollt. Auf keinen Fall darf das Deckglas gegen den Objektträger verschoben werden. Das erste Quetschen soll mit leichtem Druck geschehen, dann wiederholt man es 3—5-mal unter Anwendung eines immer stärkeren Druckes. Nach dem Quetschen soll das Deckglas fest am Objektträger haften bleiben. Ein solches Präparat kann man durch Umranden mit Krönigs Deckglaskitt oder Paraffin für einige Monate haltbar machen.

Will man *permanente Präparate*, muß man das Deckglas abheben, möglichst ohne die Zellen vom Objektträger mit abzulösen oder den Quetscheffekt zu zerstören. Eine einfache Methode besteht darin, den Objektträger gerade bis zum unteren Rand in absoluten Alkohol einzustellen. Nach mehreren Stunden ist der Alkohol unter das Deckglas gezogen und die gequetschten Zellen sind genügend fixiert. Hebt man jetzt das Deckglas ab, bleibt ein Teil der Zellen am Objektträger haften. Bessere Resultate erzielt man aber, wenn man das Quetschpräparat rasch einfriert und dann das Deckglas mit einem Messer absprengt. Zum Einfrieren verwendet man Trockeneis (feste Kohlensäure), das man in ein Becherglas mit Methylalkohol oder Aceton bringt. Das Präparat braucht nur kurz in das so unterkühlte Fixierungsmittel eingetaucht werden, um einzufrieren.

Will man *ungefärbte* permanente Quetschpräparate aus Suspensionen herstellen, so kann man nach hypotoner Vorbehandlung in Essigsäure-Alkohol oder 50% Essigsäure fixieren, gleich im Fixierungsmittel quetschen und die Präparate nach Entfernen des Deckglases jeder gewünschten Färbung zuführen.

3. Direktpräparation von Monolayer-Kulturen

Diese Methode führte neben den Quetschpräparaten von Testisgewebe (Ford u. Hamerton, 1956) zu den ersten brauchbaren Chromosomenpräparaten vom Menschen (Hsu, 1952; Tjio u. Levan, 1956; Lejeune et al., 1959). Direktpräparate werden noch immer vielfach als Routinepräparate mit Erfolg hergestellt. Ihr Vorteil liegt in ihrer großen Einfachheit und vor allem darin, daß primäre Kulturen ohne Trypsinisierung untersucht werden können. Der Nachteil besteht darin, daß die Ausbreitung der Chromosomen manchmal weniger gut und nicht mit der gleichen Sicherheit wie bei der Suspensionsmethode gelingt. Die Direktmethode leistet besonders gute Dienste in Untersuchungen, wo die Erkennung der feineren Chromosomenstrukturen weniger wichtig ist, wo aber die Häufigkeit der Mitosen oder der verschiedenen Mitosephasen bestimmt werden soll.

Man läßt dazu die Zellen in der Kultur am besten auf Deckgläsern (oder Objektträgern) wachsen (s. S. 43f., 44). Die weitere Behandlung kann direkt im Kulturgefäß erfolgen oder dadurch, daß man das Deckglas in ein bequem zugängliches Gefäß (z.B. Petrischale) mit den Zellen nach oben legt.

Während der ganzen Prozedur, insbesondere während der Einwirkung der hypotonen Lösung und des Fixierungsmittels, sollen die Deckgläser möglichst wenig bewegt werden; ebenso müssen die Flüssigkeiten vorsichtig gewechselt werden, da Zellen in Mitose eine Tendenz zum Abschwimmen haben.

Hypotone Behandlung. Das Deckglas wird mit hypotoner Lösung überschichtet und 20 min bei 37° C darin liegengelassen.

Fixierung. Zunächst werden zur hypotonen Lösung einige Tropfen Fixierungsmittel (Eisessig 1 Teil + Methylalkohol 3 Teile) zugesetzt. Hierauf wird die ganze Flüssigkeit am besten durch Absaugen entfernt und durch Fixierungsmittel ersetzt. Fixierungsdauer ist 30—45 min.

Ausbreitung der Chromosomen. Die Fixierungsflüssigkeit wird durch Absaugen entfernt und die Zellen werden an der Luft trocknen gelassen.

Auch *Quetschpräparate* können von den Deckgläsern mit Monolayer-Kulturen hergestellt werden. Dazu empfiehlt sich die Verwendung von 50% Essigsäure als Fixativ. Nach 30—45 min Fixierung wird das Deckglas mit den Zellen nach unten auf einen Objektträger, auf den vorher essigsaures Orcein aufgetropft war, gelegt. Nach 5 min kann in der oben beschriebenen Weise gequetscht werden.

4. Färbung

Für Präparate, bei denen Zellen und Chromosomen fest am Objektträger haften, wie bei den Lufttrockungspräparaten oder den permanenten Quetschpräparaten, stehen mehrere Färbungen zur Verfügung. Prinzipiell können alle in der histologischen Technik üblichen Zellkernfärbungen zur Darstellung der Chromosomen verwendet werden. Da die Präparate aber eine hypotone Behandlung und eine Fixierung mit Essigsäure oder Essigsäure-Alkohol durchgemacht haben, sind die Chromosomen weniger dicht als in direkt fixierten Präparaten. Ihre Färbung ist deshalb manchmal schwierig. Es haben sich in der Praxis nur einige wenige Methoden als verläßlich erwiesen (z.B. Färbung mit saurem *Orcein*, mit *Unna-Blau*, mit *Fuchsin* oder *Karmin* und nach *Giemsa*), von denen im Anhang (S. 64) die am häufigsten in Gebrauch stehenden angegeben sind.

Die *Feulgen-Reaktion* hat bei den meisten Chromosomenpräparaten nach unseren Erfahrungen — entgegen den Resultaten anderer Untersucher — nur einen geringen Erfolg, auch wenn man sie gleich in der Zellsuspension durchführt. Eine Nachfärbung von feulgengefärbten Präparaten führt dagegen zu einer guten Darstellung der Feinstruktur der Chromosomen.

Es sind auch einige Färbungen speziell für Chromosomenpräparate nach hypotoner Behandlung veröffentlicht worden. Sie liefern aber keine besseren Bilder, als gut gelungene Orcein- oder Giemsa-Färbungen und sollen daher nicht weiter besprochen werden.

Ist keine für normale mikroskopische Bedingungen (Durchlicht-Hellfeld) ausreichende Färbung der Chromosomen zu bekommen, kann mit dem Phasenkontrastverfahren oft noch genügend Kontrast zur Erkennung der Chromosomen erreicht werden. Da aber feinere Einzelheiten bei Verwendung der Phasenkontrastoptik manchmal nicht in gleich gutem Maß wie mit der Hellfeldoptik erkannt werden können, ist nach unseren Erfahrungen das Verfahren, die Präparate von vornherein nur schwach anzufärben und im Phasenkontrastmikroskop auszuwerten, weniger zu empfehlen.

Anhang

Laboratoriumsanleitungen

1. Chromosomenpräparation aus Zellsuspensionen

Ausgangsmaterial: Prinzipiell alle Suspensionen, in denen Mitosen vorkommen. Zum Beispiel: Blut- und Knochenmarkskulturen, Sternalpunktate, Suspensionen nach Trypsinisierung von Fibroblasten- und Epithelkulturen, Ascites- oder Pleurapunktate.

1. Suspension in ca. 15 ml fassende Zentrifugenröhrchen mit konischem Ende bringen. 8 min zentrifugieren bei ca. 1200—1500 Upm.

2. Überstehende Flüssigkeit vorsichtig abgießen. Rückstand mit letztem Tropfen der überstehenden Flüssigkeit aufschütteln. Zentrifugenröhrchen in kleine, rasche Schwingungen versetzen — nicht schwenken oder grob schütteln, möglichst nicht mit der Pipette resuspendieren.
3. Ca. 8 ml einer auf 37° C vorgewärmten hypotonen Lösung zugeben (1 Teil Hankssche Lösung + 3 Teile Aqua dest. oder dgl.).
   10 min bei 37° C stehenlassen.
4. Zentrifugieren wie unter 1.
5. Überstand abgießen. Rückstand aufschütteln wie unter 2.
6. Ca. 8 ml Fixierungsflüssigkeit zugeben.
   (1 Teil Eisessig + 3 Teile Methylalkohol; immer frisch anmachen!).
7. Zentrifugieren wie unter 1.
8. Überstand abgießen, Rückstand aufschütteln wie unter 2.
9. Punkte 6.—8. wiederholen.
10. Aufgeschüttelten Rückstand mit etwas Fixierungsflüssigkeit (Eisessig-Methylalkohol 1:3, wie oben) so verdünnen, daß eine milchigtrübe Suspension entsteht.
11. Suspension mit feiner Pipette auf sauberen, mit Aqua dest. benetzten Objektträger aufbringen und über dessen Oberfläche abrinnen lassen. Anschließend Objektträger durch Schwenken oder vorsichtiges Durchziehen durch kleine Flamme trocknen.
    Kontrolle des Präparates im Mikroskop:
    Bei zu großer Dichte der Zellsuspension mit Fixierungsmittel mehr verdünnen.
    Bei schlechter Ausbreitung der Chromosomen Punkte 6.—8. wiederholen.
12. Färben und eindecken.

Reinigung und Vorbereitung der Objektträger

1. Ungebrauchte Objektträger in reinen Äther-Alkohol (1:1) einstellen, mindestens 30 min.
2. Mit sauberem Tuch abwischen und trocknen.
3. Einstellen in eine ca. 0,1—0,5%ige Lösung eines Netzmittels (z.B. „Agepon“ der Firma Agfa).
4. Einstellen in Aqua dest. und kühlen (Kühlschrank, 4° C).
5. Der gekühlte Objektträger wird unmittelbar vor Aufbringen der Suspension aus dem Aqua dest. genommen. Die Oberfläche muß gleichmäßig benetzt sein, Tropfenbildung zeigt Unsauberkeit (fettige Oberfläche) an (solche Objektträger müssen nochmals gereinigt werden). Den Objektträger kurz abschütteln, und Auftropfen der Suspension wie unter Punkt 11. der obigen Anleitung.

2. Direkte Chromosomenpräparation aus Monolayer-Kulturen

Ausgangsmaterial: Mit einer Zellschicht bewachsene Deckgläser (oder Objektträger). Durchführung der Präparation in den Kultivierungsgefäßen oder in Petrischalen.

1. Überschichten des Deckglases, Zellen nach oben! mit hypotoner Lö- Lösung (1 Teil Hankssche Lösung + 3 Teile Aqua dest. oder dgl.). Das Präparat soll von ca. 3—5 mm hypotoner Lösung bedeckt sein. 20 min bei 37° C stehen lassen.
2. Zusetzen einiger Tropfen Fixierungsmittel (1 Teil Eisessig + 3 Teile Methylalkohol).
3. Absaugen der Flüssigkeit (hypotone Lösung + einige Tropfen Fixierungsmittel) über dem Deckglas, ohne dieses zu bewegen.
4. Deckglas vorsichtig mit Fixierungsmittel überschichten. 30 min darin stehenlassen.
5. Fixierungsmittel absaugen.
6. Offen stehenlassen, bis die Zellen luftgetrocknet sind.
7. Je nach Bedarf weiterbehandeln (färben, autoradiographieren, etc.).

3. Färbung von Chromosomenpräparaten

Ausgangsmaterial: Präparate (Objektträger, Deckgläser) mit angetrockneten Zellen nach Präparation durch Lufttrocknen oder Quetschen (ungefärbte permanente Quetschpräparate).

a) Färbung mit saurem Orcein

1. Einstellen der Präparate in die Orceinlösung für 30 min bei Zimmer temperatur oder für 10 min bei 60° C.
2. Abspülen der überschüssigen Farblösung durch Eintauchen in Aqua dest. (30 sec bis 1 min).
3. Differenzieren in 70% Äthylalkohol 1—2 min. (Kontrolle unter dem Mikroskop).
4. 96% Äthylalkohol 1 min.
5. 100% Äthylalkohol, 2mal wechseln, je 1 min.
6. Eindecken in Euparal oder über Xylol in DePeX, H.S.R. oder ähnlichem.

Ist die Färbung schwach, kann man auf das Differenzieren verzichten: Nach 2. folgt: Lufttrocknen und direkt über 100% Alkohol (u. evtl. Xylol) eindecken.

Herstellung der Orceinlösung. 2 g saures Orcein auf 100 ml 50%iger Essigsäure. 30 min kochen lassen (Vorsicht! Gefäß mit dünnem Hals verwenden, Glasperlen als Siedezeichen zugeben, langsam unter dem Abzug erhitzen), dann filtrieren.

Die Orceinlösung kann mehrere Wochen lang verwendet werden. Fällt der Farbstoff aus der Lösung aus, kann man wieder kochen lassen und filtrieren.

b) Färbung mit essigsaurem Karmin

Der Färbevorgang ist wie bei der Orceinfärbung (3a), nur dient als Farblösung eine Lösung von 2 g Karmin in 50% Essigsäure. Die Karminfärbung ist in der Regel schwächer als die Orceinfärbung, bei gut färbbarem Material werden aber die Strukturfeinheiten der Chromosomen vorzüglich dargestellt.

c) Giemsa-Färbung

Als Farblösung dient die kommerziell erhältliche Giemsa-Lösung.

1. Einstellen in die Farblösung für 10 min.
2. Abspülen im fließenden Leitungswasser.
3. Kurz differenzieren in 70% Äthylalkohol, 1—2 min.
4. 96% Äthylalkohol 1 min.
5. 100% Äthylalkohol, 2mal wechseln, je 1 min.
6. Eindecken über Xylol in DePeX oder direkt in Euparal.

Will man eine besonders starke Färbung der Chromosomen erreichen, kann man das Präparat nach dem Abspülen im Leitungswasser lufttrocknen lassen. Anschließend wird nur einmal kurz in 100% Äthylalkohol eingetaucht und dann direkt in Euparal oder über Xylol in DePeX eingedeckt.

d) Färbung mit Unna-Blau

Der Färbevorgang ist wie bei der Giemsa-Färbung, nur verwendet man eine 1—2%ige wäßrige Lösung von Unna-Blau.

Die Unna-Blaufärbung gibt besonders stark gefärbte Chromosomen.

Literatur

Ford, C. E., Hamerton, J. L.: The chromosomes of man. Nature (Lond.) **178**, 1020—1023 (1956).

Hsu, T. C.: Mammalian chromosomes *in vitro*. I. The karyotype of man. J. Hered. **43**, 167—172 (1952).

Hughes, A.: Some effects of abnormal tonicity on dividing cells in chick tissue cultures. Quart. J. micr. Sci. **93**, 207—219 (1952).

Lejeune, J., Gautier, M., Turpin, R.: Les chromosomes humains en culture de tissus. C. R. Acad. Sci. (Paris) **248**, 602—603 (1959).

Moorhead, P. S., Nowell, P. C., Mellman, W. J., Battips, D. M., Hungerford, D. A.: Chromosome preparations of leucocytes cultured from human peripheral blood. Exp. Cell Res. **20**, 613—616 (1960).

Rothfels, K. H., Siminovitch, L.: An air-drying technique for flattening chromosomes in mammalian cells grown *in vitro*. Stain Technol. **33**, 73—77 (1958).

Saksela, E., Moorhead, P. S.: Enhancement of secondary constrictions and the heterochromatic X in human cells. Cytogenetics **1**, 225—244 (1962).

Tjio, J. H., Levan, A.: The chromosome number of man. Hereditas (Lund) **42**, 1—6 (1956).

KAPITEL IV

Autoradiographie an menschlichen Chromosomen mit ^{3}H-Thymidin

WOLFGANG GEY

Mit 4 Abbildungen

1. Einleitung

Die von Pelc (1947) eingeführte Methode der Autoradiographie erlaubt es, chemische Verbindungen in Geweben, Zellen oder einzelnen Zellbestandteilen zu lokalisieren. Der Nachweis geschieht mit Hilfe radioaktiver Isotope, die zuvor in die entsprechenden Substanzen eingeführt worden sind. Geeignete, direkt über dem markierten Material im mikroskopischen Präparat ausgebreitete photographische Emulsionen registrieren dann die emittierten Strahlen.

Zur autoradiographischen Darstellung von Chromosomen wird gewöhnlich die Desoxyribonucleinsäure (DNS) herangezogen. Sie ist einmal der charakteristische Bestandteil der Chromosomen und erweist sich außerdem als metabolisch besonders stabil, weshalb die DNS überhaupt als Träger der genetischen Information in Frage kommt. Ein spezifischer Vorläufer der DNS ist das Nucleosid Thymidin, das auf einem direkten Stoffwechselweg in die chromosomale DNS gelangt und somit die Markierung ermöglicht. Markiertes Thymidin trägt das radioaktive Isotop üblicherweise in seinem Pyrimidinring. Am besten eignet sich Tritium (^{3}H) zur autoradiographischen Darstellung von Chromosomen, da es aufgrund der geringen Energie der abgegebenen Elektronen ein hohes Auflösungsvermögen garantiert.

Taylor et al. haben 1957 erstmals Tritium-Thymidin hergestellt und anschließend in die DNS von Pflanzenchromosomen eingebaut. Seither wurden derartige Versuche in großer Zahl an Chromosomen von Bakterien, Pflanzen, Tieren und vom Menschen durchgeführt. Diese Arbeiten lieferten wichtige Erkenntnisse über den Ablauf der DNS-Synthese innerhalb einzelner Chromosomen und zeigten außerdem, auf welche

Weise sich die neusynthetisierte DNS während der Zellteilung auf die Tochterzellen verteilt. Darüber hinaus ermöglichte diese Methode große Fortschritte auf dem Gebiet der Chromosomenidentifizierung.

2. Theoretische Grundlagen

2.1. Der chemische Aufbau von DNS

Die DNS-Moleküle bestehen nach der Auffassung von Watson und Crick (1953) aus einer Doppelhelix, deren Teilstränge durch Wasserstoffbrücken miteinander verbunden sind. Jeder Teilstrang ist aus zahlreichen Bausteinen, den Nucleotiden, zusammengesetzt. Die Nucleotide enthalten eine stickstoffhaltige organische Base, ein Zuckermolekül (im Falle der DNS ist es eine Pentose) und eine Orthophosphatgruppe. Als Basen finden sich die Pyrimidinderivate Thymin (T) und Cytosin (C) und die Purinderivate Adenin (A) und Guanin (G). Die Teilstränge verbinden sich nur dann über eine Wasserstoffbrücke, wenn jedem A ein T sowie jedem C ein G gegenüberliegt. Durch die Reihenfolge dieser vier Basen in der Längsrichtung des DNS-Moleküls ist die genetische Information festgelegt. Die DNS verteilt sich bei den verschiedenen Species auf mehr oder weniger zahlreiche Chromosomen, wobei die DNS-Menge pro diploidem Chromosomensatz zwischen 10^{-9} mg und 10^{-13} mg (bei allen Säugerarten 7×10^{-9} mg) variieren kann.

2.2. Der DNS-Synthese-Cyclus

Die DNS der Chromosomen wird bei der Zellteilung nach ihrer identischen Verdoppelung (Reduplikation) von Zelle zu Zelle unverändert weitergegeben. Unsere heutigen Kenntnisse über die DNS-Synthese in Chromosomen basieren zum größten Teil auf Experimenten mit Zellen, die sich in kurzen Zeitabschnitten teilen.

Zwischen zwei aufeinanderfolgenden Mitosen, in der sog. Interphase, sind die Chromosomen nicht kontrahiert und deshalb als Einzelstrukturen nicht sichtbar. Die Zellkerne lassen die Chromosomen lediglich in der Form des Chromatins, unter Umständen mit einzelnen Verdichtungen erkennen.

Wenn man einem Gewebe oder einer Zellkultur radioaktive Bausteine der DNS (z.B. ^{3}H-Thymidin) zusetzt, so werden alle Zellen, in denen eine DNS-Synthese abläuft, diesen markierten Baustein aufnehmen und in die Chromosomen einbauen. Autoradiographische Bilder, die sofort oder kurz nach dem Zusatz von ³H-Thymidin von den Zellen hergestellt werden, zeigen die Radioaktivität in den Interphase-Kernen von Zellen, die sich in der DNS-Synthese befinden. Läßt man längere Zeiträume zwischen dem ³H-Thymidinzusatz und der Präparation und Autoradiographie verstreichen, findet man die radioaktive Markierung auch in Zellen, die sich gerade teilen oder schon geteilt haben. So erlauben die autoradiographischen Bilder der nach dem Einführen radioaktiver Bausteine in Intervallen aus Gewebekulturen entnommenen Zellen einmal, die Zeit bis zum ersten Erscheinen markierter Mitosen

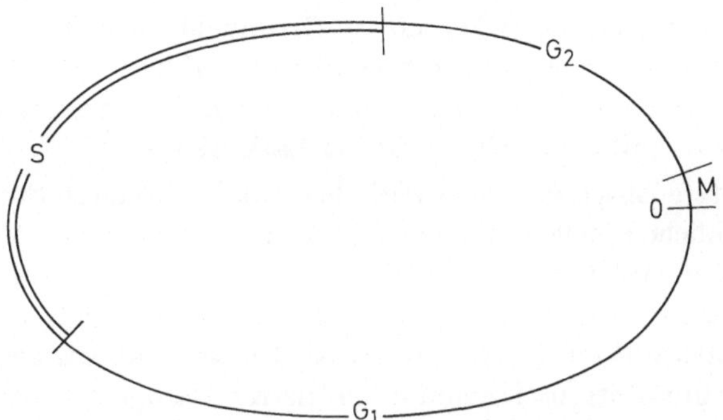

Abb. 1. Beziehung des DNS-Synthese-Cyclus zum Zellteilungs-Cyclus. *S* DNS-Synthese-Periode, *M* Mitose, G_1 und G_2 Intervalle, in denen keine DNS synthetisiert wird

und den Prozentsatz der markierten Mitosen zu bestimmen, zum anderen kann man den Grad der Markierung in den Interphasekernen verfolgen. Howard und Pelc (1953) haben erstmals mit derartigen Versuchen an *Vicia faba* nachgewiesen, daß die DNS-Synthese der Chromosomen während eines exakt begrenzten Zeitabschnittes der Interphase stattfindet (Synthese-Periode = S-Periode). Vor Beginn der Mitose und nach ihrem Abschluß bestehen zwei Intervalle (gaps), G_2 und G_1, in denen keine DNS synthetisiert wird. Kontinuierlich wachsende Zellen durchlaufen demnach einen Cyclus von M (Mitose) über G_1, S, G_2 zur nächsten Mitose (Abb. 1).

Untersuchungen an Säugetierzellen in Gewebekulturen ergaben, daß die Dauer der S-Periode für eine Species wie für einen bestimmten Zelltyp spezifisch ist. Nach Bender und Prescott (1962) benötigen menschliche Lymphocyten des peripheren Blutes in Kurzzeitkulturen vor der ersten Teilung mindestens 12 Std zur DNS-Synthese. Für Fibroblasten von menschlichen Biopsien wurden für die Dauer der S-Periode von Moorhead und Defendi (1963) 7—$7^1/_2$ Std, von Schwarzacher und Schnedl (1965) 9 Std ermittelt. Die Periode G_2 variiert bei den zahlreichen bisher untersuchten somatischen Zellen von Säugetieren zwischen 2 und 5 Std (z.B. Taylor, 1960; German, 1962; Bender und Prescott, 1962; Grumbach et al., 1963; Galton und Holt, 1964; Schwarzacher und Schnedl, 1965; Bianchi und Bianchi, 1965), während die Mitose in den meisten Fällen weniger als 1 Std beansprucht (Odartchenko et al., 1964). Die Unterschiede in der Dauer der G_1-Periode sind besonders groß. Für Zellen *in vitro* in der logarithmischen Wachstumsphase wurden Werte von 4 bis mindestens 20 Std beobachtet (Schwarzacher und Schnedl, 1965). In Zellen mit sehr langer Dauer des Zellcyclus (Wochen bis Monate), wie bei vielen Zellen *in vivo*, wird diese durch eine lange G_1-Periode hervorgerufen, während S, G_2 und M auch hier in den obengenannten Grenzen liegen. Temperatur, Strahlung und die besondere Zusammensetzung des Nährmediums können den zeitlichen Ablauf des Zellcyclus beeinflussen (Übersicht bei Lark, 1963).

Der letzte Abschnitt der S-Periode (etwa die 2 letzten Stunden) bietet in menschlichen Zellen wie auch in Zellen anderer Species einige Besonderheiten. Während dieser Phase beenden nämlich größere Chromosomenabschnitte die Replikation, andererseits wird sie in anderen Chromosomenabschnitten weiter fortgesetzt. Die autoradiographischen Bilder der zuvor mit Tritium-Thymidin markierten Chromosomen zeigen daher charakteristische Muster, und man erkennt dann nebeneinander mehr oder weniger ausgedehnte markierte bzw. unmarkierte Chromosomensegmente. Diese Muster werden insbesondere zur weiteren Charakterisierung nicht homologer, aber morphologisch ähnlich aussehender Chromosomen herangezogen (s. Kap. V). Es hat sich ergeben, daß homologe Chromosomen im allgemeinen dieselben Markierungsmuster in gleicher Folge durchlaufen. Biologische und technische Faktoren beeinflussen allerdings das konstante Auftreten der autoradiographischen Bilder (u.a. Gey, 1966; Back et al., 1967; Büchner et al., 1968).

2.3. Der Einbau von Thymidin in die DNS

Aus den Versuchen von Lehman et al. (1958) und Bessmann et al. (1958) an zellfreien Extrakten von exponentiell wachsenden Kulturen von *E. coli* ist bekannt, daß ^{14}C-Thymidin in Anwesenheit von ATP und Mg^{++} ausschließlich in DNS eingebaut wird. Zahlreiche weitere Experimente bestätigen diesen Stoffwechselweg im Prinzip auch für kultivierte Zellen höherer Organismen (Übersicht bei Feinendegen, 1966).

Folgende Besonderheiten sind allerdings zu berücksichtigen:

1. Nicht alle Zellen können Thymidin verwerten (Adelstein et al., 1964).

2. Es gibt Zellen, die Thymidin demethylieren, so daß Tritium beim Einbau verlorengeht, wenn es sich in der Methylgruppe befindet (Fink et al., 1962).

3. Die gespeicherte säurelösliche Thymidinmenge pro Zelle (Thymidinpool) variiert bei verschiedenen Zelltypen (Potter et al., 1963).

4. Der Thymidinpool erneuert sich nur während der Phase der DNS-Synthese (Feinendegen und Bond, 1962; Stone et al., 1965).

Der Einbau des Thymidins in die DNS geschieht in zwei Phasen. Zunächst wird Thymidin (TdR) mittels spezifischer Kinasen phosphoryliert, und es entstehen nacheinander Thymidinmonophosphat (TMP), Thymidindiphosphat (TDP) und schließlich Thymidintriphosphat (TTP). In einem zweiten Schritt bewirken Polymerasen und Synthetasen eine Polymerisation des TTP zusammen mit den anderen drei Desoxyribonucleotidtriphosphaten zu DNS. Die Phosphorylierung des Thymidins unterliegt sog. Rückkopplungskontrollen, wobei die Thymidinkinase insbesondere durch TTP gehemmt wird (Potter, 1963). Ähnliche Rückkopplungskontrollen des phosphorylierten Thymidins beeinflussen auch die RNS-Synthese (Feinendegen et al., 1961; Gentry et al., 1965). Bereits in kleinen Mengen wirkt Thymidin hemmend auf das kontinuierliche Zellwachstum.

2.4. Tritium-Thymidin

Tritium-Thymidin besteht aus dem mit Tritium („überschwerer Wasserstoff", radioaktives Wasserstoffisotop mit der Massenzahl 3) markierten Nucleosid Thymidin.

Tritium wird durch Neutronenbeschuß von Lithium erzeugt. Das Isotop zerfällt mit einer Halbwertszeit von 12,26 Jahren und sendet dabei ausschließlich sehr weiche β-Strahlen aus. Wegen ihrer niedrigen mittleren Energie von 5,7 keV dringen die β-Strahlen nur 1—2 μ, ein kleiner Teil bis zu 6 μ ins Gewebe ein, während ihre mittlere Reichweite in Luft 0,5 mm beträgt. Geringe Abstandsänderungen zwischen Objekt und Photoemulsion führen daher zu bedeutenden Unterschieden der absorbierten Strahlendosis (Robertson et al., 1959). Eine quantitative Aussage über die Verteilung des Tritiums im markierten Material aus der Zahl der belichteten Silberkörner pro Flächeneinheit ist dann nicht mehr gegeben. Die geringe Reichweite der β-Strahlen bedingt eine ausgezeichnete Auflösung benachbarter markierter Strukturen, da nahezu alle belichteten Silberkörner nicht weiter als 1 μ von der Strahlungsquelle entfernt liegen (Hughes, 1957).

Das Nucleosid Thymidin, zusammengesetzt aus der heterocyclischen Base Thymin und dem Zucker Desoxyribose, wird mit Tritium in der

Position 6 markiert (Abb. 2). Wie Analysen zeigten, befinden sich außerdem etwa 15% des Tritiums an der 5-Methyl-Gruppe. Thymidin kann auch ausschließlich an der Methyl-Gruppe markiert werden. Die so erhaltenen radioaktiven Präparate des Thymidins besitzen eine bestimmte spezifische Aktivität, d. i. die Aktivität in Curie pro mMol des Präparates. Neuerdings erreichen die spezifischen Aktivitäten von Tritium-Thymidin nahezu ihre theoretische Grenze von 29 Ci/mMol (The Radiochemical Centre, Amersham, England). Unter dem Einfluß der eigenen Strahlung unterliegt das Molekül einer gewissen chemischen Zersetzung. Die Zersetzungsrate ist dabei abhängig von spezifischer Aktivität, Lagertemperatur, spezifischer radioaktiver Konzentration sowie von der

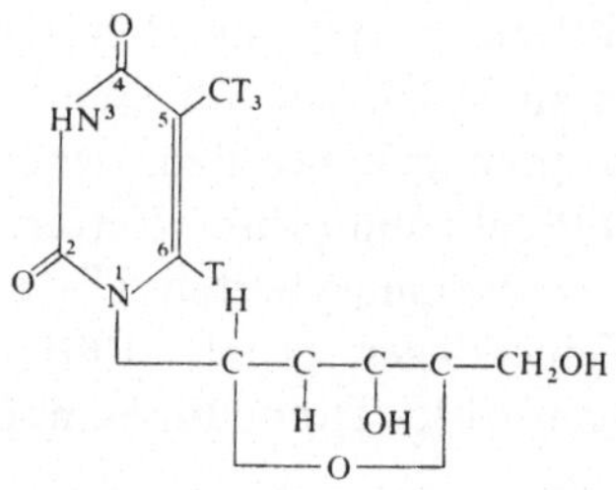

Abb. 2. Thymidin-Molekül. Die beiden möglichen Positionen von Tritium sind mit T angegeben

Anwesenheit von Radikalfängern (wie z.B. Äthanol) und Spuren chemischer Verunreinigungen. Bei einer Lagertemperatur von ca. +2° C liegt die Zersetzungsrate im allgemeinen unter 2% pro Monat.

Die außerordentlich schwache β-Strahlung des Tritiums stellt — selbst bei Verwendung hoher spezifischer Aktivitäten — keine äußere Bestrahlungsgefahr dar. Beim Arbeiten mit diesem Isotop wird man aber die Gefahr eventueller Inkorporationen und die damit verbundene innere Bestrahlung in Betracht ziehen müssen.

2.5. Das autoradiographische Filmmaterial

Eine Reihe photographischer Emulsionen wurde in den letzten Jahren entwickelt, die die Einwirkung von geladenen Atomteilchen verschiedener Energie, wie Elektronen, Protonen und α-Teilchen, registrieren. Diese Emulsionen bestehen aus kleinen Silberbromidkristallen oder Körnern (von etwa 0,2 μ Durchmesser), die in Gelatine eingebettet sind. Obwohl es autoradiographische Emulsionen verschiedener Korngröße gibt, schwankt die Korngröße einer gegebenen Emulsion im Gegensatz zu Amateur-Emulsionen nur sehr wenig. Eine weitere Eigenart der autoradiographischen Emulsion ist, daß die Körner sehr eng gepackt sind, d.h. daß die Emulsion relativ wenig Gelatine besitzt. Je kleiner die Körner und im allgemeinen je dünner die Emulsionsschicht, um so besser ist das Auflösungsvermögen.

Durch die Belichtung mit Strahlungen von radioaktiven Isotopen werden in den getroffenen Körnern latente Bilder erzeugt, die durch Behandlung mit photographischen Entwicklern die Reduktion des Silberbromids der Körner zu metallischem Silber hervorrufen.

Einen ähnlichen Effekt wie die genannten Atomteilchen (meistens Elektronen) verursacht natürlich Licht, aber auch Wärme und der Kontakt mit verschiedenen chemischen Verbindungen. Der dadurch entstehende Hintergrundschleier (background-fog), der die Sichtbarkeit des autoradiographischen Bildes ungünstig beeinflussen kann, dürfte jedoch bei sachgerechter Behandlung in den meisten Fällen vermieden werden.

Das autoradiographische Filmmaterial ist als Gel bzw. dünne, auf Glasplatten aufgezogene Schicht im Handel.

2.5.1. Emulsionen

Die Emulsionen befinden sich bei Raumtemperatur in Gel-Form und müssen vor der Ausbreitung auf das markierte Material durch Erwärmen auf ca. 40° C verflüssigt werden. Wegen der schnellen Entwicklung von „background" empfiehlt es sich, die Lagerung nicht länger als 2—3 Monate bei +4° C auszudehnen. Ein geeignetes Fabrikat liefert z. B. Kodak (Nuclear Track Emulsion, Typ NTB2 und NTB3). Für die Anwendung in der Dunkelkammer ist eine Lampe mit besonderem Filter (z. B. Kodak Wratten Safelight, Series 1) und 15-Watt-Birne erlaubt, die nicht näher als 30 cm an den Film herangebracht werden sollte.

2.5.2. Stripping-Filme

Diese Filme bestehen aus einer 10 μ dicken Gelatineschicht und aus einer darüberliegenden 5 μ dicken strahlungsempfindlichen Schicht, die zusammen auf Glasplatten aufgezogen sind. Wir verwenden einen Film von Kodak (Fine Grain Autoradiographic Stripping Plate A.R. 10). Die Emulsionsschicht mit der Gelatineunterlage kann in beliebige Größen geschnitten werden und läßt sich anschließend leicht vom Glas abziehen. Ohne wesentliche Entwicklung von „background" sind die Filme ein Jahr bei +4° C haltbar. Für die Dunkelkammerbeleuchtung gelten die gleichen Empfehlungen wie bei den flüssigen Emulsionen.

3. Techniken

Einbauversuche von Tritium-Thymidin in DNS können prinzipiell an allen Geweben und Suspensionen ausgeführt werden, in denen sich Zellen in Teilung befinden. Für Untersuchungen von Mitosechromosomen sind Blutkulturen und Knochenmarkskulturen sowie Flaschenbodenkulturen von Fibroblasten oder Epithelzellen besonders geeignet.

3.1. Markierung mit Tritium-Thymidin

Wir verwenden Tritium-Thymidin der spezifischen Aktivitäten 1,9 Ci pro mMol bis 3 Ci/mMol, das in standardisierten Lösungen geliefert wird. Bei der Entnahme dieser Lösungen aus den Ampullen kommt es vor, daß radioaktive Flüssigkeit verlorengeht. Selbst Spuren von Flüssigkeit müssen sofert entfernt werden, um eventuelle Inkorporationen des Isotops zu vermeiden.

Tritium-Thymidin kann man kontinuierlich oder nur eine begrenzte Zeit — als sog. „Puls" — auf die Zellen einwirken lassen.

3.1.1. Kontinuierliche Markierung

Bei dieser Methode wird eine bestimmte Menge Tritium-Thymidin der Zellkultur verabreicht und das Isotop während der folgenden Stunden bis zur Aufarbeitung in der Kultur belassen. Die in der Tabelle angegebenen Isotopmengen und deren Einwirkungsdauer auf die einzelnen Zelltypen bewährten sich bei Routineuntersuchungen der letzten Phasen der S-Periode.

Tabelle

	^{3}H-Thymidin-Menge je ml Medium	Einwirkungsdauer in Std
Periphers Blut	1 μCi	4—7
Knochenmark	1 μCi	2—6
Fibroblasten	1 μCi	5—$8^{1}/_{2}$

Die Einwirkungsdauer des Isotops muß nach der Geschwindigkeit des Zellcyclus der betreffenden Kultur variiert werden; insbesondere die Länge der G_2-Periode ist individuell recht variabel. Außerdem erhält man abhängig vom Zeitpunkt der Isotopzugabe die Mitosen aus mehr oder weniger fortgeschrittenen Stadien der DNS-Synthese. So zeigt beispielsweise der größte Teil der Mitosen in einer Kultur von peripherem Blut nur noch einzelne Chromosomensegmente markiert, wenn Tritium-Thymidin für die letzten 4—5$^1/_2$ Std einwirken konnte. Bei einer Einwirkungsdauer von 7 Std sind dagegen sehr zahlreiche markierte Chromosomensegmente in fast allen Mitosen sichtbar.

3.1.2. Puls-Markierung

Suspensions- und Flaschenbodenkulturen inkubiert man zunächst mit 1 μCi/ml Medium Tritium-Thymidin für 10—15 min und stoppt anschließend den Einbau des Isotops in die Zellen. Zu diesem Zweck werden die *Suspensionen* 5 min bei 1000 U/min zentrifugiert, der radioaktive Überstand verworfen und die Zellen bis zur Aufbereitung einem vorgewärmten Medium ausgesetzt, das die 100—1000fache Menge nichtradioaktiven Thymidins enthält. Zentrifugieren und Zugabe von nichtradioaktivem Thymidin erübrigen sich bei den *Flaschenbodenkulturen:* Nach Abgießen und Sammeln der Kulturflüssigkeit in einem sterilen Gefäß gibt man Tritium-Thymidin in vorgwärmtem Medium zu den Zellen. Danach werden die Zellen in ebenfalls erwärmtem Medium gegewaschen, und schließlich wird das ursprüngliche Medium wieder zugefügt.

3.2. Aufarbeitung der Kulturen und Herstellen von Chromosomenpräparaten

1. Nachdem die Gewebekulturen kontinuierlich oder „puls“-markiert wurden, läßt man während der letzten 2—3 Inkubationsstunden Colcemid (Ciba) auf die Zellen einwirken. Wir verabreichen gewöhnlich 1 μg Colcemid/ml Medium.

2. Die Aufarbeitung der Kulturen geschieht nun in üblicher Weise (s. Kap. III). Die Präparate werden am besten mit essigsaurem Orcein gefärbt (s. S. 64f.).

3. Die Chromosomenpräparate werden nach gut ausgebreiteten und vollständigen Mitosen durchmustert, deren Koordinaten notiert und die Mitosen anschließend photographiert.

4. Vor Befilmen von Quetschpräparaten entfernen wir die Deckgläser nach einer von Conger und Fairchild (1953) angegebenen Methode: Die Objektträger legt man mit der zellfreien Seite auf die glatte Fläche eines Trockeneisblockes für mindestens 10 min. Danach Abheben der Deckgläser mit einer scharfen Rasierklinge. Vorsichtige Säuberung mit der

Rasierklinge von Krönigs-Zement und Spülen der Präparate zweimal 2 min in absolutem Alkohol. Die Präparate können nun mehrere Wochen aufbewahrt werden.

Semipermanente Lufttrocknungspräparate werden in gleicher Weise behandelt.

3.3. Die autoradiographische Technik

3.3.1. Bedecken der Präparate mit autoradiographischem Filmmaterial

Bis zur Fixierung der Filme wird in einer speziell beleuchteten Dunkelkammer gearbeitet (s. auch autoradiographisches Filmmaterial, S. 72f.).

Emulsionstechnik

Die von uns verwendeten Emulsionstypen NTB2 und NTB3 (Kodak) müssen zunächst verflüssigt werden. Zu diesem Zweck entnimmt man der Vorratsflasche eine entsprechende Menge Gel (112 ml), gibt es in ein Becherglas und verdünnt 1:1 mit Aqua dest. Das Gemisch wird im Wasserbad 15 min bei 42—45° C erwärmt. Zum Befilmen der Objektträger dient ein Spezialbehälter, der ebenfalls im Wasserbad steht und aus dem Becherglas mit verflüssigter Emulsion gefüllt wird. Dieser aus Glas geformte Behälter ist so gearbeitet, daß zwei Objektträger bequem eingetaucht werden können. Gelegentlich in der Emulsion vorhandene Luftblasen werden durch mehrmaliges Eintauchen eines sauberen Objektträgers entfernt. Zur möglichst sparsamen Verwendung der Emulsion taucht man gleichzeitig zwei vorgewärmte Objektträger, die mit den zellfreien Flächen aneinanderliegen, für 3—5 sec in das Spezialgefäß. Die Objektträger werden danach sofort getrennt und senkrecht in die Spangen eines besonderen Präparatehalters geklemmt (Abb. 3). Die Emulsion kann man auch auftropfen und durch allseitiges Neigen des Objektträgers oder durch Abrollen eines Glasstabes verteilen. Anschließend Trocknen der Präparate 2—3 Std an einem staubfreien Platz der Dunkelkammer oder in einem lichtdichten Trocknungskasten, durch den man mit einem Ventilator (Fön) kalte Luft blasen läßt.

Stripping-Film-Technik

Vor Auflegen des Films bestreichen wir die Objektträgerrückseite und die zellfreie Fläche der Vorderseite mit Chromalaungelatine, damit der Film später fest am Glas haftet.

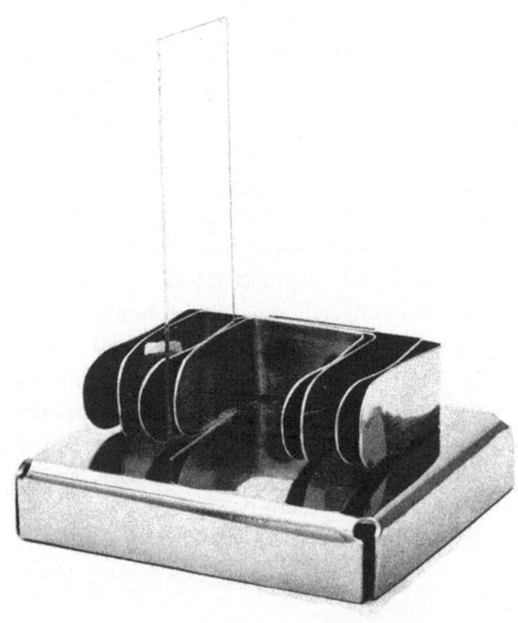

Abb. 3. Halter zum Trocknen der mit Filmemulsion bedeckten Objektträger

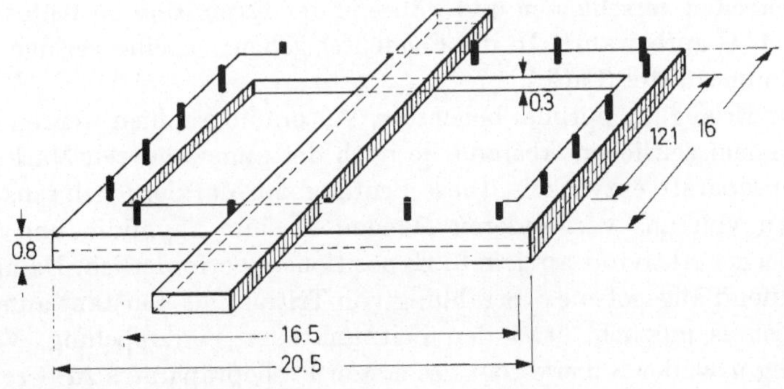

Abb. 4. Vorrichtung zum Schneiden von A.R. 10-Filmen

Zubereitung der Chromalaungelatine:

10 ml K-Chromalaunlösung (0,5 g K-Chromalaun Merck No. 1034 in 100 ml Aqua dest. aufgelöst) zu 90 ml Gelatinelösung (0,5 g Gelatine Merck No. 4078 in 100 ml Aqua dest. aufgelöst).

Der Film wird zuerst auf einer Schneidevorrichtung aus Plastik (Schmid, 1963) mit Hilfe eines Skalpells in ca. 4×4 cm große Stücke geteilt (Abb. 4). Die Luft in der Dunkelkammer sollte genügend feucht sein, damit beim Schneiden keine Funkenbildung eintritt. Man legt nun die Glasplatte, den Film nach oben, für 2—3 min in eine Schale mit 70%igem Alkohol und beläßt die Platte dann in einer zweiten Schale, die absoluten Alkohol enthält. Nach dieser Vorbehandlung des Films gelingt es sehr leicht, mit einer spitzen Pinzette die einzelnen Quadrate von der Glasplatte abzulösen. Die Filmblättchen läßt man anschließend, mit der Schichtseite nach unten, in eine Schale mit Aqua dest. fallen. Auf der Wasseroberfläche breiten sie sich faltenlos aus und quellen. Ein Objektträger wird nun unter das schwimmende Blättchen geführt und der Objektträger mit dem Blättchen ruckartig aus dem Wasser gehoben. Dabei schlagen sich die überstehenden Enden des Films auf die Rückseite des Objektträgers. Wir legen dann den Objektträger auf eine Glasplatte, tropfen Aqua dest. auf den Film und wiederholen die vorhergehenden Schritte bei etwa 5 weiteren Präparaten. Während dieser Zeit quellen die bereits aufgezogenen Filme und werden schließlich nur noch mit einem weichen, nassen Pinsel geglättet. Trocknen der Präparate entsprechend der Emulsionstechnik.

3.3.2. Exposition

Objektträger mit vollständig getrocknetem Film werden in lichtdichte Präparateschachteln aus Kunststoff gestellt, die Schachteln mit einem Klebestreifen verschlossen und während der Exposition im Kühlschrank bei $+4°$ C aufbewahrt. In die Schachtel geben wir eine geringe Menge Trocknungsmittel ($CaCl_2$).

Zur Erlangung optimal belichteter Autoradiographien werden in verschiedenem zeitlichen Abstand, je nach der angewendeten Markierung, Probepräparate entwickelt. Diese Prüfung der Markierungsintensität ist bei den von uns verwendeten Mengen Tritium-Thymidin und dessen spezifischer Aktivität ab dem 5. Expositionstag erforderlich. Da man die fortlaufend abgegebene β-Strahlung von Tritium als konstant annehmen darf, ist es möglich, etwa den Zeitpunkt der Verdoppelung, Verdreifachung usw. der Silberkörner des ersten Probepräparates zu berechnen.

3.3.3. Entwickeln und Fixieren des autoradiographischen Films

1. Präparate 2 min in einen Entwickler (z.B. Kodak D-19b) bei 20° C geben.
2. Neutralisieren wenige Sekunden in Leitungswasser von 19—21° C.
3. 3—8 min in saurem Fixierer bei 19—21° C lassen.
4. Wässern 10—20 min.

5. Trocknen 2—3 Std an einem staubfreien Ort der Dunkelkammer oder in einem Trocknungskasten mit Ventilator.

Die entwickelten und fixierten Präparate können nun mehrere Tage aufgehoben oder gleich anschließend gefärbt werden.

3.3.4. Färbung

Als Farbstoff hat sich in unserem Laboratorium am besten gepufferte Giemsa-Lösung bewährt (Gude et al., 1955). Die Chromosomen werden damit hellblau gefärbt und geben einen guten Kontrast zu den schwarzen Silberkörnern im autoradiographischen Film.

1. Quetschpräparate 3—5 min in gepufferte Giemsa-Lösung einstellen. Die Chromosomen der Lufttrocknungspräparate enthalten oft noch genügend Farbstoff von der ursprünglichen Färbung, so daß sich eine Nachfärbung mit Giemsa-Lösung erübrigt oder nur 1—2 min durchgeführt werden muß.
2. Entfernen von Farbstoffresten durch zweimaliges Eintauchen in Aqua dest.
3. Trocknen 2—3 Std.
4. Entfernen des Films von der Rückseite der Präparate mit einer scharfen Rasierklinge.
5. Einbetten der Präparate mit Euparal, Eukitt oder ähnlichem.

3.3.5. Auswerten der Chromosomen-Autoradiographien

Im Anschluß an den Färbeprozeß werden die vorher notierten Mitosen wieder aufgesucht und je nach der Qualität der autoradiographischen Bilder photographiert.

3.3.6. Herstellen von Kontrollbildern durch Entfernen der Silberkörner und Ablösen des autoradiographischen Films

Für die meisten Routineuntersuchungen ist es nicht unbedingt notwendig, Mitosen vor dem Befilmen der Präparate zu photographieren. Kontrollbilder von guter Qualität erhält man auch nach der folgenden Methode, wobei das metallische Silber aus der Filmemulsion entfernt wird (Bianchi et al., 1965).

1. Präparate mehrere Stunden in Xylol einlegen. Danach lassen sich die Deckgläser mühelos vom Film mit einer Lanzette trennen.

2. Beseitigung des restlichen Einbettungsmittels. (Bei Euparal durch mehrmaliges Eintauchen in absolutem Alkohol, bei Eukitt, DePeX, H.S.R. etc. in Xylol.)
3. Absteigende Alkoholreihe.
4. 10 min Aqua dest.
5. 5 min 7,5%ige K-ferricyanidlösung.
6. 5 min 20%ige Na-thiosulfatlösung.
7. 1 min Aqua dest.
8. Trocknen 2—3 Std.
9. Einbetten in Euparal oder ähnlichem.

Nach dem Entfernen der Silberkörner ist es möglich, den gesamten autoradiographischen Film durch Hydrolyse abzulösen. Anschließend werden die Chromosomen wieder gefärbt (z. B. mit Schiffschem Reagens). Der Film kann nun erneut aufgezogen werden. Dieses Verfahren gewinnt wertvolles Material zurück, wenn der Film durch irgendeinen technischen Fehler eine hohe Hintergrundsmarkierung aufweist oder für spezielle Probleme eine geringere oder intensivere Markierung durch Variation der Expositionszeit sinnvoll erscheint.

1. Hydrolyse in 1 N HCl bei 60° C, 8 min.
2. HCl-Reste durch Eintauchen in Aqua dest. entfernen.
3. 2 Std färben in Schiffschem Reagens.
4. Reste des Schiffschen Reagens durch Eintauchen in Aqua dest. entfernen.
5. Aufsteigende Alkoholreihe und Einbetten in einem Kunstharz.

4. Einige Ergebnisse der Markierungsversuche an Chromosomen

4.1. Die DNS-Synthese innerhalb einzelner Chromosomen

Chromosomen von *Escherichia coli* und anderen Bakterien repräsentieren etwa 10^{-12} mg DNS, die zu einem rund 1 mm langen Strang ausgebreitet sind (Cairns, 1963). Die DNS-Synthese innerhalb des Bakterienchromosoms beginnt an einem bestimmten Punkt und läuft von diesem aus am gesamten Chromosom entlang, wie Pulsmarkierungsversuche mit Tritium-Thymidin ergaben (Cairns, 1963).

Die Chromosomen der Säuger lassen gegenüber dem Bakterienchromosom ein grundsätzlich anderes Prinzip der DNS-Synthese erkennen. Die Replikation verläuft dabei nicht von einem Chromosomenende zum anderen, sondern sie beginnt gleichzeitig an zahlreichen Stellen innerhalb des Chromosoms.

Lima-de-Faria (1959) wies mit Markierungsversuchen nach, daß in den Spermatocyten der Heuschrecke *Melanoplus differentialis* die DNS-Synthese des heteropyknotischen X-Chromosoms später beginnt und endet als in den Autosomen. Ein ähnliches Phänomen bei Säugern wurde erstmals von Taylor (1960) beobachtet: Bei den Chromosomen des grauen Hamsters (*Cricetulus griseus*) fand sich eine auffällige Asynchronie während des lang andauernden Replikationsprozesses. Nach Aufnahme von Tritium-Thymidin in einem späten Stadium der S-Periode waren in männlichen Zellen der lange Arm des X-Chromosoms, das Y-Chromosom und die zwei kleinsten Autosomenpaare intensiv markiert, während die übrigen Autosomen ihre DNS-Synthese bereits beendet hatten. Zu Beginn der S-Periode wurde ein Spiegelbild dieser Markierung beobachtet: der zuvor markierte lange Arm des X-Chromosoms und das Y-Chromosom erschienen nun unmarkiert, der Rest des X und die Autosomen dagegen dicht mit Silberkörnern bedeckt. Zahlreiche weitere Replikationsstudien an verschiedenen Säugerspecies und beim Menschen ergaben ähnliche Asynchronien der DNS-Synthese zwischen verschiedenen Chromosomen und innerhalb des gleichen Chromosoms (u.a. Schmid, 1967).

Zusammenfassend geht aus diesen Untersuchungen hervor:

I. Die DNS-Synthese beginnt an zahlreichen Abschnitten eines Chromosoms gleichzeitig. Ihre Dauer ist in den einzelnen Abschnitten verschieden.

II. Die heterochromatischen Anteile des Genoms beenden ihre DNS-Synthese später als das übrige Chromosomenmaterial.

Die Unterteilung in kleinere Replikationseinheiten („Replikons“) ist verständlich, denn nur so können die beträchtlichen DNS-Mengen des Genoms in relativ kurzer Zeit replizieren. Anstatt der tatsächlich beobachteten 6 Std (Taylor, 1960) würde z.B. ein Chromosom des grauen Hamsters (ungefähr 9 cm DNS, Huberman und Riggs, 1966) etwa 15 Std zur Verdoppelung seiner DNS benötigen, wenn sich die Replikation mit der Geschwindigkeit des Bakterienchromosoms von 100 μ pro min (Cairns, 1963) von einem einzigen Punkt aus vorwärts bewegte. Kleinere Replikationseinheiten bieten darüber hinaus die Möglichkeit, bestimmte Bereiche des Genoms durch Asynchronien in ihrer Aktivität zu beeinflussen.

Über die Möglichkeit, das Replikationsmuster für die Identifizierung der einzelnen Chromosomen des Menschen heranzuziehen, s. Kap. V.

4.2. Verteilung der neusynthetisierten DNS auf die Tochterzellen

Taylor et al. (1957) beobachteten in ihren klassischen Markierungsexperimenten an Chromosomen aus Wurzelspitzen von *Vicia faba* erstmals den Ablauf der DNS-Segregation. Nach Beendigung eines DNS-Synthesecyclus waren zunächst beide Chromatiden eines Chromosoms markiert. Wenn die nächsten Zellteilungen ohne Zugabe von Tritium-Thymidin abliefen, ergab sich folgendes autoradiographische Bild: In der ersten Metaphase nach Absetzen von ^{3}H-Thymidin hatten die Chromosomen jeweils ein markiertes und ein unmarkiertes Chromatid, wenn man von Schwesterchromatidaustauschen absieht; in der folgenden Teilung zeigten sich vollkommen unmarkierte Chromosomen neben solchen, bei denen nur ein Chromatid Markierung aufwies. Demnach verhielten sich die Chromatiden wie ein einziges DNS-Molekül, d.h. die Segregation der DNS folgte insgesamt dem von Delbrück und Stent (1957) postulierten semikonservativen Modell. Dieses Verteilungsschema wurde bisher bei zahlreichen weiteren Organismen gefunden, unter anderem bei *Escherichia coli* (Meselson und Stahl, 1958), verschiedenen Pflanzen, wie *Bellevalia* (Taylor, 1958) und *Crepis* (Taylor, 1958), sowie an Chromosomen des grauen Hamsters (Taylor, 1960) und an menschlichen Chromosomen (Bender und Prescott, 1963).

Anhang: Übersicht über das Verfahren

A. Markierung mit Tritium-Thymidin

Kontinuierliche Markierung, Puls-Markierung.

B. Aufarbeitung der Kulturen und Herstellen von Chromosomenpräparaten

Anwendung der üblichen Methoden.

C. Autoradiographische Technik

1. Bedecken der Präparate mit autoradiographischem Filmmaterial.
   Emulsionstechnik: In der Dunkelkammer — Entnahme von Gel aus der Vorratsflasche. Verdünnen 1:1 mit Aqua dest. Erwärmen des Gemischs im Wasserbad. Objektträger in flüssige Emulsion tauchen. Präparate trocknen.

   Stripping-Film-Technik: Vor Auflegen des Films Objektträgerrückseite und zellfreie Fläche der Vorderseite mit Chromalaungelatine bestreichen. In der Dunkelkammer — Zerschneiden des Films. Glasplatte mit geschnittenem Film nach oben in 70%igen Alkohol, dann in absoluten Alkohol. Filmquadrate von der Glasplatte ablösen und mit Schichtseite nach unten auf Aqua dest. Schwimmende Filmplättchen mit Objektträger aus Aqua dest. heben, einige Minuten quellen lassen und anschließend mit weichem Pinsel glätten. Trocknen der Präparate unter Lichtabschluß.

2. *Exposition:* Objektträger mit vollständig trockenem Film in lichtdichte Schachtel aus Kunststoff. Nach einigen Tagen Entnahme von Probepräparaten zur Kontrolle der Exposition.
3. Entwickeln und Fixieren des autoradiographischen Films.
4. Färben der Präparate mit gepufferter Giemsa-Lösung. Anschließend Trocknen der Präparate, Entfernen des Films von der Rückseite und Einbetten.
5. Photographie der autoradiographischen Bilder.
6. Herstellen von Kontrollbildern durch Entfernen der Silberkörner oder Ablösen des autoradiographischen Films.
7. Färbung der Präparate.
8. Photographie der Kontrollbilder.

Literatur

Adelstein, S. J., Lyman, C. P., O'Brien, R. O.: Variations in the incorporation of thymidine into the DNA of some rodent species. Comp. Biochem. Physiol. **12**, 223—231 (1964).

Back, F., Dörmer, P., Baumann, P., Olbrich, E.: Zur Problematik der Chromosomenautoradiographie. Humangenetik **4**, 305—319 (1967).

Bender, M. A., Prescott, D. M.: DNA synthesis and mitosis in cultures of human peripheral leucocytes. Exp. Cell Res. **27**, 221—229 (1963).

Bessman, M. J., Lehman, I. R., Simms, E. S., Kornberg, A.: Enzymatic synthesis of deoxyribonucleic acid. II. General properties of the reaction. J. biol. Chem. **233**, 171—177 (1958).

Bianchi, N., Lima-de-Faria, A., Jaworska, H.: A technique for removing silver grains and gelatin from tritium autoradiographs of human chromosomes. Hereditas (Lund) **51**, 207—211 (1964).

Bianchi, N. O., de Bianchi, M. S. A.: DNA replication sequence of human chromosomes in blood cultures. Chromosoma (Berl.) **17**, 273—290 (1965).

Büchner, Th., Wilkens, A., Pfeiffer, R. A.: Autoradiographische Markierungsmuster der Chromosomen 1, 2, 3, 4, 5, 13—15, 16 und Grad der Übereinstimmung der Homologen nach Einbau von H^3-Thymidin während der späten S-Phase. Quantitative Untersuchungen an Zellen der Blutkultur. Klin. Wschr. **46**, 187—194 (1968).

Cairns, J.: The bacterial chromosome and its manner of replication as seen by autoradiography. J. molec. Biol. **6**, 208—213 (1963).

— The chromosome of Escherichia coli. Cold Spr. Harb. Symp. quant. Biol. **28**, 43—45 (1963).

Conger, A. D., Fairchild, L. M.: A quickfreeze method for making smear slides permanent. Stain Technol. **28**, 281—283 (1953).

Delbrück, M., Stent, G. S.: In: The chemical basis of heredity (eds. W.D.McElroy and B.Glass), p. 699—736. Baltimore: Johns Hopkins Press 1957.

Feinendegen, L. E.: Tritium labeled molecules in biology and medicine. New York and London: Academic Press Inc. 1966.

— Bond, V. P.: Differential uptake of H^3-thymidine into the soluble fraction of simple bone marrow cells, determined by autoradiography. Exp. Cell Res. **27**, 474—484 (1962).

— — Hughes, W. L.: RNA mediation in the DNA synthesis in Hela cells studied with tritium labeled cytidine and thymidine. Exp. Cell Res. **25**, 627—647 (1961).

Fink, R. M., Fink, K.: Relative retention of H^3 and C^{14} labels of nucleosides incorporated into nucleic acids of Neurospora. J. biol. Chem. **237**, 2889—2891 (1962).

Galton, M., Holt, S. F.: DNA replication patterns of the sex chromosomes in somatic cells of the Syrian Hamster. Cytogenetics **3**, 97—111 (1964).

Gentry, G. A., Morse, P. A., van Potter, R.: Pyrimidine metabolism in tissue culture cells derived from rat hepatomas. Cancer Res. **25**, 517—524 (1965).

German, J. L.: DNA synthesis in human chromosomes. Trans. N.Y. Acad. Sci. **24**, 395—407 (1962).

Gey, W.: Untersuchungen über die DNS-Replikationsmuster der Chromosomengruppen 4—5, 13—15 und 21—22 an in vitro gezüchteten menschlichen Lymphocyten. Humangenetik **2**, 246—261 (1966).

Grumbach, M. M., Morishima, A., Taylor, J. H.: Human sex chromosome abnormalities in relation to DNS replication and heterochromatinization. Proc. nat. Acad. Sci. (Wash.) **49**, 581—589 (1963).

Gude, W. D., Upton, A. C., Odell, T. T.: Giemsa staining of autoradiograms prepared with stripping film. Stain Technol. **30**, 161—162 (1955).

Howard, A., Pelc, S. R.: Synthesis of desoxyribonucleic acid in normal irradiated cells and its relation to chromosome breakage. Heredity (Lund), Suppl. **6**, 261—273 (1953).

Hughes, W. L.: In: Proceedings of the Symp. on Tritium in Tracer Applications, New York 1957.

Lark, K. G.: Cellular control of DNA biosynthesis. In: Molecular genetics, part I (H. J. Taylor, ed.), p. 153—266. New York and London: Academic Press 1963.

Lehman, I. R., Bessmann, M. J., Simms, E. S., Kornberg, A.: Enzymatic synthesis of deoxyribonucleic acid. I. Preparation of substrates and partial purification of an enzyme from Escherichia coli. J. biol. Chem. **233**, 163—170 (1958).

Lima-de-Faria, A.: Differential uptake of tritiated thymidine into hetero- and euchromatin in Melanoplus and Secale. J. biophys. biochem. Cytol. **6**, 457—466 (1959).

Meselson, M., Stahl, F. W.: The replication of DNA in Escherichia coli. Proc. nat. Acad. Sci. (Wash.) **44**, 671—682 (1958).

Moorhead, P. S., Defendi, V.: Asynchrony of DNA synthesis in chromosomes of human diploid cells. J. Cell Biol. **16**, 202—209 (1963).

Odartchenko, N., Cottier, H., Feinendegen, L. E., Bond, V. P.: Evaluation of mitotic time in vivo, using tritiated thymidine as a cell marker: successive labeling with time of separate mitotic phases. Exp. Cell Res. **35**, 402—411 (1964).

Pelc, S. R.: Autoradiograph technique. Nature (Lond.) **160**, 749—750 (1947).

Potter, R.: Feedback inhibition of thymidine kinase by thymidine triphosphate. Exp. Cell Res., Suppl. **9**, 259—261 (1963).

Potter, R. L., Nygaard, O. F.: The conversion of thymidine to thymine nucleosides and deoxyribonucleic acid in vivo. J. biol. Chem. **238**, 2150—2155 (1963).

Prescott, D. M., Bender, M. A.: Autoradiographic study of chromatid distribution of labeled DNA in two types of mammalian cells in vitro. Exp. Cell Res. **29**, 430—442 (1963).

Robertson, J. S., Bond, V. P., Cronkite, E. P.: Resolution and image stread in autoradiographs of tritium-labeled cells. Int. J. appl. Radiat. **7**, 33—37 (1959).

Schmid, W.: DNA replication patterns of human chromosomes. Cytogenetics **2**, 175—193 (1963).

— Autoradiography of human chromosomes. In: Human chromosome methodology (J. J. Yunis, ed.). New York: Academic Press 1965.

— Heterochromatin in mammals. Arch. Klaus-Stift. Vererb.-Forsch. **62**, H. 1/2, 1—60 (1967).

Schwarzacher, H. G., Schnedl, W.: Der Zellzyklus in Fibroblastenkulturen von Menschen. Z. Zellforsch. **67**, 165—173 (1965).

Stone, G. E., Miller, O. L., Prescott, D. M.: H^3-thymidine derivative pools in relation to macronuclear DNA synthesis in Tetrahymena pyriformis. J. Cell Biol. **25**, 171—177 (1965).

Taylor, J. H.: The mode of chromosome duplication in Crepis capillaris. Exp. Cell Res. **15**, 350—357 (1958).

— Sister chromatid exchanges in tritium-labeled chromosomes. Genetics **43**, 515—529 (1958).

— Asynchronous duplication of chromosomes in cultured cells of Chinese hamster. J. biophys. biochem. Cytol. **7**, 455—463 (1960).

— Woods, P. S., Hughes, W. L.: The organization and duplication of chromosomes as revealed by autoradiographic studies using tritium-labeled thymidine. Proc. nat. Acad. Sci. (Wash.) **43**, 122—128 (1957).

Watson, J. D., Crick, F. H. C.: A structure for deoxyribose nucleic acid. Nature (Lond.) **171**, 737—738 (1953).

KAPITEL V

Der Karyotyp des Menschen

Identifizierung von Mitose-Chromosomen und Auswertung cytogenetischer Befunde

Eberhard Passarge

Mit 20 Abbildungen

1. Einleitung

Der Karyotyp ist die systematische Anordnung von Chromosomen nach Zahl, Form, Größe und gegebenenfalls anderen Merkmalen, die das Chromosomenkomplement einer Zellart individuell oder generell charakterisieren. Andere Bezeichnungen für die diagrammatische Repräsentation von Chromosomen einer Zelle haben sich nicht durchgesetzt und werden hier nicht verwendet. Somit kann sich der Begriff Karyotyp sowohl auf eine einzelne Zelle als auch auf ein Individuum beziehen; dieser Tatsache muß im Zweifelsfalle Rechnung getragen werden.

Im vorliegenden Kapitel wird versucht, alle Gesichtspunkte zu vereinigen, die einer möglichst vollständigen Charakterisierung des menschlichen Karyotyps und der Erhebung cytogenetischer Befunde dienen. Abweichend von den üblichen Darstellungen werden Standardkaryotyp und seine zur Zeit bekannten Varianten getrennt beschrieben. Quantitative Angaben werden einbezogen, wo immer dies möglich ist, und ihre Herkunft zitiert.

Quellen sind in erster Linie zusammenfassende Darstellungen von Ferguson-Smith (1964), German (1964b), Patau (1965), Turpin u. Lejeune (1965), der Chicago Report (1966), Pfeiffer (1968), Court Brown et al. (1966, 1967, 1969), Lubs u. Ruddle (1970) sowie eigene Erfahrungen. Probleme, die über die Identifizierung des menschlichen Karyotyps hinausgehen, bleiben unberücksichtigt; es sei lediglich auf Übersichten wie die von Carr (1969), Jacobs (1969), Polani (1969), Passarge (1968a, 1968b) verwiesen.

Das Literaturverzeichnis ist selektiv und für jedes Problem im allgemeinen auf wenige neuere Arbeiten beschränkt, die ein weiteres Eindringen in die Literatur ermöglichen.

Einige für die cytogenetische Diagnose nützliche Tabellen folgen als Anhang.

2. Chromosomen der normalen Metaphase

Dieses Kapitel beschränkt sich auf lichtmikroskopisch sichtbare mitotische Chromosomen in Metaphasen. Chromosomen anderer Phasen des Mitosecyclus und elektronenmikroskopische Chromosomenpräparate sind bisher einer exakten Analyse des Chromosomenkomplements entzogen und sollen hier nicht berücksichtigt werden.

2.1. Untersuchungsmaterial

Zur Untersuchung eignen sich Metaphasen mit gut ausgebreiteten Chromosomen ohne Überlagerung. Sie werden unter geringer Vergrößerung (z.B. 10× Objektiv) aufgesucht (Abb. 1) und dann bei etwa 1000facher Vergrößerung im Mikroskop betrachtet (Abb. 2). Bei dieser Vergröße-

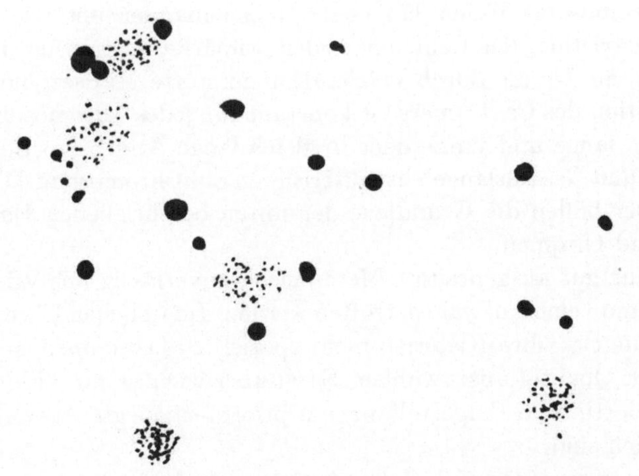

Abb. 1. Chromosomenpräparat aus Lymphocytenkulturen, Übersichtsbild. Man erkennt 5 Metaphasen und mehrere Zellkerne in Interphase. Vergr. ca. 150×

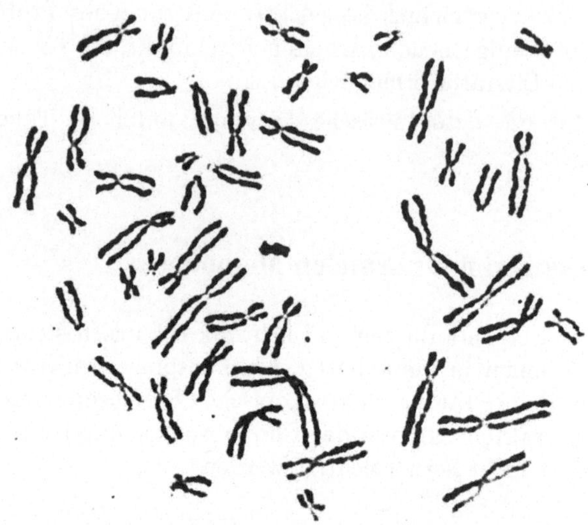

Abb. 2. Normale Metaphase (männlich). Ausnahmsweise sind an allen 10 akrozentrischen Chromosomen Satelliten sichtbar. Vergr. ca. 1850× (diese Zelle ist identisch mit Abb. 1 bei German, 1964b)

rung sieht man in einer normalen menschlichen Metaphase die 46 Chromosomen als längliche Gebilde, die longitudinal in zwei Chromatiden geteilt sind, aus denen bei fortgesetzter Zellteilung die Chromosomen zweier Tochterzellen hervorgehen. Die beiden Chromatiden jedes Metaphasechromosoms liegen längsseits nebeneinander und werden durch eine Constriction, das Centromer oder primäre Constriction, zusammengehalten, an der die durch Präparation zerstörte Mitosespindel ansetzt. Die Position des Centromers ist konstant für jedes Chromosom und teilt es in sog. lange und kurze oder in gleich lange Arme; Position des Centromers und Gesamtlänge charakterisieren ein Chromosom. Diese beiden Parameter bilden die Grundlage der unten beschriebenen Einteilung in Paare und Gruppen.

Da nur gut ausgebreitete Metaphasen zuverlässig analysiert werden können, muß eine Auswahl getroffen werden. Im üblichen Untersuchungsgang genügt es, ihre Kriterien nicht speziell zu bestimmen, sondern einfach nach Qualität auszuwählen. Es ist aber wichtig darauf hinzuweisen, daß für bestimmte Fragestellungen a priori festgelegte Auswahlkriterien unerläßlich sind.

Am besten eignen sich Zellen in früher Metaphase zur Analyse, weil dann weder die Chromatiden zu stark kontrahiert sind, wie nach längerer Colchicineinwirkung zu beobachten, noch eine unzureichende Streuung der Chromosomen, wie in der Prophase, hinderlich ist. Es gibt bisher keine zuverlässige Methode, Qualität und Merkmale einer Metaphase präparativ zu beeinflussen.

Jede Metaphase hat einen individuellen Kontraktions- und Streuungsgrad, der zu einem bestimmten Aussehen führt und das Wiedererkennen einer Zelle erleichtert. Dank dieser Tatsache können häufig die Chromosomen zweier aneinandergrenzender Metaphasen unterschieden werden. Präparativ bedingte Variationen der Normalzahl sind bei guter Technik gering und liegen im allgemeinen unter 1—2% analysierter Zellen. Artefiziell bedingtes Fehlen einzelner Chromosomen beobachtet man häufiger, und es ist leichter zu verstehen als scheinbar überzählige Chromosomen. Durch die Präparation vorgetäuschte numerische Abweichungen werden naturgemäß bei größeren Chromosomengruppen häufiger beobachtet, z. B. bei den 16 Chromosomen der C(6-X-12)-Gruppe bei weiblichen Individuen in 16/46 oder gut ein Drittel aller Fälle. Im Zweifelsfalle müssen einander widersprechende Chromosomenzahlen einzelner Zellen desselben Individuums, die bei technisch guten Präparaten aufgetreten sind, durch wiederholte Kulturen geprüft werden. Dies gilt überhaupt für alle ungewöhnlichen Befunde.

2.2. Lokalisation einzelner Chromosomen

Es gibt Besonderheiten der Lage einzelner Chromosomen zueinander. Sehr regelmäßig liegen die kurzen Arme zweier oder mehrerer satellitentragender akrozentrischer Chromosomen (D-Gruppe und G-Gruppe, s. Abschnitt 3) zusammen (Abb. 3). Die Satellitenassoziation hängt mit der Organisation des Nucleolus zusammen (s. Schmid, 1969). Kulturmethode und Herkunft des Materials beeinflussen die Zahl der Satellitenassoziationen (bei der Mikromethode, vgl. Kap. I, und vermutlich in fibroblastenartigen Zellen sind sie seltener). Gewöhnlich kann man etwa 0,8—3,0 Assoziationen pro Zelle erwarten. Geschlechtsunterschiede bestehen nicht. In der Mehrzahl der Zellen mit Assoziation beteiligen sich 2—6 akrozentrische Chromosomen, wobei Dreiergruppen möglicherweise selten sind (Zang u. Back, 1968). Cohen u. Shaw (1967) fanden durchschnittlich 4,4 Chromosomen pro Zelle assoziiert und 2,4 Chromosomen pro Assoziation. Häufigkeit und Typ der Assoziationen scheinen für jede Person individuell charakteristisch zu sein (Ford u. Woollam, 1967; Zang u. Back, 1968; Rosenkranz u. Fleck, 1969); jedoch existieren widersprechende Befunde (Cohen u. Shaw, 1967). Kriterien für die Annahme einer Satellitenassoziation sind definitionsgemäß: 1. Orientierung der Satelliten zweier oder mehrerer akrozentrischer Chromosomen in Richtung auf einen gemeinsamen Punkt; 2. die Distanz zwischen den satellitentragenden Enden der Chromosomen, die nicht mehr als die

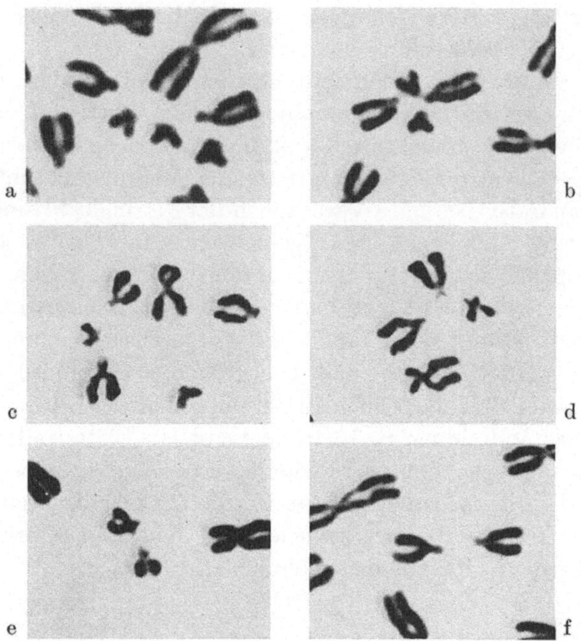

Abb. 3a—f. Satellitenassoziationen in verschiedenen Gruppierungen. a Assoziation von 5 akrozentrischen Chromosomen in Kettenformation. b Zwei D- und zwei G-Chromosomen, einander in Viererformation gegenüberliegend. c und d Je zwei D- und ein G-Chromosom in Dreiergruppe. e, f Zwei G- bzw. zwei D-Chromosomen

Länge des langen Armes eines Chromosoms der G-Gruppe betragen soll. Weitere, etwas liberale Kriterien wurden von Zang u. Back (1968) angegeben. Übereinstimmung scheint darüber zu bestehen, daß Chromosomen der G-Gruppe relativ häufiger als erwartet mit solchen der D-Gruppe assoziieren (Cohen u. Shaw, 1967; Rosenkranz u. Fleck, 1969). Y-Chromosomen partizipieren nicht oder nur zufällig an Satellitenassoziationen. Nicht in allen Chromosomenpräparaten kann man die Satelliten sehen. Angaben über die Häufigkeit sichtbarer Satelliten sind spärlich. German (1964b) fand Satelliten an allen 6 Chromosomen der D-Gruppe nur in etwa 15% der Zellen. In der G-Gruppe waren in etwa 25—30% Satelliten an beiden Paaren sichtbar. Abb. 2 zeigt eine der seltenen Zellen mit sichtbaren Satelliten an allen 10 akrozentrischen Chromosomen. Ford u. Woollam (1967) fanden Hinweise für eine spezifische Häufigkeit und Verteilung der sichtbaren Satelliten bei 42 Individuen. Hinsichtlich weiterer Probleme der Satellitenassoziationen sei auf die zitierten Einzelarbeiten verwiesen.

Über die relative Lage anderer Chromosomen in Metaphaseplatten ist wenig bekannt. Jedoch wiesen Miller et al. (1963), Barton et al. (1965)

auf die gehäufte periphere Lage der Geschlechtschromosomen, Nr. 13—15, 17—18 und 21—22 hin. German (1964b) fand die periphere Lage von Chromosomen der D- und der G-Gruppe weniger stark ausgeprägt. Galperin (1969) wies auf die nichtzufällige Lage verschiedener Chromosomen hin. Ein peripher gelegenes Markerchromosom* Nr. 17 (in 95% der Metaphasen) beschrieben Schmid u. Bauchinger (1969). Autoradiographische Studien von Ockey (1966) sprechen für eine periphere Lage des jeweils später replizierenden zweier homologer Chromosomen.

Die Bedeutung dieser Befunde läßt sich noch nicht übersehen; für die Analyse einzelner Zellen sind sie vorläufig ohne Belang. Es wird angenommen, daß die Position von Chromosomen in der Metaphase mit der Anordnung des Chromatins im Interphasekern zusammenhängt (Comings, 1968).

2.3. Alterseffekt und Chromosomenzahl

Möglicherweise verringert sich die Chromosomenzahl in Metaphasen aus Lymphocytenkulturen mit zunehmendem Alter eines Menschen. Vor allem Court Brown et al. (1966, 1967) haben den Alterseffekt näher beschrieben (Literaturübersicht bei Passarge, 1968a). Bei Frauen über 60 Jahren fanden sich in über 5% Metaphasen aus Lymphocyten nur 45 Chromosomen; dieser Anteil stieg bis zu 12% bei Frauen über 75. Bei Männern waren hypomodale Zellen seltener, mit Anstieg auf etwa 1% bei Männern über 65, während solche Zellen bei jüngeren Männern in weniger als 0,5% vorkamen. Den hier erwähnten Zellen mit 45 Chromosomen fehlte bei Frauen ein X- und bei Männern das Y-Chromosom; diese Annahme wurde bisher nicht direkt bewiesen, erschien den Autoren aber als die wahrscheinlichste. Bei weiblichen Individuen kann sich aus dieser Beobachtung die Notwendigkeit ergeben, das altersabhängige Mosaik von einem angeborenen MosaikXO/XX unterscheiden zu müssen, wenn die abnorme Zellinie in der Minorität ist (vgl. die Ausführungen über Diagnose eines Chromosomenmosaiks in Abschnitt 6.2. und Anhang, Tabelle 1).

2.4. Einflüsse der Zellkultur auf Chromosomenzahl und -struktur

Unabhängig vom Alter der untersuchten Personen können auch in normalen Kulturen numerische und strukturelle Aberrationen auftreten, die richtig interpretiert werden müssen. Etwa 1—2% von Metaphasen

* Ein Markerchromosom ist ein morphologisch auffälliges Chromosom, das regelmäßig individuell von seinem homologen Partner unterschieden werden kann.

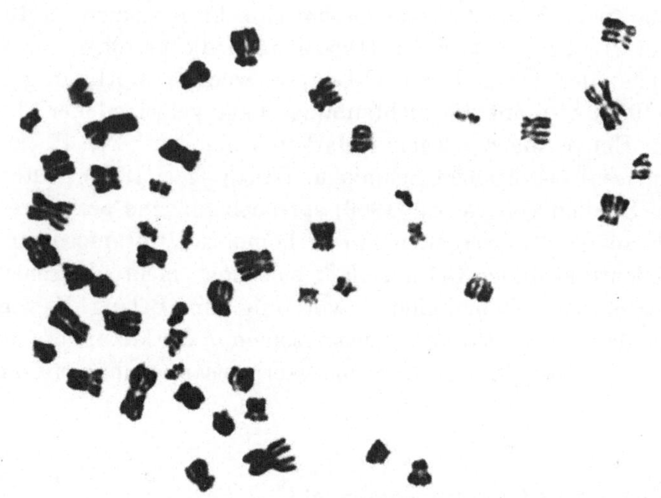

Abb. 4. Endoreduplikation. Vergr. ca. 800×

aus Lymphocyten- oder Fibroblastenkulturen sind polyploid, zumeist tetraploid. Tetraploide Zellen können spontan in vitro entstehen, vermutlich durch Zellkernfusion oder durch endomitotische Reduplikation (Abb. 4). Untersuchungen über die Häufigkeit und Herkunft polyploider und endoreduplizierter Zellen sind unter anderem von Schwarzacher u. Schnedl (1965), Powsner (1966) und Pawlowitzki u. Cenani (1967) publiziert worden. Die Häufigkeit von Endoreduplikation (tetraploide Zellen mit Diplo-Chromosomen) schwankt von unter 0,1 bis etwa 1%. Auf rein präparativ bedingte numerische Änderungen wurde oben hingewiesen.

Ferner kann man in normalen Kulturen strukturelle Besonderheiten beobachten, die zu Fehlinterpretationen führen können. Dazu gehören sekundäre Constrictionen*, die aber als Varianten des normalen Karyotyps aufzufassen und in Abschnitt 4 dieses Kapitels beschrieben sind.

Chromosomenbrüche können in einigen Prozent der Mitosen gefunden werden. Ihre Häufigkeit läßt sich nicht verbindlich angeben, da Unterschiede zwischen verschiedenen Laboratorien, der Gebrauch verschiedener Nährmedien sowie zahlreiche andere nicht übersehbare Faktoren die beobachtete Variabilität bedingen. Bestrahlung und Virusinfekte sind relativ häufige Ursachen temporär und individuell auftretender Chromo-

* Eine sekundäre Constriction bezeichnet Einschnürungen eines oder beider Chromatiden, eventuell unter Bildung eines achromatischen Chromatidensegmentes, aber ohne eindeutige Unterbrechung der Kontinuität des Chromatids. Abb. 7 zeigt die Verteilung regelmäßig vorkommender sekundärer Constrictionen.

somenbrüche. Argininmangel in Nährmedien infolge gewisser Mycoplasmainfektionen kann ebenfalls zu Chromosomenbrüchen führen (Aula u. Nichols, 1968). Am häufigsten findet man in normalen Kulturen zwei einfache Typen von Brüchen: 1. Chromatid „gaps" und Chromatidbrüche (nur ein Chromatid kaum bzw. eindeutig unterbrochen; die Läsion muß nach Beendigung der DNS-Synthese in der G_2-Phase aufgetreten sein); 2. Isochromatidbrüche (von einigen Autoren auch als „Chromosomenbruch" bezeichnet; beide Chromatiden an derselben Stelle deutlich unterbrochen; die Läsion kann vor Beginn der DNS-Synthese in der G_1-Phase aufgetreten sein). Gewöhnlich beobachtet man diese Brüche in etwa 1—2% der analysierten Mitosen.

Court Brown et al. (1966) fanden insgesamt 405 (3,26%) Chromatidaberrationen in 12420 Metaphasen aus Lymphocyten nach 2—3tägiger Kulturdauer bei Individuen aller Altersgruppen (15—75 Jahre), davon 206 (1,65%) bei Personen über 65 Jahren. Chromatidbrüche beobachteten sie in 38, Isochromatidbrüche in 83 und „Chromatid gaps" in 277 Metaphasen; davon wiederum 26, 52 bzw. 135 bei Personen über 65 Jahren. Erheblich höhere spontane Bruchraten gaben Lubs u. Samuelson (1967) an.

Andere Strukturaberrationen treten im allgemeinen seltener auf, und ihr Auftreten mag den Verdacht auf anomal erhöhte Brüchigkeit wecken. Dizentrische Chromosomen (mit 2 Centromeren) können nach Court Brown (1967) in etwa 1:1800 Zellen vorkommen. Wir haben den Eindruck, daß wir sie in unseren normalen Kulturen seltener sehen. Es können auch Reunionsfiguren als Folge von Chromosomenbrüchen in normalen Kulturen auftreten (German, 1964c). Nach unserer Erfahrung ist dies jedoch vor allem bei Lymphocytenkulturen so selten, daß ihr Auftreten den Verdacht auf eine klinische Störung nahelegt. Court Brown et al. (1966) fanden nur 7 Reunionsfiguren unter 12420 (0,056%) Metaphasen aus Lymphocytenkulturen. Zur Methode der Analyse von Chromosomenbrüchen s. Abschnitt 6.3 dieses Kapitels.

3. Der Standardkaryotyp

Die Klassifizierung menschlicher Metaphasechromosomen geht auf eine Konferenz in Denver, Colorado, im Jahre 1960 zurück (Denver, 1960). Zusätzliche Angaben erfolgten auf den Konferenzen in *London* (1963) und *Chicago* (1966), aber prinzipielle Änderungen ergaben sich nicht. Danach werden die Autosomen paarweise von 1—22 numeriert, soweit als möglich nach abnehmender Länge und Position des Centromers sowie anderen Kriterien (s. unten). Die Geschlechtschromosomen werden als X und Y bezeichnet und nach Möglichkeit gesondert angeordnet, jedoch

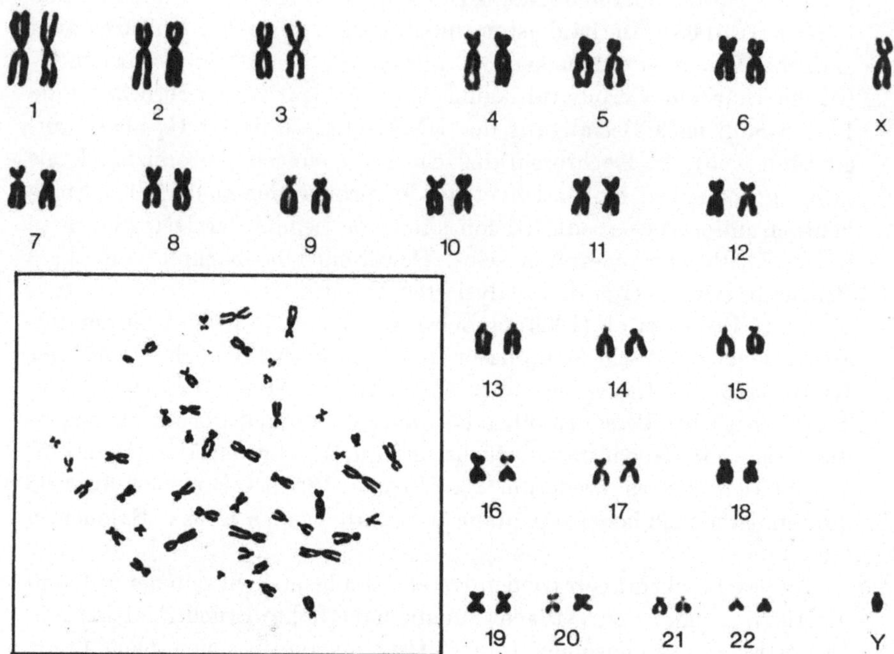

Abb. 5. Normaler männlicher Karyotyp. Paarweise Anordnung von Chromosomen nach dem Denver- bzw. London-System. Die Zuordnung ist exakt lediglich für Paar Nr. 1, 2, 3, 16, 17, 18 und das Y-Chromosom (vgl. Text). Vergrößerung des Karyotyps ca. 1500×, Vergrößerung der Metaphase im linken unteren Bild ca. 750×

in Nähe von nach Struktur und Größe ähnlichen Autosomengruppen (Gruppe 6-X-12 bzw. 21-22-Y). Die 22 Autosomenpaare werden 7 Gruppen (A bis G) zugeordnet, die eindeutig unterschieden werden können (vgl. Abb. 5—7). Folgende Chromosomentypen kommen beim Menschen vor:

1. *metazentrisch* (Centromer etwa in der Mitte beider Arme),

2. *submetazentrisch* (Centromer teilt Chromosom in einen langen und einen kurzen Arm),

3. *akrozentrisch* (Centromer trennt langen Arm von extrem kurzem Arm, der Satelliten tragen kann).

Wie einleitend erwähnt, liegt eine Besonderheit von Metaphasechromosomen darin, daß jeder Arm aus zwei Chromatiden (Schwesterchromatiden) besteht. Im cytogenetischen Sprachgebrauch wird in der Regel nur der Singular benutzt, obwohl beim Metaphasechromosom „der Arm“ aus den beiden Schwesterchromatiden gebildet wird.

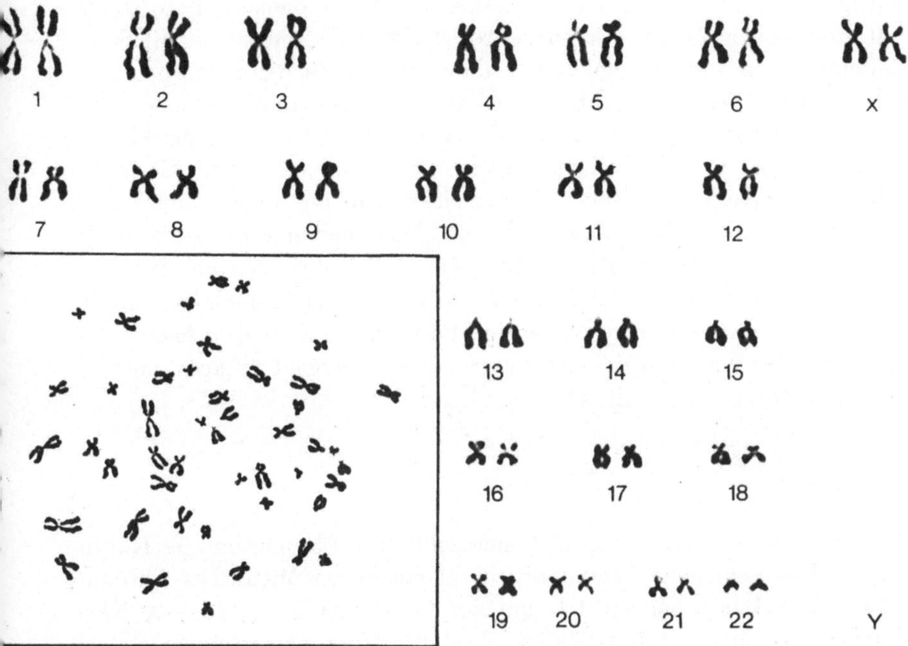

Abb. 6. Normaler weiblicher Karyotyp. Anordnung und Vergrößerung wie in Abb. 5

Drei Parameter werden zur morphologischen Charakterisierung eines Chromosoms benutzt:

1. Die relative Länge; 2. der Chromosomenarm-Index, definiert als das Verhältnis des längeren zum kürzeren Arm; 3. der Centromer-Index, definiert als das Verhältnis des kürzeren Armes zur Gesamtlänge des Chromosoms, woraus sich die relative Lage des Centromers bestimmt. Über die Problematik von Chromosomenmessungen s. Abschnitt 5.2 dieses Kapitels.

Der menschliche Karyotyp besteht aus folgenden, unten näher beschriebenen Gruppen:

A-Gruppe (Chromosom 1—3): große, metazentrische und submetazentrische Chromosomen; *B-Gruppe* (Chromosomen 4—5): große, submetazentrische Chromosomen; *C-Gruppe* (Chromosomen 6—12): mittelgroße, submetazentrische Chromosomen. Die *X-Chromosomen* können morphologisch nicht von dieser Gruppe unterschieden werden; *D-Gruppe* (Chromosomen 13—15): mittelgroße, akrozentrische Chromosomen mit Satelliten an dem kurzen Arm; *E-Gruppe* (Chromosomen 16—18): relativ kurze, metazentrische bis submetazentrische Chromosomen; *F-Gruppe* (Chromosomen 19—20): kleine, metazentrische Chromosomen; *G-Gruppe* (Chromosomen 21—22): kleine, akrozentrische Chromosomen mit Satelliten an dem kurzen Arm. Das *Y-Chromosom* steht dieser Gruppe nach Form und Größe nahe. Abb. 5 und 6 zeigen einen männlichen bzw. weiblichen Karyotyp, Abb. 7 ein Schema. Ihre Anordnung entspricht dem international gebräuchlichen Denver- und London-System. Es ist zu beachten, daß zwar jedes Chromosomenpaar auf einer numerierten Position plaziert wird, daß aber beim Menschen nur 6 der 22 Paare Autosomen (Chromosom Nr. 1, 2, 3, 16, 17, 18) und meistens auch das Y-Chromosom mittels morphologischer Kriterien individuell identifiziert werden können und eine eindeutige Position im Karyotyp haben. Die folgende Beschreibung der einzelnen Gruppen übergeht zunächst normale Varianten (vgl. Abschnitt 4).

A-Gruppe

Chromosom Nr. 1 ist das größte metazentrische Chromosom des Karyotyps. Das Centromer liegt praktisch genau in der Mitte. Der Chromosomenarm-Index beträgt 1,1 und der Centromer-Index 48—49. Nahe dem Centromer, im proximalen Abschnitt eines Armes, befindet sich gelegentlich eine sekundäre Constriction (vgl. Abschnitt 4). Dieser Arm gilt als der längere.

Chromosom Nr. 2 ist das größte submetazentrische Chromosom, mit einem Arm-Index von 1,5—1,6 und einem Centromer-Index von 38—40.

Chromosom Nr. 3 ist das zweitgrößte metazentrische Chromosom, mit einem Arm-Index von 1,2 und einem Centromer-Index von 45—46. Dieses Chromosom ist etwa 20% kürzer als Chromosom Nr. 1 und läßt sich gut von diesem unterscheiden. Arm-Index und Centromer-Index deuten an, daß in zahlreichen Zellen ein kurzer Arm von einem langen Arm unterschieden werden können. Insgesamt sind alle Chromosomen der A-Gruppe leicht zu identifizieren.

B-Gruppe

Chromosomen Nr. 4—5 lassen sich morphologisch nicht unterscheiden. Es sind die größten der sehr ausgeprägt submetazentrischen Chromosomen und können als Gruppe gut identifiziert werden. Ihr Arm-Index beträgt 2,6—3,2 und der Centromer-Index 24—30. Kein Chromosom der C-Gruppe hat einen so niedrigen Centromer-Index; C-Chromosomen können deshalb mit Chromosomen dieser Gruppe nicht verwechselt werden. Chromosom Nr. 4 soll bei Messungen um etwa 5—8% länger sein als Nr. 5. Da dies noch innerhalb der normalen Längenvariation liegt, hält Patau (1965) Längenmessungen zur Unterscheidung beider Paare für ungeeignet. Autoradiographische Unterschiede zwischen Chromosomen Nr. 4 und 5 sind in Abschnitt 5 beschrieben.

C-Gruppe

Die Chromosomen 6-X-12 der C-Gruppe sind nicht eindeutig zu unterscheiden, auch das X-Chromosom nicht. Nach der Londoner Konvention (1963) sind Paare Nr. 6, 7, 8 und 11 relativ metazentrisch, mit einem Centromer-Index von etwa 35—40. Chromosomen Nr. 9, 10, 12 dagegen sind relativ submetazentrisch, mit einem etwas niedrigeren Centromer-Index von etwa 27—35. Diese Unterschiede können zur Gruppierung nach präsumptiven homologen Chromosomen benutzt werden. Patau (1965) hält diese Versuche aus statistischen Gründen für sinnlos, während Turpin u. Lejeune (1965) eine morphologische Differenzierung innerhalb der C-Gruppe für möglich halten. Chromosom Nr. 6 ist das größte Chromosom dieser Gruppe, aber nur wenig größer als das angenommene X-Chromosom und Chromosom Nr. 7. Auf das Problem der Länge der X-Chromosomen ist in Abschnitt 5 eingegangen. Wie später erwähnt, findet sich im proximalen langen Arm eines Paares dieser Gruppe häufig eine sekundäre Constriction. Dieses Chromosom wird von manchen Autoren als C′, von anderen als Nr. 9 bezeichnet (s. Abschnitt 4).

D-Gruppe

Chromosomen Nr. 13—15 sind als Gruppe leicht erkennbare große akrozentrische Chromosomen. Der Centromer-Index liegt bei 15 und ist der niedrigste des Karyotyps. Diese drei Paare tragen Satelliten, die aber, möglicherweise aus präparativen Gründen, nur selten bei allen D-Chromosomen einer Zelle sichtbar sind. Geringe Längenunterschiede können beobachtet werden, die zwar nur 10% erreichen, aber dann eine Anordnung in absteigender Größe erlauben und gut mit autoradiographischen Befunden korreliert sind, wie in Abschnitt 5 ausgeführt.

E-Gruppe

Chromosom Nr. 16 läßt sich regelmäßig von den beiden anderen Paaren der E-Gruppe unterscheiden. Es ist metazentrisch oder etwas submetazentrisch, mit einem Arm-Index von 1,4—1,8 und einem Centromer-Index von ca. 40. Im allgemeinen beträgt seine Länge gut ein Drittel der Länge eines Chromosoms Nr. 1. Erhebliche individuelle Schwankungen der Größe und eine häufig zu beobachtende sekundäre Constriction im proximalen langen Arm sind bemerkenswert und in Abschnitt 4 näher beschrieben.

Chromosomen Nr. 17 und 18 können in guten Präparaten durch ihre Länge und die Lage des Centromers unterschieden werden. Chromosom Nr. 18 ist um durchschnittlich 5—10% kürzer und besitzt eindeutig kürzere kurze Arme, mit einem Arm-Index von 2,4—4,2 und einem Centromer-Index um 26 (21—29). Dagegen deutet der Centromer-Index von Chromosom Nr. 17 von 31 (Streubreite 23—36) und einem Arm-Index von etwa 1,8—3,1 auf eine mehr proximale Position des Centromers. In guten Präparaten kann man also aufgrund seiner kürzeren kurzen Arme Chromosom Nr. 18 von Chromosom Nr. 17 unterscheiden.

Auch in dieser Gruppe existieren deutliche autoradiographische Unterschiede (s. Abschnitt 5).

F-Gruppe

Chromosomen Nr. 19 und 20 sind nicht voneinander unterscheidbare kleine metazentrische Chromosomen. Der Arm-Index beträgt 1,2—1,9. Der Centromer-Index beträgt im allgemeinen etwas über 40, jedoch werden Werte von 34—46 angegeben (*Chicago* Report, 1966). Es gibt keine Methode, diese Gruppe näher zu differenzieren.

G-Gruppe

Chromosomen Nr. 21—22 sind kleine akrozentrische Chromosomen von gelegentlich etwas unterschiedlicher Länge. Chromosom Nr. 22 kann bis zu etwa 5% kürzer sein. Beide Paare tragen Satelliten, die aber wie bei der D-Gruppe wohl aus präparativen Gründen im allgemeinen nicht an allen vier Chromosomen gesehen werden können. Der Arm-Index beträgt 2,3—6,8 für Nr. 21 und 2,0—6,0 für Nr. 22. Zwar liegt der Centromer-Index bei beiden um 25, schwankt aber von 13—33.

Y-Chromosom

Im allgemeinen hebt sich das Y-Chromosom durch seine größere Länge, das etwas undeutliche Centromer, Abwesenheit von Satelliten und Chromatidapposition am langen Arm von den Chromosomen der G-Gruppe ab. Es beteiligt sich nicht an Satellitenassoziation. Der Arm-Index schwankt von 2,9 bis unendlich (d.h. kein kurzer Arm erkennbar), und der Centromer-Index liegt bei 16 (Streubreite 0—26).

4. Variationen des Karyotyps

In den Anfängen der Cytogenetik des Menschen vor einem Jahrzehnt galt das Hauptaugenmerk der Charakterisierung des Standardkaryotyps und seiner groben Abweichungen infolge verschiedener Anomalien. Dies erfolgte hauptsächlich durch Untersuchungen an phänotypisch abnormen Personen. In den letzten Jahren zeigte sich jedoch, daß Studien an unausgelesenen, gesunden Individuen notwendig sind, um eine Vorstellung von der tatsächlichen Häufigkeit gewisser Varianten und ihrer Verteilung im Karyotyp zu erhalten. Die Edinburgh-Studie (Court Brown et al., 1966, 1967, 1969) war der erste Versuch einer quantitativen Analyse des menschlichen Karyotyps. Für die hier folgende Darstellung der Varianten des Karyotyps konnten unveröffentlichte Ergebnisse einer weiteren umfangreichen Chromosomenuntersuchung an einer auslesefreien Neugeborenen-Stichprobe (New Haven-Studie) dank des freundlichen Entgegenkommens von Dr. Herbert A. Lubs (Denver, Colorado) verwendet werden. Es ist zu beachten, daß die Ergebnisse von Lubs u. Ruddle (1970) auf zunächst nur jeweils zwei analysierten Metaphasen beruhen (allerdings Zellen ohne Überlappung oder Krümmung von Chromosomen). Hinsichtlich der Häufigkeit eindeutig abnormer Varianten s. Court Brown u. Smith (1969) und Lubs u. Ruddle (1970).

Variationen der Struktur des in Abschnitt 3 beschriebenen Karyotyps werden bei etwa 2—3% aller Individuen beobachtet, kleine Varianten der Länge von Chromosomen sogar bis zu 25—40% (Lubs u. Ruddle, 1970). Ihre Kenntnis ist wichtig, da die Mehrzahl dieser Varianten als normal anzusehen ist und keine erkennbare pathologische Bedeutung besitzt. Es bestehen rassische Unterschiede (Cohen et al., 1966; Lubs u. Ruddle, 1970), wobei in der New Haven-Studie eine Reihe von Varianten bei Negern häufiger vorkommen. Art und Häufigkeit dieser Varianten sind für jede Chromosomengruppe verschieden; die häufigsten bestehen aus: 1. vergrößerten oder verdoppelten Satelliten bei akrozentrischen Chromosomen; 2. vergrößertem oder verkleinertem kurzen Arm von akrozentrischen Chromosomen; 3. deutlicher und eventuell vergrößerter sekundärer Constriction; 4. Längenvariationen der langen oder kurzen Arme homologer Chromosomen, häufig infolge einer sekundären Constriction, die zu einer scheinbaren Verlängerung führen kann.

Diese Varianten können nach den Mendelschen Gesetzmäßigkeiten dominant vererbt werden und deshalb zur genetischen Markierung benutzt und mit anderen genetischen Untersuchungen kombiniert werden.

Von den erwähnten Varianten sind die sekundären Constrictionen (Abb. 7) systematisch untersucht worden und experimentell beeinflußbar (Ferguson-Smith et al., 1962; Palmer u. Funderburk, 1965; Patau, 1965).

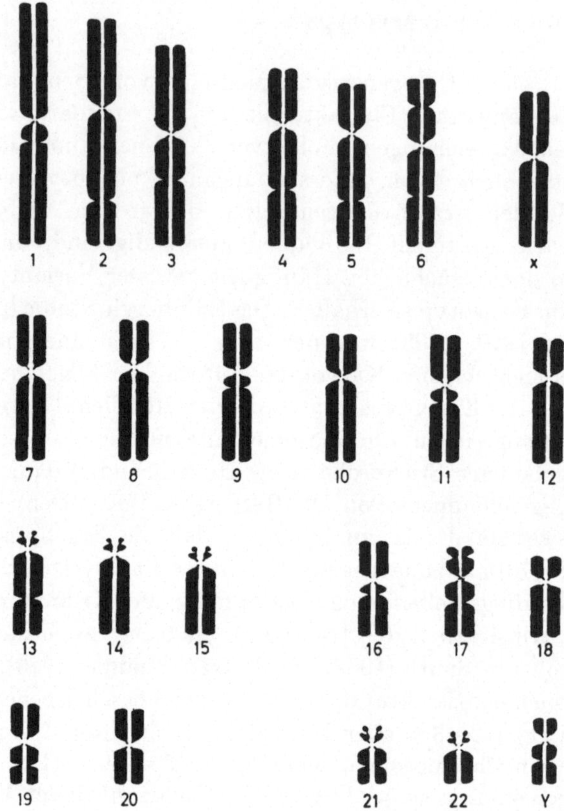

Abb. 7. Männlicher Karyotyp mit Angabe der Position von sekundären Constrictionen. Schema. (Modifiziert nach Ferguson-Smith, 1962)

Im einzelnen sind folgende quantitative Aussagen über Varianten bestimmter Chromosomen möglich (vgl. Anhang, Tabelle 2):

A-Gruppe

In etwa 25% menschlicher Mitosen findet sich eine sekundäre Contriction im proximalen Abschnitt eines Armes von Chromosom Nr. 1, die zu einer leichten Verlängerung dieses Armes führen kann (vgl. in Abb. 5 und 6 jeweils das Chromosom Nr. 1, rechts). Die Constriction kann dazu dienen, den langen und kurzen Arm zu unterscheiden, da der Arm-Index von 1,1 keine sichere Differenzierung erlaubt. Die Position der sekundären Constriction wird konventionellerweise im proximalen langen Arm angenommen. Diese Constriction kann relativ lang sein und familiär vorkommen.

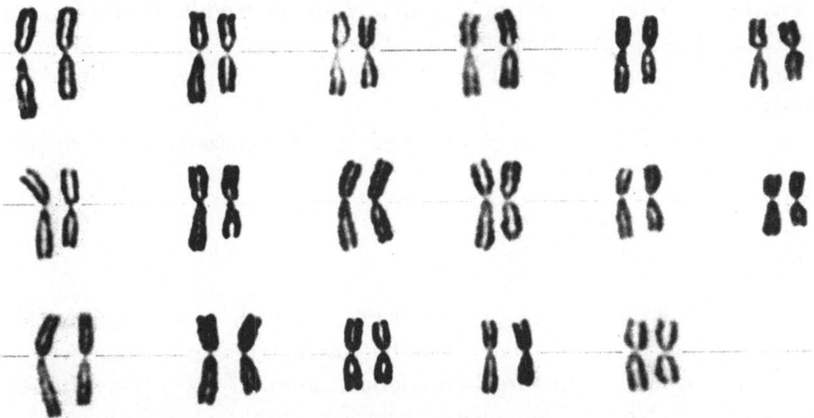

Abb. 8. Chromosomenpaar Nr. 1 von 17 Individuen (New Haven-Studie) mit einem verlängerten Arm eines Chromosoms. In mehreren der verlängerten Chromosomen ist die sekundäre Constriction nahe dem Centromer deutlich sichtbar. (Aus Lubs u. Ruddle, 1970, mit freundlicher Genehmigung von Dr. Herbert Lubs und Edinburgh University Press)

Donahue et al. (1968) postulierten ein die Länge dieses Segments beeinflussendes Gen und bezeichneten diese Region als „uncoiler" (*un*); sie beschrieben Kopplung mit der Blutgruppe Duffy (*Fy*) und mit einem Typ von kongenitaler Katarakt (*cae*). Asymmetrie eines Chromosoms Nr. 1 ist auch bei anderen Familien beobachtet worden.

Lubs u. Ruddle (1970) fanden 26 Varianten in der A-Gruppe bei 2444 normalen Neugeborenen, entsprechend einer Häufigkeit von etwa 1%, davon 15 (0,62%) mit verlängertem Arm von Chromosom 1, 4 (0,17%) mit verlängertem Arm von Chromosom 2 und 7 (0,29%) mit einem verkürzten Chromosom 3 (vgl. Anhang, Tabelle 2). Bei der Mehrzahl der Mütter dieser Individuen fand sich die Variante nicht.

Bemerkenswert ist die Häufigkeit der Längenvariation eines Chromosoms Nr. 1 bei insgesamt 18 von 4400 Neugeborenen (hierin ist die o. a. Stichprobe von 2444 Neugeborenen enthalten) der New Haven-Studie, oder fast 1:200; dies ist die gleiche Frequenz, in der größere, abnorme Varianten auftreten (Court Brown u. Smith, 1969; Lubs u. Ruddle, 1970). Die zusätzliche Länge beträgt etwa die Hälfte der Länge eines G-Chromosoms (Abb. 8 zeigt 17 dieser ungleichen Paare der New Haven-Studie). Lubs u. Ruddle (1970) nehmen an, daß nicht in allen Fällen die Verlängerung auf ein Entwinden (uncoiling) in der Gegend der sekundären Constriction nahe dem Centromer zurückzuführen ist, sondern daß die Mehrzahl durch einen größeren Anteil von Chromatinmaterial entstanden sei. In zwei Fällen handelte es sich um balancierte, reziproke Translokationen. Einstweilen bleiben Bedeutung und Herkunft dieser Varianten ungeklärt.

B-Gruppe

Varianten sind in dieser Gruppe selten. Lubs u. Ruddle (1970) fanden sie nur in 0,04%, und zwar einen verkürzten langen Arm eines der vier Chromosomen, das nicht näher identifiziert wurde (vgl. Anhang, Tabelle 2).

Sekundäre Constrictionen kommen an den bezeichneten Stellen (Abb. 7) sehr selten vor.

C-Gruppe

Die geringe Differenzierungsmöglichkeit innerhalb dieser Gruppe erschwert quantitative Angaben über die Häufigkeit von Varianten.

Eine deutliche sekundäre Constriction ist in 40—50% der Mitosen im proximalen langen Arm eines oder zweier mittelgroßer Chromosomen dieser Gruppe sichtbar (vgl. Abb. 9c und d). Die Constriction kann relativ lang sein und sich so wenig vom Centromer abheben, daß fälschlicherweise ein „Translokationschromosom" diagnostiziert werden kann. Dieses Chromosom wird durch die sekundäre Constriction charakerisiert und von den meisten Autoren als Nr. 9 angesehen. Dieser Auffassung wurde jedoch von Patau (1965) widersprochen, der darauf hinwies, daß ohne eine deutliche sekundäre Constriction dieses Chromosom kürzer erscheint (verkürzt um das sonst von der Constriction eingenommene Segment) und nicht mehr den 9. Rang einnimmt. Um dieser Zweideutigkeit der Definition zu entgehen, schlug Patau (1965) die Bezeichnung C' vor, die jedoch keine allgemeine Anwendung gefunden hat.

Schmid u. Vischer (1969) beschrieben eine abnorm gesteigerte Brüchigkeit im Gebiet der sekundären Constriction von Chromosom Nr. 9, die besonders breit war und autoradiographisch auffallend spät replizierte. Die gesteigerte Breite der Constriction (bei Vater und Tochter) kann als normale Variante gelten.

Lubs u. Ruddle (1970) fanden 4 Varianten (0,16%) unter 2444 Neugeborenen (eine abnorme sekundäre Constriction eines Chromosoms Nr. 6 und 3 abnorme metazentrische Chromosomen Nr. 11) (vgl. Anhang, Tabelle 2).

Es ist nicht sicher, ob die metazentrischen Varianten der C-Gruppe als normal zu gelten haben. Lubs u. Ruddle (1970) beobachteten ein derartiges Chromosom bei drei Kindern weißer Rasse mit multiplen Fehlbildungen, dagegen war keines der Kinder schwarzer Rasse mit metazentrischem C-Chromosom aus der Neugeborenenstudie abnorm. Erst weitere Untersuchungen werden zeigen, ob die gleiche Variante bei verschiedenen Rassen unterschiedliche Konsequenzen haben kann.

Eindeutig normale Varianten der X-Chromosomen sind nicht bekannt; Lubs (1969) beschrieb ein familiär auftretendes X-Chromosom mit Satelliten am distalen langen Arm. Hier handelt es sich aber wohl nicht mehr um eine normale Variante, weil gleichzeitig Hinweise auf eine Deletion bestanden. Saksela u. Moorhead (1962)

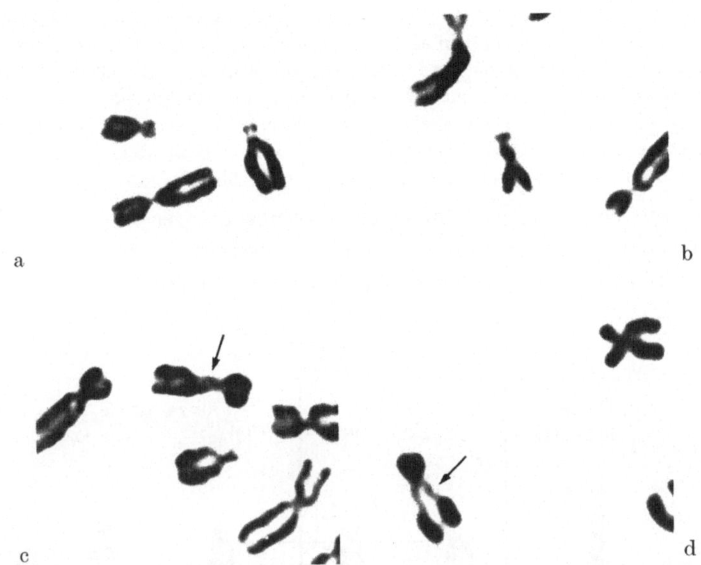

Abb. 9a—d. Varianten von Chromosomen der D-, C- und G-Gruppe. a Prominente Satelliten an einem D-Chromosom. b Prominente Satelliten an einem G-Chromosom. c, d Prominente sekundäre Constriction an einem Chromosom Nr. 9 (Pfeil)

erzielten durch Abflammen des Präparates eine flockige (fuzzy), undeutliche Kontur eines X-Chromosoms bei Fibroblasten weiblicher Herkunft; allerdings handelt es sich hier nicht um eine echte Variante, sondern wahrscheinlich um funktionelle Besonderheiten im Zusammenhang mit der späten Replikation eines X-Chromosoms (s. Abschnitt 5). Nach der Größe lag dieses Chromosom etwa zwischen Nr. 7 und 8 der C-Gruppe. Ähnliche Resultate werden mittels einer von DeMars benutzten Technik gewonnen (Patau, 1965, S. 169). Die autoradiographische Identifizierung eines X-Chromosoms in XX-Zellen ist in Abschnitt 5 beschrieben; dort wird auch das Problem der Länge des X-Chromosoms diskutiert.

D-Gruppe

In keiner Gruppe sind Varianten so häufig wie in dieser. Unter 2444 Neugeborenen fanden Lubs u. Ruddle (1970) Varianten in 17%. Die Mehrzahl (13,3%) wurde durch verlängerte kurze Arme (333 von 421 Fällen) verursacht und nur relativ wenige durch stark vergrößerte Satelliten (77 oder 3,1%), definiert als Satelliten größer als der kurze Arm. Abb. 9a zeigt besonders deutliche Satelliten an einem D-Chromosom. Andere Varianten waren selten (vgl. Anhang, Tabelle 2).

In Anbetracht der Häufigkeit von Varianten in der D- und der G-Gruppe seien einige der von Lubs u. Ruddle (1970) benutzten Kriterien für kleinere Varianten geschildert (vgl. Abb. 10). Die Längen der kurzen Arme akrozentrischer Chromosomen werden auf die kurzen Arme eines Chromosoms Nr. 18 derselben Zelle bezogen: normalerweise sind die kurzen Arme eines akrozentrischen Chromosoms kürzer als die kurzen Arme eines Chromosoms Nr. 18; die kurzen Arme eines akrozentrischen Chromosoms werden als lang bezeichnet, wenn sie die Länge der kurzen Arme eines Chromosoms Nr. 18 erreichen; übertreffen sie sie, so sprechen Lubs u. Ruddle (1970) von stark verlängerten kurzen Armen eines akrozentrischen Chromosoms. Der Ausdruck „Riesensatelliten" wird angewendet, wenn die Größe von Satelliten die der kurzen Arme übertrifft (vgl. Abb. 10).

Im mittleren langen Arm eines Chromosoms der D-Gruppe findet sich in weniger als 5—8% eine sekundäre Constriction. Die intrahomologe Variabilität der langen Arme scheint relativ gering zu sein.

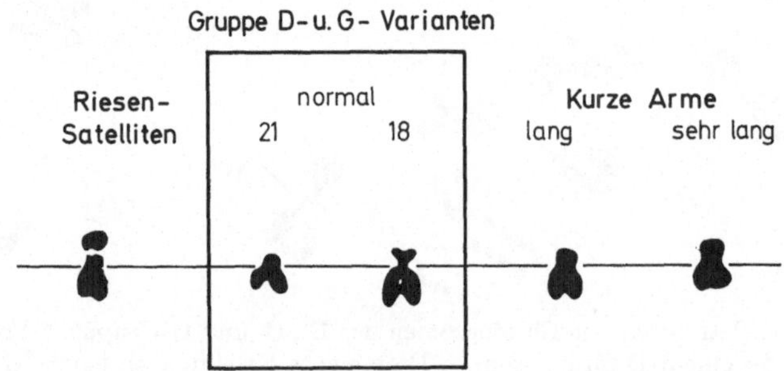

Abb. 10. Definition von kleinen Varianten des kurzen Armes von akrozentrischen Chromosomen der D- und G-Gruppe. Bezugspunkt ist Chromosom 18 derselben Zelle. Der kurze Arm eines akrozentrischen Chromosoms gilt als normal, wenn er kürzer als der kurze Arm von Chromosom 18 ist. Erreicht der kurze Arm eines akrozentrischen Chromosoms die Länge des kurzen Armes eines Chromosoms 18, so wird er als „lang" definiert; übertrifft er die Länge des kurzen Armes von Chromosom 18, so werden die kurzen Arme als „sehr lang" oder „stark verlängert" definiert. Riesensatelliten sind solche, die die Größe des kurzen Armes desselben Chromosoms übertreffen. (Nach Lubs u. Ruddle, 1970, mit freundlicher Genehmigung von Dr. Herbert Lubs und Edinburgh University Press.)

E-Gruppe

Die Mehrzahl der in dieser Gruppe beobachteten Varianten betrifft *Chromosom Nr. 16*. Es findet sich in etwa 10% eine sekundäre Constriction im proximalen langen Arm dieses leicht identifizierbaren Chromosoms. Ebenso wichtig sind jedoch Variationen in der Länge des Chromosoms, die vor allem den langen Arm betreffen (vgl. Abb. 11) und häufig familiär auftreten. Auch eine Verkürzung des kurzen Armes eines Chromosoms Nr. 16 wird familiär beobachtet. Vermutlich dürfte es sich bei diesen Varianten wie bei Chromosom Nr. 1 um genetisch bedingte, verschiedene Spiralisations- oder Kontraktionszustände handeln, da der DNS-Gehalt unterschiedlich langer Chromosomen Nr. 16 konstant zu

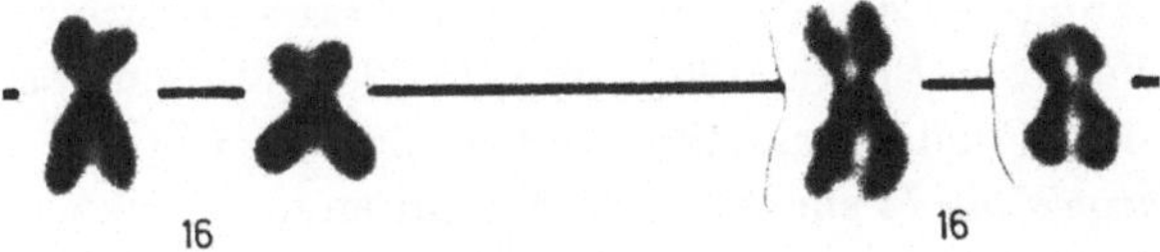

Abb. 11. Normale Längenvariation von zwei Paaren Chromosom Nr. 16. Besonders das linke Chromosom des rechten Paares zeigt deutlich die sekundäre Constriction im proximalen langen Arm

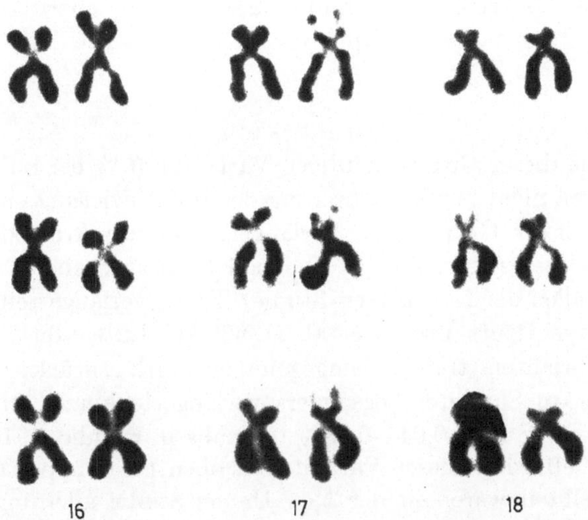

Abb. 12. Sekundäre Constriction im kurzen Arm eines Chromosoms Nr. 17 (rechter Partner), mit der scheinbaren Bildung von Satelliten. (Aus Schmid, 1969, mit freundlicher Genehmigung von Autor und Karger-Verlag)

sein scheint (Crippa, Schwartz, German, 1969). Genetisch bedingte Variationen in der Länge von Chromosomen sind aus der Pflanzencytologie bekannt (Lesley u. Frost, 1927).

Seltener sind Varianten von *Chromosom Nr. 17*. Eine ausgeprägte sekundäre Constriction kann im kurzen Arm zur Bildung von Satelliten führen (Abb. 12). Entsprechende Beobachtungen wurden unter anderem von Court Brown et al. (1966), German (1966), Berg et al. (1969) und Schmid (1969) gemacht. Schmid u. Bauchinger (1969) fanden diese Variante in 5 von 450 Individuen und beobachteten sie jeweils in 10—100% ihrer Metaphasen. Satellitenassoziation war die Ausnahme (6 von 350 Zellen), und in 95% lag das Markerchromosom peripher. Lubs u. Ruddle (1970) fanden keine solche Variante unter 2444 Neugeborenen.

Eine sekundäre Constriction im langen Arm von Chromosom 17 wird zwar von Ferguson-Smith (1962, 1964) in 23% Mitosen angegeben, aber von Palmer u. Funderburk (1965) mit weniger als 5%.

Von *Chromosom 18* sind typische Varianten nicht bekannt.

F-Gruppe

Varianten sind selten (0,04% bei Lubs u. Ruddle, 1970, die eine interessante sekundäre Constriction im distalen kurzen Arm eines Chromosoms dieser Gruppe beschrieben, die in Pseudosatelliten resultierte). In weniger als 5% der Zellen kommt eine sekundäre Constriction im langen Arm eines Paares dieser Gruppe vor.

G-Gruppe

Auch die in dieser Gruppe häufigen Varianten (6% bei Lubs u. Ruddle, 1970) tragen nicht zur Erleichterung der Identifizierung einzelner Chromosomen dieser Gruppe bei. Verlängerter kurzer Arm oder besonders große Satelliten (vgl. Abb. 9b) finden sich überwiegend (bei 84 bzw. 61 von 151 Fällen der New Haven-Studie). Einen verlängerten kurzen Arm beobachteten Court Brown et al. (1966) bei 1,2% von 756 Personen. Andere Varianten treten demgegenüber stark zurück; sie betreffen langgestreckte Satelliten, besonders verlängerte kurze Arme oder verkürzte Arme (jeweils 0,04—0,08% bei Lubs u. Ruddle, 1970). Hinsichtlich der Definition dieser Varianten s. oben (D-Gruppe) und Abb. 10. Riesensatelliten waren in der New Haven-Studie allerdings statistisch gehäuft mit angeborenen Fehlbildungen korreliert und stellen möglicherweise keine normale Variante mehr dar.

Die sekundäre Constriction im langen Arm eines Chromosoms dieser Gruppe tritt zu selten hervor (5%), um von diagnostischer Bedeutung zu sein.

Y-Chromosom

Die Länge des Y-Chromosoms ist konstant für ein Individuum und wird vom Vater auf alle Söhne vererbt. Es bestehen jedoch Unterschiede in der Länge des Y-Chromosoms zwischen nicht verwandten Individuen und zwischen verschiedenen Rassen (Cohen et al., 1966; Unnérus et al., 1967). Varianten der Länge des Y-Chromosoms bilden somit einen häufigen Polymorphismus. Lubs u. Ruddle (1970) fanden Variationen der Länge des Y-Chromosoms in 5,6% neugeborener männlicher Säuglinge; dabei handelte es sich in der überwiegenden Mehrzahl um ein langes Y. Für erwachsene Männer gaben Court Brown et al. (1966) Varianten des Y-Chromosoms in etwa 2—3% an. Das Y-Chromosom kann in der Länge

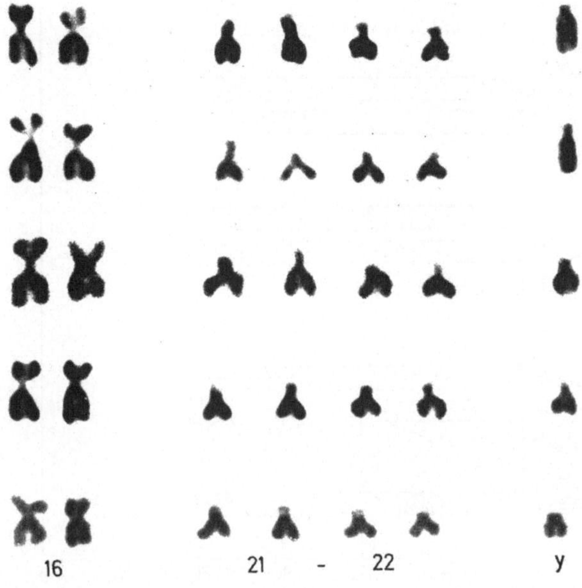

Abb. 13. Normale Variation in der Länge des Y-Chromosoms bei 5 verschiedenen Individuen

die Chromosomen der E-Gruppe erreichen. Beispiele für Varianten des Y-Chromosoms finden sich in Abb. 13. Lubs u. Ruddle (1969) fanden ferner ein (0,04%) metazentrisches Y-Chromosom unter über 1000 männlichen Neugeborenen, jedoch dürfte man nicht ohne weiteres annehmen, daß dies noch eine normale Variante ist. Y-Chromosomen mit Satelliten am langen Arm sind bekannt, resultieren aber vermutlich aus einer Translokation eines Teiles eines Autosoms, da sie an Satellitenassoziation teilnahmen (Genest et al., 1967; Schmid, 1969). Eine nicht sehr deutliche sekundäre Constriction soll im mittleren Teil des langen Armes in gut 10% der Mitosen vorkommen.

5. Identifizierung einzelner Chromosomen durch spezielle Methoden

5.1. Autoradiographie

Neben den 12 morphologisch erkennbaren Autosomen (s. Abschnitt 3) können weitere 10 Autosomen und ein X-Chromosom in Zellen weiblicher Herkunft durch ihr Replikationsmuster autoradiographisch eindeutig

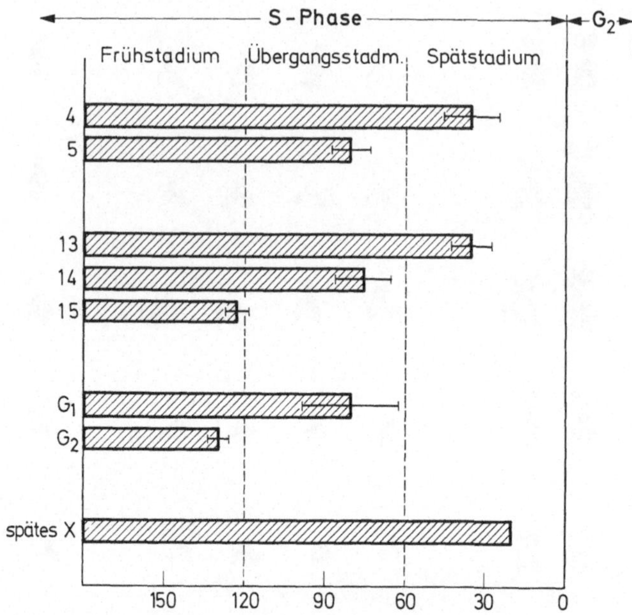

Abb. 14. Schema des Replikationsverhaltens während der letzten 3 Std der S-Phase (Chromosomengruppe B, D, G, und spätreplizierendes X-Chromosom in weiblichen Zellen). (Schema in Anlehnung an German, 1964b)

identifiziert werden. Darüber hinaus können Replikationsmuster auch zur Identifizierung abnormer Chromosomen oder translozierter Abschnitte dienen (vgl. Abb. 18). Ferner können sie dabei Aufschluß über die Lokalisation der Bruchstellen und somit über die Länge von Duplikationen oder Defizienzen geben.

Radioaktive Markierung von Chromosomen mit ^{3}H-Thymidin während eines Teiles einer intermitotischen Phase (Synthese- oder S-Phase) erlaubt Aussagen über den zeitlichen Ablauf der Chromosomenreplikation. Die autoradiographische Analyse der Radioaktivität von Chromosomen der folgenden Mitose ergibt bestimmte Verteilungsmuster, weil Replikation nicht gleichzeitig in allen Chromosomensegmenten stattfindet, wohl aber in den einzelnen Segmenten in einer geordneten zeitlichen Sequenz abläuft. Die autoradiographische Technik ist in Kap. IV

Abb. 15. Autoradiogramm einer normalen männlichen Zelle am Ende der S-Phase (Frühstadium). Vgl. Text und Abb. 17 im Hinblick auf Chromosomen Nr. 1, 4—5, 13—15, 16—18, 21—22, und X. Das Y-Chromosom ist deutlich aktiver als die Chromosomen der G-Gruppe. Lymphocytenkultur, Quetschpräparat, ^{3}H-Thymidin für $6^3/_4$ Std, 2 μCi/ml Medium, 1,9 Ci/mMol spez. Aktivität, Giemsa-Färbung (Präparat von Dr. U. Wolf, Freiburg)

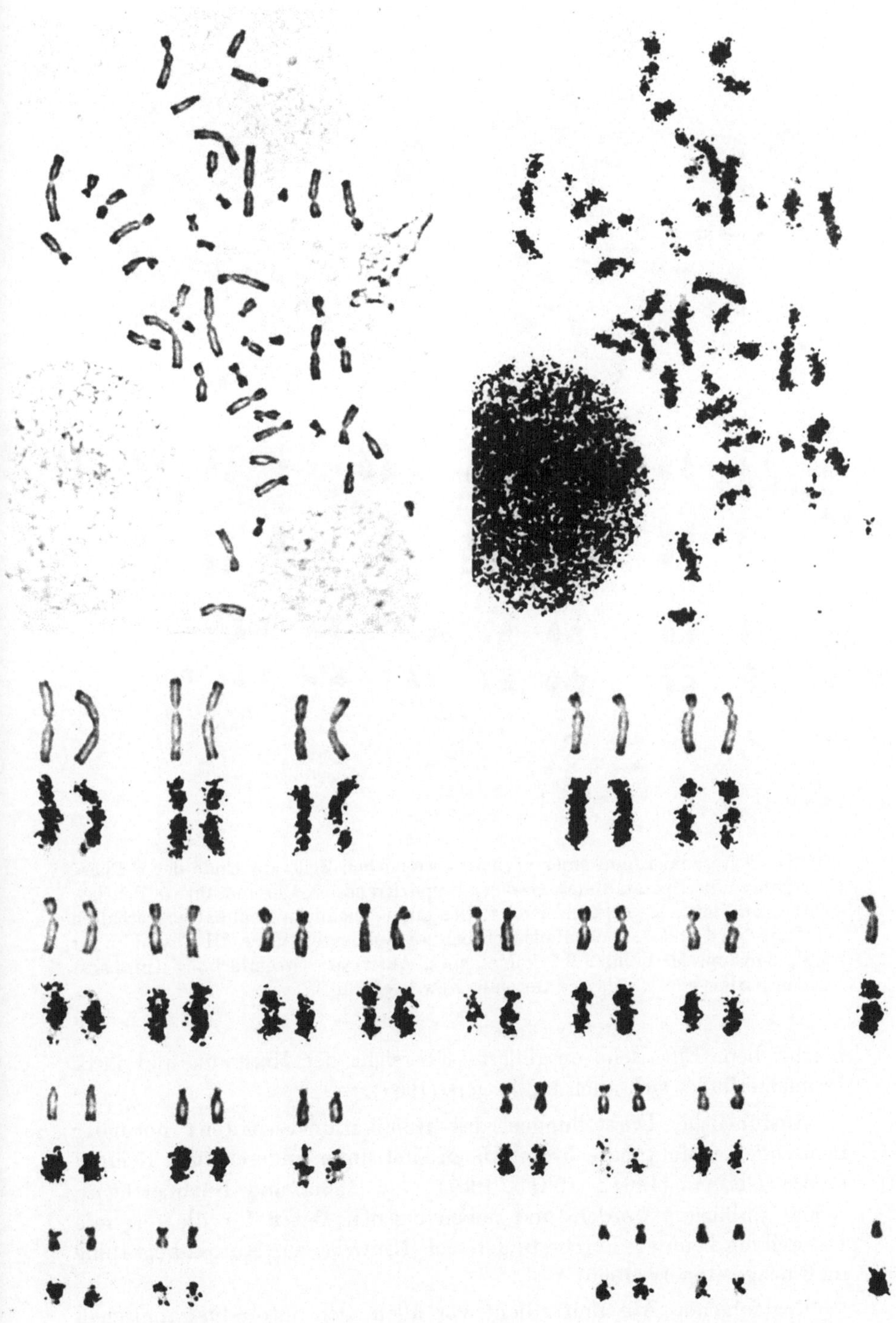

Abb. 15

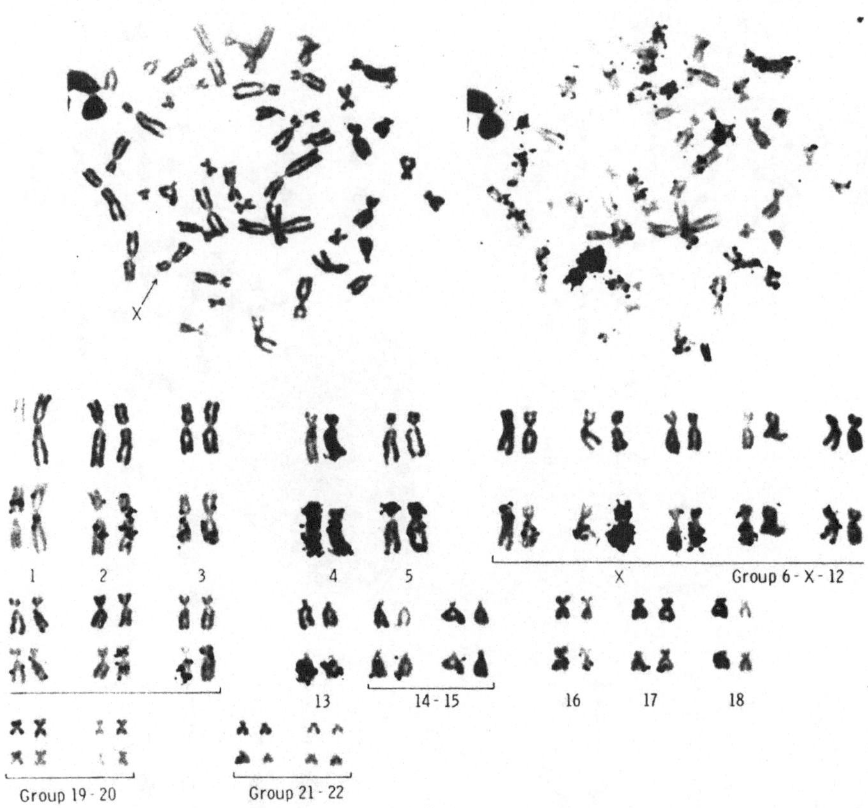

Abb. 16. Autoradiogramm einer normalen weiblichen Zelle am Ende der S-Phase (Übergangs- bis Spätstadium). Das spätreplizierende X-Chromosom ist deutlich sichtbar und mit „X" gekennzeichnet. Das unterschiedliche Replikationsverhalten von Paar Nr. 4 und 5 ist ebenfalls sichtbar. Lymphocytenkultur, ^{3}H-Thymidin für 6 Std, 3 μCi/ml Medium, 1,9 Ci/mMol spez. Aktivität, Orceinfärbung (Präparat aus dem Labor von Dr. James German, New York City)

beschrieben. Eine sehr detaillierte Übersicht der Methodik und ihrer Probleme findet sich auch bei Rogers (1967).

Ausführliche Darstellungen des Replikationsverhaltens normaler menschlicher Metaphasechromosomen sind unter anderem von Schmid (1963), German (1964a, 1964b, 1967), Gey (1966) und Büchner et al. (1968) publiziert worden und neben eigenen Daten für die folgende Darstellung benutzt. Ferner finden sich Hinweise zur Autoradiographie im Chicago Report (1966).

Der folgende Abschnitt dient vor allem der autoradiographischen Charakterisierung von Chromosomen, die morphologisch nicht eindeutig

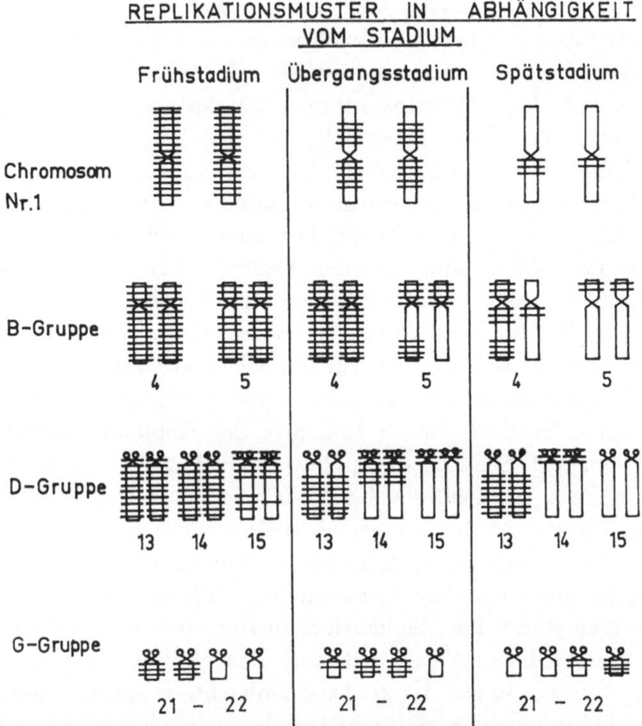

Abb. 17. Schema der Replikationsmuster der Chromosomen 4 und 5, 13, 14, 15, 21—22. Chromosom Nr. 1 als Indicator des Stadiums. Unterschiede in der Dichte der Striche (schematisch Silberkörner repräsentierend) von homologen Chromosomen des gleichen Stadiums sollen die fließenden Übergänge dieser Muster andeuten. Chromosomen 21—22 sind nicht paarweise angeordnet, weil eine exakte Identifizierung dieser Chromosomen nicht möglich ist

identifiziert werden können: Chromosomenpaare Nr. 4 und 5, Paare 13, 14, 15, ein X-Chromosom bei Zellen weiblicher Herkunft, und mit Einschränkung Paar 21 und 22. Diese Angaben beziehen sich auf Chromosomen aus Zellkulturen, denen ^{3}H-Thymidin kontinuierlich für 6—7 Std vor Abbruch der Kultur zugänglich war. Vor Beginn der G_2-Phase (vgl. Kap. IV) konnten diese Zellen das Isotop während etwa $1^1/_2$—3 der letzten Stunden der S-Phase inkorporieren. In diesem Zeitabschnitt gegen Ende der S-Phase ist die relative Asynchronie der Replikation einzelner Chromosomen und Chromosomensegmente am deutlichsten, wie aus Abb. 14 hervorgeht. Typische normale Autoradiogramme finden sich in Abb. 15 und 16.

Aus systematischen Gründen ist es zweckmäßig, das Ende der S-Phase schematisch in „Frühstadium“, „Übergangsstadium“ und „Spätstadium“ einzuteilen (Schmid, 1963; Gey, 1966). Als Maßstab kann das Replikationsmuster eines morphologisch eindeutig identifizierbaren Chromosoms dienen, beispielsweise das Muster von Chromosom Nr. 1, dessen Replikation im wesentlichen in folgenden drei Phasen abläuft (vgl. Abb. 17): 1. Frühstadium: Replikation über dem gesamten Chromosom, außer dem distalen Viertel des langen Armes; 2. Übergangsstadium: Replikation über dem proximalen langen Arm und distalen kurzen Arm; 3. Spätstadium: Replikation über dem proximalen langen Arm, nahe dem Centromer. Der lange Arm ist definiert als derjenige, der im Spätstadium nahe dem Centromer radioaktiv ist und dort eine sekundäre Constriction haben kann (vgl. Abschnitt 4). Nach unseren Erfahrungen läßt sich allerdings in zahlreichen Zellen keine so klare Einteilung treffen; vor einer zu schematischen Auffassung dieser Stadien sei deshalb gewarnt. Ebenso können die morphologisch identifizierbaren Chromosomen Nr. 2, 3, 16 als Indicator des Replikationsstadiums benutzt werden (vgl. Schmid, 1963; Gey, 1966). Hinsichtlich einer anderen Einteilung dieser Stadien s. Anhang, Tabelle 3.

Es sei betont, daß eine einzelne Zelle praktisch niemals alle autoradiographischen Informationen liefert. Nebenbei sei bemerkt, daß es bisher nicht unwiderlegbar bewiesen ist, daß die Identifizierung von Chromosomen durch ihr Replikationsmuster stets nur homologe Paare oder in verschiedenen Zellen jedesmal das gleiche Chromosom erfaßt (German, 1964b; Steele, 1969). Das beobachtete gleiche Replikationsverhalten bei morphologisch identifizierbaren menschlichen (z. B. Chromosomen der Gruppen A und E) und bei gewissen nichtmenschlichen Chromosomen steht diesem Einwand vorläufig jedoch entgegen. Büchner et al. (1968) betonen die Zuverlässigkeit der Synchronie homologer Paare als autoradiographischen Befund.

Replikation der B-Gruppe. Diese morphologisch gleichartigen Chromosomen lassen sich autoradiographisch im Übergangs- und Spätstadium der S-Phase gut unterscheiden. Das in ganzer Länge spätreplizierende Paar wird als Nr. 4 angesehen, während Paar Nr. 5 die Synthese im langen Arm relativ früh beendet und nur noch im kurzen Arm aktiv ist (Abb. 15—18). Dieser charakteristische Befund ist nicht in allen Zellen zu erheben. Nach Untersuchungen von Gey (1966) eignen sich bis zu 90% der Metaphasen im Übergangsstadium für eine Unterscheidung.

Replikation der D-Gruppe. Die akrozentrischen Chromosomen dieser Gruppe können in späten Stadien der S-Periode relativ zuverlässig unterschieden werden: Paar 13 repliziert im größten Teil des langen Armes, während Paar 15 nur noch wenig oder keine Aktivität über dem proximalen langen Arm oder dem Centromer zeigt. Paar 14 liegt dazwischen und repliziert über dem Centromer sowie häufig über dem proximalen Drittel des langen Armes (Abb. 15—17). Gey (1966) fand diese Verteilungskombination in der D-Gruppe in etwa 60% der Spätstadien.

Detaillierte Untersuchungen an dieser Gruppe wurden von Giannelli u. Howlett (1966) durchgeführt; sie zeigten, daß der Markierungsgrad mit der Chromosomenlänge korreliert war: das relativ längste D war das am stärksten markierte (Nr. 13), und das autoradiographisch identifizierte Paar Nr. 15 das relativ kürzeste.

Replikation der G-Gruppe. Die autoradiographisch feststellbaren Unterschiede im Replikationsverhalten dieser Gruppe sind so minimal, daß eine individuelle Identifizierung nur bedingt möglich ist. Die beiden Paare dieser Gruppe scheinen die Replikation zu verschiedenen Zeiten am Ende der S-Phase zu beenden und können deshalb möglicherweise unterschieden werden. Insbesondere im frühen und mittleren Stadium kann man zwei unterschiedlich stark markierte Paare finden (in 70% nach Gey, 1966). Es ist jedoch nicht eindeutig geklärt, um welche Chromosomen es sich dabei handelt und ob es jedesmal die gleichen Chromosomen sind. Ursprünglich wurden die Chromosomen Nr. 21 als spätreplizierend angesehen und die Trisomie des Down-Syndroms (Mongolismus) als Trisomie 21 aufgefaßt. Es gibt jedoch Befunde, die vermuten lassen, daß Paar Nr. 22 später repliziert und beim Down-Syndrom im trisomen Zustand vorkommt (Yunis et al., 1965; Patau, 1965). Bei Zellen von Patienten mit Down-Syndrom infolge Trisomie eines Paares dieser Gruppe findet man im frühen und mittleren Stadium in 65 bzw. 52% drei relativ stark markierte Chromosomen (Gey, 1966). Einstweilen ist das Problem der exakten Zuordnung dieser Chromosomen ungelöst. Zahlreiche Autoren halten deshalb konventionellerweise zunächst daran fest, daß Chromosom Nr. 21 beim Down-Syndrom als Trisomie vorliegt. Die Bezeichnung Trisomie G_1 würde eine Präjudizierung vermeiden; G_1 ist dann das Chromosom, das beim Down-Syndrom dreifach vorkommt.

Obwohl es nicht möglich ist, die beiden Paare dieser Gruppe eindeutig zu unterscheiden, kann bei einer Translokation vom zentrischen Fusionstyp zwischen zwei G-Chromosomen mittels Autoradiographie unterschieden werden, ob es sich um eine Translokation zweier homologer Chromosomen handelt. Dies ist im Hinblick auf die erbliche Prognose wichtig und gilt unter der Voraussetzung, daß translocierte oder überzählige Chromosomen ihr ursprüngliches Replikationsmuster behalten.

Spätreplizierendes X-Chromosom. In Zellen weiblicher Herkunft ist ein Chromosom der C(6-X-12)-Gruppe in späten Stadien der S-Phase stark radioaktiv, während die Replikation in anderen Chromosomen bis auf kurze Abschnitte beendet ist. Aus verschiedenen Beobachtungen kann geschlossen werden, daß es sich dabei um ein X-Chromosom handelt (Übersicht bei German, 1967). Diese späte Replikation erlaubt eine zuverlässige Identifizierung dieses Chromosoms in der überwiegenden

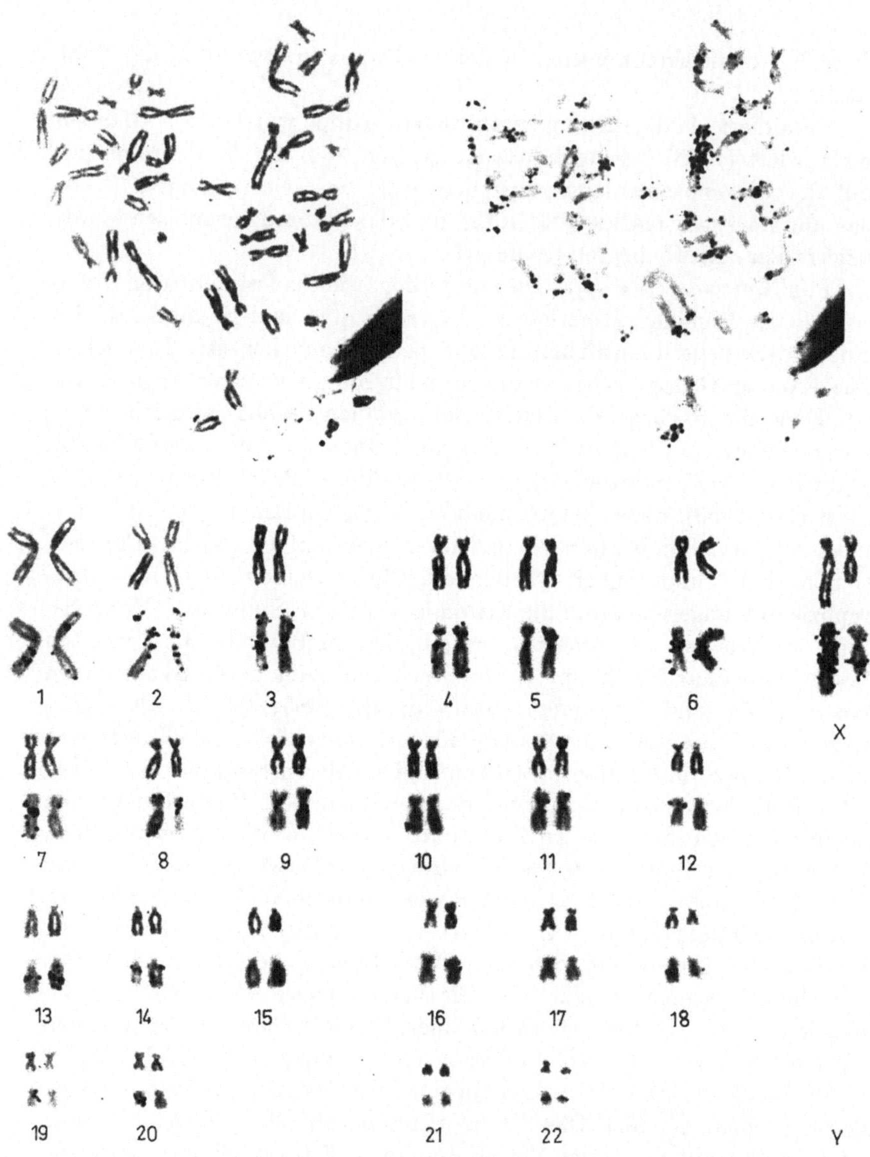

Abb. 18. Autoradiogramm einer weiblichen Zelle mit X-autosomaler Translokation. Der lange Arm des spätreplizierenden X-Chromosoms ist durch Translokation eines nicht identifizierten Stücks eines Autosoms verlängert. Dieses Segment repliziert früh. Die Identifizierung des abnormen Chromosoms war nur autoradiographisch möglich.

Dieses Autoradiogramm illustriert gleichzeitig das Spätstadium der Replikation von Chromosomen 4 und 5 sowie 13 und 14. Fibroblastenkultur, ^{3}H-Thymidin für 8 Std, 2,5 μCi/ml Medium, 6,7 Ci/mMol spez. Aktivität, Orceinfärbung. (Passarge u. German, 1967, unveröffentlicht; Fall HG 230, German, 1967)

Mehrzahl von Metaphasen der späten Stadien. Obwohl nach der Denver (1960)- und London (1963)-Nomenklatur die X-Chromosomen etwa zwischen Chromsom Nr. 6 und Nr. 7 eingeordnet werden, hat sich das spätreplizierende X-Chromosom häufig als kürzer erwiesen (Schmid, 1963; German, 1964a, 1964b; Patau, 1965; Chandra u. Hungerford, 1967). Patau (1965) betont, daß es in vielen Fällen möglich sei, das spätreplizierende mit einem morphologisch ähnlichen Chromosom zu paaren. Jedenfalls ist bisher nicht sicher bekannt, ob das spätreplizierende X gegenüber seinem Homologen tatsächlich etwas verkürzt oder ob das X nur eines der mittelgroßen Chromosomen der C-Gruppe ist.

Pulsmarkierung (vgl. Kap. IV) zu Beginn der S-Phase hat gezeigt, daß das spätreplizierende X-Chromosom auch später als die anderen Chromosomen mit der DNS-Replikation beginnt (Priest et al., 1967).

Die späte Replikation eines X-Chromosoms in XX-Zellen erstreckt sich auf beide Arme, jedoch findet sich häufig die stärkste Aktivität im langen Arm, und in sehr späten Stadien kann der kurze Arm relativ frei von Aktivität sein. Überzählige und strukturell abnorme X-Chromosomen replizieren im allgemeinen spät und können deshalb von überzähligen und abnormen Autosomen der C-Gruppe unterschieden werden (Abb. 18).

Replikation anderer Chromosomen

Ein charakteristisches Replikationsmuster besitzen die Chromosomen Nr. 1, 2, 3, 16, 17, 18 und das Y-Chromosom. Ihr Replikationsverhalten soll hier nur am Rande gestreift werden, weil sie morphologisch individuell identifiziert werden können. Eine detaillierte Darstellung findet sich in den eingangs erwähnten Arbeiten. Das Replikationsmuster dieser Chromosomen kann jedoch bei strukturellen Anomalien wichtige Aufschlüsse geben und eventuell die Identifizierung eines abnormen Chromosoms ermöglichen. Chromosom Nr. 1 ist bereits oben im Zusammenhang mit der Einteilung des Endes der S-Phase beschrieben worden (Abb. 17).

Chromosom Nr. 2 ist noch in ganzer Länge radioaktiv, wenn die distalen Enden von Chromosom Nr. 1 bereits die Synthese beendet haben. Relativ späte Aktivität findet sich im proximalen Teil beider Arme, nahe dem Centromer.

Chromosom Nr. 3 ist im mittleren und späten Stadium nahe dem Centromer und distal auf beiden Armen aktiv, wodurch ein symmetrisches Replikationsmuster entstehen kann.

Chromosom Nr. 16 repliziert im langen Arm, vor allem nahe dem Centromer im frühen und späten Stadium, sehr aktiv.

Chromosom Nr. 17 schließt die Replikation sehr früh ab und ist selbst im mittleren Stadium kaum noch aktiv.

Chromosom Nr. 18 ist dagegen bis in späte Stadien noch in ganzer Länge aktiv und kann deshalb gut von Chromosom Nr. 17 unterschieden werden.

Das *Y-Chromosom* repliziert länger und intensiver als die Chromosomen der G-Gruppe (vgl. Abb. 15) und kann vor allem in späteren und mittleren Stadien deutlich erkannt werden.

Die *C-Gruppe* und die *F-Gruppe* erlauben keine eindeutige autoradiographische Differenzierung. In der C-Gruppe kann man gelegentlich zwei Paare finden, die im proximalen langen Arm im mittleren Stadium deutlich radioaktiv sind. Dabei könnte es sich um Chromosom Nr. 9 bzw. C′ (s. Abschnitt 3) handeln. In der F-Gruppe replizieren beide Paare so früh und gleichmäßig, daß eine autoradiographische Differenzierung bisher nicht möglich ist.

5.2. Chromosomenmessung

Es gibt zahlreiche Daten über Chromosomenmessungen (vgl. Chicago-Conference, 1966), deren Zuverlässigkeit jedoch problematisch ist. Patau (1965) und Hughes (1966) haben die Schwierigkeiten und einige Widersprüche näher ausgeführt. Die Variation in der Länge einzelner Chromosomen ist auch in guten Präparaten beträchtlich. Der Variationskoeffizient der Länge beträgt nach Patau (1965) etwa 5,3%, mit einer Standardabweichung von 4,4% (bei $p = 0{,}05$). Unterschiede im Kontraktionsgrad beider Arme eines Chromosoms und andere präparativ bedingte Faktoren machen Messungen der absoluten Chromosomenlänge zur Identifizierung homologer Chromosomen in einzelnen Zellen unmöglich. In luftgetrockneten Präparaten können peripher gelegene Chromosomen etwas größer sein (Patau, 1965).

Adäquate Standardisierung und Kontrollen sind die wichtigsten Voraussetzungen für Chromosomenmessungen. Im allgemeinen mißt man Chromosomen auf stark vergrößerten, in der Vergrößerung genau übereinstimmenden photographischen Abzügen oder in Projektionen des Negativs auf einer ebenen Leinwand oder anderen Fläche. Es empfiehlt sich die Benutzung eines Landkartenmeßgerätes. Eine besondere Schwierigkeit können beim Messen das Centromer und/oder achromatische Bezirke eines Chromosoms bereiten, da diese Abschnitte oft nicht präzise genug bestimmt werden können; dabei müssen Standardisierung und Einheitlichkeit sowie sorgfältige Kontrollen manche Ungenauigkeit kompensieren. Hinsichtlich detaillierter Angaben zur Methodik der Chromosomenmessungen sei auf Ferguson-Smith et al. (1962), Penrose (1964), Patau (1965), Giannelli u. Howlett (1966), Hughes (1966), Miller et al. (1969), Bender u. Kastenbaum (1969) und Neurath u. Enslein (1969) verwiesen.

Warburton et al. (1969) konnten bei Patienten mit scheinbar normalem Karyotyp mittels einer vergleichenden Meßtechnik geringgradige Deletionen der kurzen Arme von Chromosomen der B-Gruppe nachweisen, nachdem klinisch eine solche Deletion vermutet worden war.

Exakt wäre im Grunde nur die Erfassung des genauen DNS-Gehaltes eines Chromosoms. Eine solche Methode konnte bisher nicht befriedigend ausgearbeitet werden; die Bestimmung des sog. Chromatin-Areals nach Hughes (1966) bildet einen Kompromiß, der für bestimmte Zwecke nützlich sein kann.

6. Erhebung und Auswertung von Befunden

In der Analyse mitotischer Chromosomen und ihrer Auswertung erlauben individuelle Unterschiede zwischen verschiedenen Laboratorien und die Vielfalt der Fragestellungen kein schematisch festgelegtes Vorgehen. Ausdrücklich sei jedoch betont, daß gewisse Grundregeln eingehalten werden müssen, wie aus dem folgenden hervorgeht.

6.1. Die Analyse

Die Chromosomenanalyse gliedert sich in mikroskopische und photographische Analyse. Die mikroskopische Analyse erstreckt sich auf Zeichnen und Zählen. Es ist sehr zu empfehlen, daß bei jeder Analyse mindestens eine Zeichnung einer guten Metaphase angefertigt wird, da zahlreiche kleine Varianten in der Photographie nicht sichtbar sind. Zeichnen zwingt ferner zur genauen Betrachtung der beobachteten Zellen. Die Zeichnung ist schematisch und beschränkt sich auf Wiedergabe der relativen Lage der einzelnen Chromosomen zueinander und Angabe ihrer Identität nach Paarnummer oder Gruppe. Dies geschieht während des Mikroskopierens bei höchster Vergrößerung und kann auf mancherlei Weise zu Papier gebracht werden. Die in unserem Labor übliche Methode ist in Abb. 19 wiedergegeben. Es ist selbstverständlich, daß die Position der Zelle auf dem Objektträger und der Untersucher vermerkt werden müssen, gegebenenfalls auch das Mikroskop, wenn die Objekttische mehrerer Mikroskope differieren.

Auch beim bloßen Zählen am Mikroskop ohne Zeichnen sollte auf Varianten oder Anomalien der Struktur geachtet werden. Häufig müssen zusätzlich bestimmte Chromosomengruppen oder Chromosomen auf eine bestimmte Variante hin angesehen werden, um einen Verdacht zu erhärten oder zu widerlegen.

Die photographische Analyse dient der Dokumentation, der weiteren Analyse und der Anfertigung von Karyotypen. Die Zahl der notwendigen Karyotypen hängt ganz von der Fragestellung ab. Nochmals sei betont, daß man bei jeder Ungewißheit eines Befundes auf das direkte mikroskopische Bild zurückgreifen muß, weil die Photographie in jedem Fall von geringerer Qualität ist.

Wir halten es für wichtig, daß jedem Karyotyp eine Photographie der zugehörigen ganzen Metaphase beigefügt wird, um die Qualität dieser Zelle, den Grad der Streuung, die Lage einzelner Chromosomen, Homogenität der Färbung, eventuelle Artefakte u.a.m. beurteilen zu können (vgl. Abb. 5 und 6). Eventuell kann die intakte Metaphyse dem Karyotyp gegenüber etwas verkleinert wiedergegeben werden. Photographien

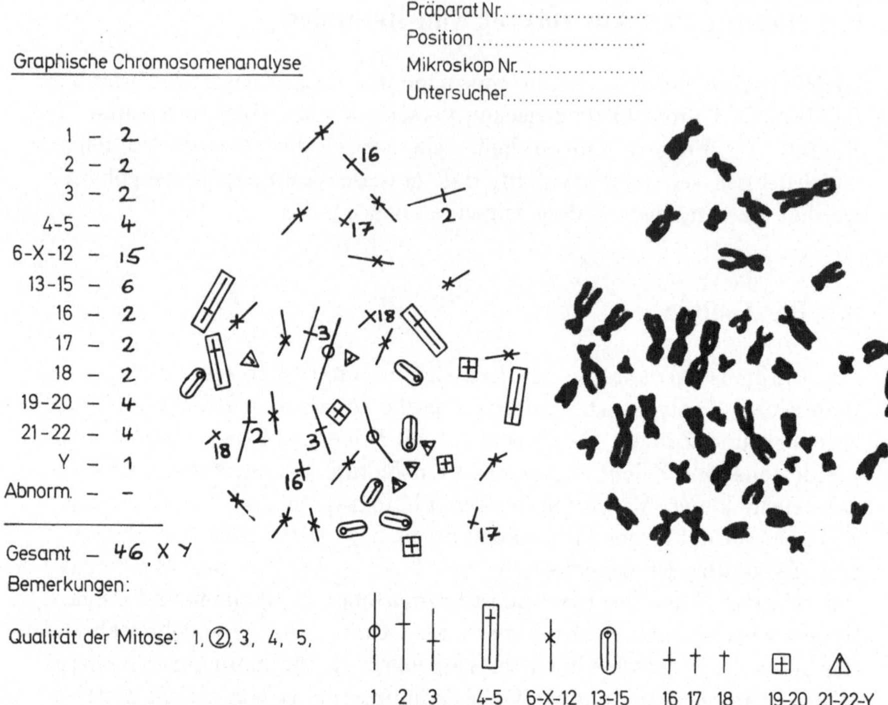

Abb. 19. Zeichnung (links) einer Metaphase, die zur Illustration rechts photographisch abgebildet ist. Die Symbole der schematischen Zeichnung sind unten rechts angegeben. Vorlage, wie sie routinemäßig bei uns benutzt wird (das Vorbild stammt aus dem Labor von Dr. James German, New York City)

zur Anfertigung von Karyotypen werden im allgemeinen auf etwa 2500—3000mal vergrößert. Praktische Anweisungen zur Mikrophotographie liefern alle einschlägigen Firmen. Für eine zusammenfassende Darstellung s. beispielsweise Christenson (1965). Als spezielle optische Untersuchungsmethode sei das Anoptralkontrastverfahren (Kabarity u. Schade, 1968) erwähnt, das für spezielle Fragestellungen in Betracht kommt.

Die Beurteilung cytogenetischer Daten erfordert folgende Angaben:

1. Zahl und Art der untersuchten Kulturen, Angabe der Kulturdauer. Bei Lymphocytenkulturen Art der Mitosestimulierung, eventuell Transformationsgrad und Mitose-Index; bei Fibroblasten das Alter der Kultur und Zahl der Subkulturen, Herkunft des Stammgewebes; Angabe des Mitosehemmers;

2. Gesamtzahl der untersuchten Metaphasen;

3. Anzahl der mikroskopisch gezählten und gezeichneten, photographierten und karyotypierten Zellen;

4. bei Autoradiogrammen Angabe der Zahl informativ und nichtinformativ markierter Zellen aus den jeweiligen Phasen der S-Periode, eventuell Anteil nichtmarkierter Mitosen;

5. Kriterien der Auswahl analysierter Zellen.

Für eine vereinfachte Schreibweise cytogenetischer Befunde empfiehlt sich die Chicago-Nomenklatur (s. Abschnitt 7).

Die erforderliche Zahl zu untersuchender Metaphasen kann zwischen wenigen und über 100 Zellen schwanken. Zur Erkennung einer strukturellen Chromosomenanomalie können etwa fünf klar differenzierbare intakte Metaphasen genügen, theoretisch sogar nur eine oder zwei. Freilich ist dann die Möglichkeit groß, daß ein Chromosomenmosaik nicht erkannt wird. Für die Routineanalyse von Patienten empfiehlt sich die Analyse von etwa 10—15 Metaphasen, es sei denn, daß aus klinischen Gründen ein Mosaik vermutet wird. Findet man eine oder mehrere auffällige Zellen, so werden weitere Zellen analysiert, eventuell speziell nur im Hinblick auf das sich andeutende Problem. Beispielsweise untersucht Patau in seiner cytogenetischen Studie abnormer Kinder (Summitt, 1969) routinemäßig 11 Zellen direkt durch das Mikroskop; findet sich keine Anomalie, wird die Analyse beendet. Bei Vorliegen einer auffälligen Zelle wird die Analyse auf 17 Zellen ausgedehnt; bei Vorliegen zweier identischer Anomalien werden insgesamt 23 Zellen analysiert. Das statistische Prinzip dieser Zahlen soll von Patau publiziert werden.

6.2. Diagnose von Chromosomenmosaiken

Ein Chromosomenmosaik besteht bei gleichzeitigem Vorkommen von mehr als einer postzygotisch entstandenen Zellinie mit verschiedenem Chromosomenkomplement bei ein und demselben Individuum. Bei Herkunft der Zellen aus mehr als einer Zygote spricht man von Chimärismus (Übersicht bei Ford, 1969). Der Nachweis eines Mosaiks oder einer Chimäre stößt auf Schwierigkeiten, wenn eine Zellinie in der Minorität ist, z.B. unter 10% aller Zellen des untersuchten Gewebes. Der sichere Ausschluß eines Mosaiks ist theoretisch und praktisch nicht möglich. La Marche und Martin (persönliche Mitteilung, 1969) haben eine Tabelle nach der Poisson-Verteilung errechnet, die detaillierte Angaben zur Wahrscheinlichkeit des Ausschlusses erlaubt. Diese Tabelle setzt — unter Berücksichtigung verschiedener Vertrauensgrenzen — den Prozentsatz divergenter Zellen des Mosaiks zur notwendigen Zahl der zu analysierenden Zellen in Beziehung. Diese Tabelle wird hier dank der Freundlichkeit von Dr. Paul H. La Marche (Providence, Rhode Island) zum erstenmal veröffentlicht (Anhang, Tabelle 4). Eine kürzere Tabelle mit gleichem Zweck findet sich bei Ford (1969).

Das altersabhängige XO/XX-Mosaik wurde in Abschnitt 2 diskutiert. Die hierzu von Court Brown (1966, 1967) angegebene Tabelle findet sich im Anhang (Tabelle 1).

6.3. Analyse von Chromosomenbrüchen

Das Auftreten von Brüchen in menschlichen Chromosomen, spontan und induziert, hat in den letzten Jahren beim Menschen vermehrte Beachtung gefunden (German, 1968; Passarge, 1968b). Hier folgen lediglich einige Bemerkungen zur Methodik der Analyse.

Die genaue Durchführung einer Analyse von Brüchen hängt zum Teil von der Fragestellung und dem Zweck der Untersuchung ab. Es gibt jedoch einige Prinzipien, die beachtet werden sollten, wie beispielsweise die von Cohen u. Shaw (1965) angegebenen. Wegen ihrer eminenten Wichtigkeit für eine sinnvolle Analyse von Brüchen in Chromosomen der Mitose und Meiose seien diese Voraussetzungen in Anlehnung an Cohen u. Shaw (1965) gekürzt wiedergegeben.

1. Adäquate Kontrollen sind unerläßlich. Die Auswahl der Kontrollen ergibt sich aus der Versuchsanordnung: Zellen vom gleichen Individuum bei *in vitro*-Experimenten, Kontrollperson gleichen Alters, Geschlechts, Rasse etc. bei Untersuchung von *in vivo*-Effekten oder bei spontanen Chromosomenbrüchen. Die Kontrollkulturen sollten selbstverständlich parallel zur gleichen Zeit laufen, und Experiment- und Kontrollpräparat sollten verschlüsselt sein. Dabei mag es klug sein, statistische Zufallszahlen zu verwenden.

2. Bei allen *in vitro*-Experimenten müssen Replikakulturen mitlaufen. Mindestens zwei Beobachter sollten dieselben Zellen analysieren, und zum Vergleich sind Zellen aus Replikakulturen zu untersuchen.

3. Die Analyse muß blind geschehen. Der Untersucher sollte nicht wissen, ob er das Testpräparat oder eine Kontrolle untersucht. Dazu ist es häufig notwendig, die zu analysierenden Zellen von einer anderen Person und nicht vom Untersucher aussuchen zu lassen. So wird vermieden, daß der Untersucher das Testpräparat an Nebenerscheinungen wie z. B. Mitoserate, gewissen cytologischen Effekten u.a.m. erkennt. Den Kriterien der Auswahl der Zellen kann nicht genug Aufmerksamkeit geschenkt werden. Sehr viele Objektträger sollten angefertigt und nur verhältnismäßig wenige Zellen pro Objektträger analysiert werden.

4. Der Analysevorgang muß standardisiert werden. Der Untersucher sollte nicht in die Lage versetzt werden, seine Beobachtungen auch gleich interpretieren zu können oder zu müssen. Gewisse Kriterien und Definitionen müssen vor Beginn der Untersuchungsserien aufgestellt werden und sollten nicht ohne weiteres geändert werden. Eine nachträgliche Modifizierung und Re-Analyse mag gelegentlich durch neuartige Anomalietypen notwendig werden.

5. Statistische Analyse der Daten ist unerläßlich. Bereits bei der Planung der Untersuchung empfehlen Cohen u. Shaw eine Unterredung mit einem Statistiker.

Punkt 4 bedarf einiger Erläuterungen: Wir halten eine mikroskopische Analyse von 100 Metaphasen für das absolute Minimum, besser sind 200 und mehr Mitosen. Dazu muß mittels Zählen festgestellt werden, ob es sich um intakte Zellen handelt. Tabelle 5 im Anhang zeigt einen Auswertungsbogen zur Analyse von Brüchen. Außerdem kann die Lokalisation von Brüchen auf einem Schema eingetragen werden (Abb. 20). Bei geringem Verdacht auf spontane Chromosomenbrüche analysieren wir im allgemeinen zunächst nur 100 Mitosen.

Hinsichtlich Definition und Beschreibung verschiedener Bruchtypen s. z.B. Kihlman (1966).

Die Kulturdauer von Lymphocyten beeinflußt die Häufigkeit von Brüchen (vgl. Court Brown, 1967). Dementsprechend empfiehlt sich die Analyse von Brüchen in Zellen aus Kulturen von 48, 72 und 120 Std Dauer.

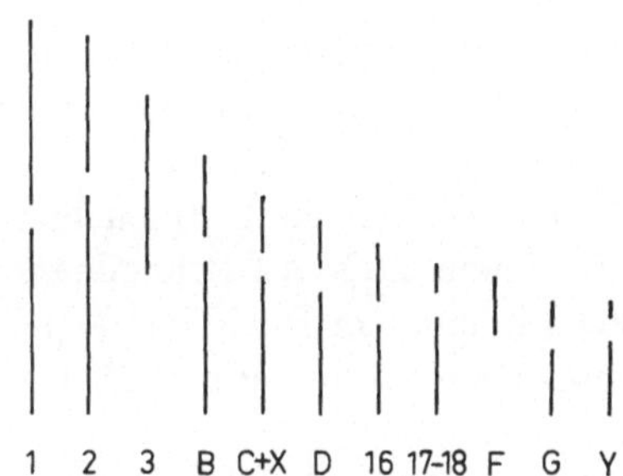

Abb. 20. Schematische Darstellung des Karyotyps zur Lokalisierung von Brüchen

6.4. Chromosomenanalyse durch Computer

Gewisse Stadien der Analyse mitotischer Chromosomen bieten sich für eine Übernahme der Arbeiten durch einen Computer an (s. z.B. Lubs u. Ruddle, 1970). Insbesondere bildet das Karyotypieren einen empfindlichen Engpaß im zeitlichen Ablauf einer Chromosomenanalyse. Die Arbeit an Metaphasechromosomen gliedert sich in fünf wesentliche Stadien: 1. Materialgewinnung; 2. Kultur und Anfertigung der Präparate; 3. Aufsuchen und Auswahl geeigneter Zellen; 4. Analyse und Karyotypieren; 5. Interpretation der Resultate.

Es ist offensichtlich, daß insbesondere Schritt 3 und 4 für Computer geeignet sein würden. Rutovitz (1967) und andere wiesen darauf hin, daß Computer bisher nur die äußeren Umrisse von Zellen und Chromosomen zuverlässig erfassen, aber Unterschiede in der optischen Dichte innerhalb von Chromosomen zu zahlreichen Fehlern führen können. Die sich abzeichnenden Möglichkeiten der Analyse durch Computer sind unter anderem von Rutovitz (1967) und Wald (1967) beschrieben worden; sie lassen erwarten, daß in Zukunft Computer zu Teilen der Chromosomenanalyse herangezogen werden können. Man kann errechnen, daß mit konventioneller Methode etwa 15 min Gesamtzeit pro analysierter Zelle benötigt werden; bei etwa 15 Zellen wären das über 3 Std. Rutovitz (1967) schätzt, daß ein Computer etwa 30 sec pro Zelle benötigen würde.

Die Computerkosten von etwa DM 3,20 pro Zelle wären den Kosten der konventionellen Methode vergleichbar (Rutovitz, 1967). Lubs u. Ruddle schätzen 2 min pro Zelle und DM 12,— bis 20,— pro analysierter Zelle. Halbautomatische Methoden werden von Cumming u. Nevin (1969), Bender u. Kastenbaum (1969), Neurath u. Enslein (1969) sowie Lubs u. Ruddle (1970) angegeben.

6.5. Archivierung cytogenetischer Daten

Auf die Vielzahl der Methoden der Archivierung und Datenverarbeitung kann hier nicht eingegangen werden. Auf das Anlegen wenigstens einer einfachen Diagnosekartei kann kaum verzichtet werden. Wir sammeln alle Unterlagen über cytogenetische Untersuchungen eines Patienten und seiner Familie in einem DIN-A4-Pendelhefter (Firma Elba) und stecken die Karyotypen in eine am Rückblatt angebrachte Tasche. Eine gute Darstellung möglicher Archivierungsmethoden findet sich bei Yesley (1966).

7. Chicago-Nomenklatur (1966)

Auf dem 3. Internationalen Kongreß für Humangenetik im September 1966 in Chicago fand eine Konferenz von Cytogenetikern statt (*Chicago Conference: Standardization in Human Cytogenetics*, The National Foundation, New York, 1966), wobei zahlreiche Vorschläge zur Vereinheitlichung der Terminologie cytogenetischer Untersuchungen gemacht wurden. Der wichtigste Vorschlag betraf eine abgekürzte Schreibweise zur anschaulichen Beschreibung cytogenetischer Befunde. Dieses System wird wegen seiner Einheitlichkeit und Übersicht — vor allem bei komplizierten Befunden — sowie der Verwendbarkeit für Computer zunehmend benutzt.

Nach der Chicago-Nomenklatur werden die Chromosomen und Chromosomengruppen bezeichnet wie bisher, also 1—22, X, Y bzw. A—G, X, Y. Ein Chromosomenkomplement wird beschrieben unter Angabe der Gesamtzahl der Chromosomen sowie Zahl und Typ der beobachteten Geschlechtschromosomen, getrennt durch Komma (ohne Zwischenraum):

46,XX = normaler weiblicher Karyotyp;
46,XY = normaler männlicher Karyotyp.

Numerische Aberrationen werden nach dem Geschlechtschromosom durch Komma (ohne Zwischenraum) getrennt angegeben, überzählige oder fehlende Autosomen entsprechend mit Plus- bzw. Minuszeichen:

45,X = 45 Chromosomen, nur ein X;
47,XXY = 47 Chromosomen, ein X zusätzlich;
47,XY,G+ = 47 Chromosomen, Geschlechtschromosomen XY, Extrachromosom in der G-Gruppe.

Wenn das abnorme Chromosom oder die Gruppe nicht präzise bekannt sind, wird ein Fragezeichen vor dem entsprechenden Symbol benutzt, z.B.:

47,XY,?21+
45,XX,?13− } = ein fragliches Chromosom 21 zuviel bzw. 13 zuwenig.

Strukturanomalien werden durch bestimmte Kleinbuchstaben angegeben (s. Anhang, Tabelle 6). Der kurze Arm eines Chromosoms wird mit p (von petit) und der lange Arm mit q (nächster Buchstabe nach p) bezeichnet, also z.B. 18q+ = Verlängerung des *langen* Armes eines Chromosoms 18; 13p+ = Verlängerung des *kurzen* Armes eines Chromosoms 13.

Die im Deutschen übliche Schreibweise mit Bindestrichen bei Syndrombezeichnungen kann bei der Chicago-Nomenklatur zu Druckfehlern Anlaß geben, z.B. beim 18q− Syndrom, das entweder „18q− Syndrom" oder „18q− -Syndrom", aber nicht „18q-Syndrom" geschrieben werden darf.

Bemerkenswert sind noch die Bezeichnungen für perizentrische Inversionen* und Translokationen**: Eine perizentrische Inversion von Chromosomen 2 würde so geschrieben: inv(2p+q−) bzw. inv(2p−q+), je nachdem, ob der kurze Arm durch die Inversion verlängert bzw. verkürzt wurde.

Translokationen werden durch kleines „t" bezeichnet, gefolgt von den durch Semikolon getrennten Chromosomen in Klammern, z.B.

46,XX,t(5p−;14q+)

indiziert eine reziproke balancierte Translokation eines unbestimmt großen Teils des kurzen Armes eines Chromosoms Nr. 5 auf den langen Arm eines Chromosoms Nr. 14. Hätte man bei dieser Translokation die beteiligten Chromosomen nicht präzise identifiziert, so würden lediglich die Chromosomengruppen angegeben sein: 46,XX,t(Bp−;Dq+).

Das Semikolon trennt strukturell abnorme Chromosomen, aber es wird fortgelassen bei Translokationen vom zentrischen Fusionstyp

---

* Eine perizentrische Inversion ist die Umkehrung eines Chromosomensegments unter Einbeziehung des Centromers, weil die beiden Inversionspunkte auf verschiedenen Chromosomenarmen lokalisiert sind (vgl. z.B. Rieger, Michaelis, Green, 1968).

** Eine Translokation ist eine Änderung der Chromosomenstruktur, die durch Positionswechsel eines Chromosomensegments zu einem anderen Chromosom entstanden ist.

zwischen akrozentrischen Chromosomen. Beispielsweise würde eine reziproke Translokation zwischen Chromosomen der D- und der G-Gruppe so bezeichnet:

45,XY,D−,G−,t(DqGq)+

Diese Bezeichnung wäre also zu lesen: 45 Chromosomen, normale männliche Geschlechtschromosomen, je ein Chromosom der D- und der G-Gruppe fehlt, ein abnormes Chromosom (das Translokationschromosom, bestehend aus dem langen Arm je eines D- und eines G-Chromosoms) zusätzlich.

Danksagung

Teile der diesem Kapitel zugrunde liegenden Arbeiten wurden mit Unterstützung der Deutschen Forschungsgemeinschaft, dem Bundesministerium für Wissenschaft und Bildung, United States Public Health Service International Postdoctoral Research Fellowship (grant No. FO5-TW-1129) durchgeführt. Ich danke Frau Andrea Karsten für technische Assistenz und Ausführung der Zeichnungen, Frau Rotraut Neumann für Photoarbeiten und Frau Elisabeth Oppl für sekretarielle Hilfe. Für nützliche Kommentare zum Manuskript bin ich Dr. Traute Schroeder (Heidelberg) und Dr. U. Wolf (Freiburg) verpflichtet. Für die freundliche Überlassung unveröffentlichter Befunde danke ich Drs. James German (New York), Paul H. La Marche (Rhode Island), Herbert A. Lubs (Denver, ehemals New Haven), Werner Schmid (Zürich) und Ulrich Wolf (Freiburg).

Anhang

Tabelle 1. *Diagnose eines XO/XX-Mosaiks in Lymphocyten in Abhängigkeit vom Alter des Patienten*

Altersgruppe (Jahre)	Untersuchte Zellzahl	Anzahl möglicher XO-Zellen	
		nach 48 h Kulturdauer	nach 72 h Kulturdauer
15—54	30	4	5
	50	5	5
	100	6	7
55—64	30	7	8
	50	9	10
	100	13	14
über 65	30	8	9
	50	10	11
	100	15	17

Tabelle aus Court Brown (1966, 1967).

Diese Tabelle gibt die Zahl altersbedingter XO-Zellen an, die durch Zufall in 0,1% der weiblichen Bevölkerung ein angeborenes XO/XX-Mosaik vortäuschen können. Wenn die hier angegebenen Zahlen von XO-Zellen erreicht oder überschritten werden, kann für das untersuchte Individuum ein angeborenes XO/XX-Mosaik mit 99% Wahrscheinlichkeit angenommen werden.

Tabelle 2. *Häufigkeit von Chromosomenvarianten bei 2444 Neugeborenen der New Haven-Studie (Lubs u. Ruddle, 1970)*

			Definition der Variante	Anzahl	%
A-Gruppe					
Chromosom	1	langer Arm verlängert	$\gg$2q	15	0,62
Chromosom	2	langer Arm verlängert	$\gg$homologes Chromosom	4	0,17
Chromosom	3	langer Arm verlängert	$\leq$Nr. 5q	7	0,29
					1,08
B-Gruppe					
Chromosom	5	verkürzter langer Arm	$<$3q	1	0,04
C-Gruppe					
Chromosom	6	ungewöhnliche sekundäre Constriction		1	0,04
Chromosom	11	abnorm metazentrisch	q = p	3	0,12
					0,16
D-Gruppe					
Chromosomen	13—15	verlängerter kurzer Arm	= 18p	333	13,3
		sehr stark verlängerter kurzer Arm	$>$ 18p	7	0,29
		Riesensatelliten	$>$ p von D oder G	77	3,1
		kurzer Arm verkürzt		2	0,08
		andere		2	0,08
					16,77
E-Gruppe					
Chromosom	16	verkürzt	$\leq$Nr. 18	20	0,82
		verlängert	$>$ Nr. 13 + sat.	3	0,12
		langer Arm verlängert	$>$ 6p	80	3,3
					4,24
F-Gruppe					
Chromosomen	19—20	ungewöhnliche sekundäre Constriction		1	0,04
		verlängerter langer Arm		1	0,04
					0,08

Tabelle 2 (Fortsetzung)

		Definition der Variante	Anzahl	%
G-Gruppe				
Chromosomen 21—22	verkürzt	$<$ 16p	2	0,08
	verlängert	$\geqq$ Nr. 20	2	0,08
	kurzer Arm verlängert	= 18p	84	3,5
	kurzer Arm stark verlängert	$>$ 18p	1	0,04
	Riesensatelliten	$>$ p von D oder G	61	2,5
	andere		1	0,04
				6,24
Y-Chromosomen	verlängert	$\geqq$ Nr. 19	120	5,0
	stark verlängert	$>$ Nr. 18	8	0,33
	verkürzt	$<$ Nr. 22	6	0,25
	metazentrisch		1	0,04
				5,62

Abkürzungen: $>$ = größer als; $\gg$ sehr viel größer als; p = kurzer Arm; q = langer Arm (vgl. Chicago-Nomenklatur).

Kriterien der Einstufung nach Lubs u. Ruddle (1970). Diese Daten beruhen auf jeweils zwei analysierten Metaphasen ohne Überlappung oder Krümmung von Chromosomen und dürften die häufigen Varianten der D-, E- und G-Gruppe unterschätzen, während die weniger häufigen Varianten zuverlässiger abgeschätzt sein dürften (Lubs u. Ruddle, 1970).

Unveröffentlichte Daten, freundlicherweise von Dr. Herbert A. Lubs (Denver, Colorado) zur Verfügung gestellt.

Tabelle 3. *Definition des Replikationsstadiums von 6 Zeitintervallen der letzten 3 Std der S-Phase*

Intervall	Definition
U	Der früheste Punkt der S-Phase, in dem sichtbare Chromosomensegmente die DNS-Synthese beendet haben.
V	Viele Regionen in multiplen Chromosomensegmenten beenden die Replikation; das Replikationsmuster erscheint komplex.
W	Wie V, jedoch wird die späte Replikation eines X-Chromosoms in weiblichen Zellen erkennbar.
X	Einzelne Chromosomen replizieren noch immer intensiv in bestimmten Segmenten: eines der X-Chromosomen in weiblichen Zellen, 2 Chromosomen der Gruppe B, 2 Chromosomen der Gruppe D, Paar 16, Paar 18, 2 Chromosomen der Gruppe G, das Y-Chromosom in männlichen Zellen. Kleinere Areale von DNS-Synthese über anderen Chromosomen.

Tabelle 3 (Fortsetzung)

Intervall	Definition
Y	In weiblichen Zellen kontinuierliche intensive DNS-Replikation eines X-Chromosoms.
Z	Minimale Synthese, sichtbar durch seltene, scheinbar ungleichmäßige einzelne Silberkörner über mehreren Chromosomen des Komplements, ohne intensive Synthese über einem bestimmten Chromosomensegment

In Anlehnung an German (1964a).

Tabelle 4. *Diagnose eines Chromosomenmosaiks. Beziehung zwischen prozentualer Verteilung zweier Zellinien und Gesamtzahl untersuchter Zellen*

Anteil differenter Zellen (%)	Zellzahl zu untersuchen, um mindestens eine differente Zelle zu finden			Erwartete Zahl differenter Zellen (bei p = 0,80) bei folgender Anzahl untersuchter Zellen:		
	p = 0,80	p = 0,95	p = 0,99	25	30	50
1	160	300	460	0	0	0
2	80	150	230	0	0	0
3	53	100	154	0	0	1
4	40	75	115	0	0	1
5	32	60	92	0	1	1
6	27	50	77	1	1	2
7	23	43	66	1	1	2
8	20	38	58	1	1	2
9	18	33	52	1	1	3
10	16	30	46	1	1	3
11	15	27	42	1	2	3
12	13	25	38	2	2	3
13	12	23	35	2	2	4
14	11	21	33	2	2	4
15	11	20	31	2	2	4
16	10	19	29	2	2	4
17	9	18	27	2	2	5
18	8	17	25	2	2	5
19	8	16	24	2	2	5
20	8	15	23	2	3	6
25	6	12	18	3	3	7
30	5	10	15	4	3	9
40	4	8	11	5	3	12
50	3	6	9	6	4	15

Tabelle von Paul H. La Marche, M. D. und Horace Martin, Ph. D. (Providence, Rhode Island) nach der Poisson-Verteilung. (Publiziert mit freundlicher Erlaubnis von Dr. Paul H. La Marche.)

Tabelle 5. *Analyse auf Chromosomenbrüchigkeit und Aneuploidie*

Patient: ______________________ Kultur Nr.: ________
Material: Lymphocyten: ____ Fibroblasten: ____ Kulturdauer: ________
Mikroskop Nr.: ______ Untersucher: __________ Datum: ________
Zellen *ohne* Strukturanomalien: ______________________
(Strichliste)
Chromosomen pro Zelle:

45	46	47	48	triploid	tetraploid	andere

Strukturanomalien:	a) Zellen mit jeweils nur *einer* Aberration	b) Zellen mit *multiplen* Aberrationen
Auffallende sekundäre Constriction		
Gap		
Chromatidbruch		
Chromatidbruch, disloziert		
Isochromatidbruch		
Dizentrisches Chromosom		
Azentrisches Fragment, klein		
Azentr. Fragment, groß		
Quadriradialfigur		
Triradialfigur		
Ringchromosom		
Abnormes Chromosom		
Komplexes Rearrangement		
„Ghosts“		
Pulverisierung		
Andere Typen (erkläre)		

Insgesamt analysiert: __________, davon abnorm: ______ Photos: ____
Besonderheiten:
Gesamteindruck:

Tabelle 6. *Symbole der Chicago-Nomenklatur (Chicago Conference, 1966)*

A—G	die Chromosomengruppen
1—22	Nummern der Autosomen (Denver-System)
X,Y	die Geschlechtschromosomen
/ (Diagonalstrich)	trennt Zellen im Mosaikverband
+ (Pluszeichen) oder — (Minuszeichen)	unmittelbar hinter einem Symbol für Chromosomen oder Chromosomenarme bedeutet, daß die betreffende Struktur zuviel (+) oder zuwenig (—) ist
? (Fragezeichen vor einem Symbol)	bedeutet fragliche Identifikation eines Chromosoms oder einer Chromosomenstruktur
* (Sternchen)	bezeichnet ein Chromosom oder eine Chromosomenstruktur, die im Text oder in einer Fußnote näher erklärt ist
ace	azentrisches Chromosomenfragment
cen	Centromer
dic	dizentrisches Chromosom
end	Endoreduplikation
h	sekundäre Constriction oder negativ gefärbte Region
i	Isochromosom
inv	Inversion
inv(p+q—) oder inv(p—q+)	perizentrische Inversion, kurzer Arm verlängert, langer Arm verkürzt oder kurzer Arm verkürzt, langer Arm verlängert
mar	Markerchromosom
mat	materne Herkunft
p	kurzer Arm eines Chromosoms
pat	paterne Herkunft
q	langer Arm eines Chromosoms
r	Ringchromosom
s	Satellit
t	Translokation
tri	trizentrisches Chromosom
Wiederholung von Symbolen	Duplikation von Chromosomenstrukturen

Literatur

Aula, P., Nichols, W. W.: The cytogenetic effects of mycoplasma in human leukocyte cultures. J. cell. Physiol. **70**, 281—290 (1968).

Barton, D. E., David, F. N., Merrington, M.: The position of the sex chromosomes in the human cell in mitosis. Ann. hum. Genet. (Lond.) **28**, 123—128 (1964).

Bender, M. A., Kastenbaum, M. A.: Statistical analysis of the normal human karyotype. Amer. J. hum. Genet. **21**, 322—351 (1969).

Berg, J. M., Faunch, J. A., Pendrey, M. J., Penrose, L. S., Ridler, M. A. C., Shapiro, A.: A homozygous chromosomal variant. Lancet **1969 I**, 531.

Büchner, T., Wilkens, A., Pfeiffer, R. A.: Autoradiographische Markierungsmuster der Chromosomen Nr. 1, 2, 3, 4, 5, 13—15, 16, und Grad der Übereinstimmung der Homologen nach Einbau von H^3-Thymidin während der späten S-Phase. Quantitative Untersuchungen an Zellen der Blutkultur. Klin. Wschr. **46**, 187—194 (1968).

Carr, D. H.: Chromosomal abnormalities in clinical medicine. Progr. med. Genet. 6, 1—62 (1969).

Chandra, H. S., Hungerford, D. A.: Identification of the human X chromosome: A reconciliation between results obtained from morphological and from autoradiographic studies. Ann. Génét. 10, 13—17 (1967).

Chicago Conference 1966: Standardization in human cytogenetics. Birth defects: Original article series, Vol. II, No 2. New York: The Nation Foundation 1966.

Christenson, L. P.: Applied photography in chromosome studies. In: Human chromosome methology (J. J. Yunis, ed.), p. 129—153. New York: Academic Press 1965.

Cohen, M. M., Shaw, M. W.: Specific effects of viruses and antimetabolites on mammalian chromosomes. In Vitro 2, 50—66 (1965).

— — The association of acrocentric chromosomes in 1000 normal human male metaphase cells. Ann. hum. Genet. 31, 129—140 (1967).

— — MacCluer, J. W.: Racial differences in the length of the human Y chromosome. Cytogenetics 5, 34—52 (1966).

Comings, D. E.: The rationale for an ordered arrangement of chromatin in the interphase nucleus. Amer. J. hum. Genet. 20, 440—460 (1968).

Court Brown, W. M.: Human population cytogenetics. Amsterdam: North-Holland Publ. Co. 1967.

— Buckton, K. E., Jacobs, P. A., Tough, I. M., Kuensberg, E. V., Knox, J. E. D.: Chromosome studies on adults. Eugenics Laboratory Memoir Series XLII. The Galton Laboratory: Cambridge University Press 1966.

— Smith, P. G.: Human population cytogenetics. Brit. med. Bull. 25, 74—80 (1969).

Crippa, L. P., Schwartz, M. S., German, J.: Autoradiographic estimation of DNA content in a variant No. 16 chromosome. Chromosoma (Berl.) 28, 26—36 (1969).

Cumming, W. J. K., Nevin, N. C.: A system for automated chromosome analysis. Humangenetik 7, 349—350 (1969).

Denver Report 1960: A proposed standard system of nomenclature of human mitotic chromosomes. Lancet 1960 I, 1063—1065.

Donahue, R. P., Bias, W. B., Renwick, J. H., McKusick, V. A.: Probable assignment of the Duffy blood group locus to chromosome 1 in man. Proc. nat. Acad. Sci. (Wash.) 61, 949—955 (1968).

Ferguson-Smith, M. A.: The techniques of human cytogenetics. Amer. J. Obstet. Gynec. 90, 1035—1054 (1964).

— Ferguson-Smith, M. E., Ellis, P. M., Dickson, M.: The sites and relative frequencies of secondary constrictions in human somatic chromosomes. Cytogenetics 1, 325—343 (1962).

Ford, C. E.: Mosaics and chimaeras. Brit. med. Bull. 25, 104—109 (1969).

Ford, E. H. R., Woollam, D. H. M.: Significance of variation in satellite incidence in normal human mitotic chromosomes. Lancet 1967 II, 26—27.

Galperin, H.: Relative positions of homologous chromosomes or groups in male and female metaphase figures. Humangenetik 7, 265—274 (1969).

Genest, P., Bouchard, M., Bouchard, J.: A satellited human Y chromosome: an evidence of autosome genosome translocation. A preliminary note. Canad. J. Genet. Cytol. 9, 589—595 (1967).

German, J.: The pattern of DNA synthesis in the chromosomes of human blood cells. J. Cell Biol. 20, 37—55 (1964a).

— Identification and characterization of human chromosomes by DNA replication sequence. In: Cytogenetics of cells in culture, vol. 3 (R. J. C. Harris, ed.), p. 191—207. New York and London: Academic Press 1964b.

German, J.: Cytological evidence for crossing-over in vitro in human lymphoid cells. Science **144**, 298—301 (1964c).
— The chromosomal structural load in man. Tex. Rep. Biol. Med. **24**, 347—364 (1966).
— Autoradiographic studies of human chromosomes. I. A review. In: Proceedings of the Third Int. Congr. Human Genetics (J. F. Crow und J. V. Neel, ed.), p. 123—136. Baltimore: Johns Hopkins Press 1967.
— Human chromosomal breakage. J. Pediat. **72**, 440—442 (1968).
Gey, W.: Untersuchungen über die DNS-Replikationsmuster der Chromosomengruppen 4—5, 13—15 und 21—22 an in vitro gezüchteten menschlichen Lymphocyten. Humangenetik **2**, 246—261 (1966).
Giannelli, F., Howlett, R. M.: The identification of the chromosomes of the D group (13—15) Denver: An autoradiographic and measurement study. Cytogenetics **5**, 186—205 (1966).
Hughes, D. T.: Quantitative studies in karyotype analysis. In: Chromosomes today, vol. 1 (C. D. Darlington and K. R. Lewis, ed.), p. 188—210. Edinburgh and London: Oliver & Boyd 1966.
Jacobs, P. A.: Structural abnormalities of the sex chromosomes. Brit. med. Bull. **25**, 94—103 (1969).
Kabarity, A., Schade, H.: Eine vererbte laterale Chromosomentranslokation (A_2) mit Untersuchung nach dem Anoptralkontrastverfahren. Dtsch. med. Wschr. **93**, 2519 (1968).
Kihlman, B. A.: Actions of chemicals on dividing cells. Englewood Cliffs, N. J.: Prentice Hall 1966.
Lesley, M. M., Frost, H. B.: Mendelian inheritance of chromosomal shape in Matthiola. Genetics **12**, 449—460 (1927).
London Report 1963: The London Conference on the normal human karyotype. Cytogenetics **2**, 264—268 (1963).
Lubs, H. A.: A marker X chromosome. Amer. J. hum. Genet. **21**, 231—244 (1969).
— Ruddle, F. H.: Applications of quantitative karyotypy to chromosome variation in 4400 consecutive newborns. Pfizer Foundation Series, Edinburgh University Press (im Druck).
— Samuelson, J.: Chromosome abnormalities in lymphocytes from normal human subjects. A study of 3720 cells. Cytogenetics **6**, 402—411 (1967).
Miller, D. A., Warburton, D., Miller, O. J.: Clustering in deleted short-arm length among 25 cases with a Bp— chromosome. Cytogenetics **8**, 109—116 (1969).
Miller, O. J., Breg, W. R., Mukherjee, B. B., Gamble, A. V. N., Christakos, A. C.: Non-random distribution of chromosomes in metaphase figures from cultured leucocytes. II. Peripheral location of chromosomes 13, 17—18, and 21. Cytogenetics **2**, 152—167 (1963).
Neurath, P. W., Enslein, K.: Human chromosome analysis as computed from arm lengths measurements. Cytogenetics **8**, 337—354 (1969).
Ockey, C. H.: Peripheral location and H^3-thymidine late-labeling behaviour of chromosomes from human fibroblasts. Abstracts, Third Int. Congr. Human Genet., p. 73, Chicago 1966.
Palmer, C. G., Funderburk, S.: Secondary constrictions in human chromosomes. Cytogenetics **4**, 261—276 (1965).
Passarge, E.: Advances in human cytogenetics. I. Basic considerations. In: Human genetics, p. 26—37, Birth defects: Original article series, Vol. IV, No. 6. New York: The National Foundation 1968a.
— Advances in human cytogenetics. II. Clinical aspects. In: Human genetics, p. 38—44, Birth defects: Original article series, Vol. IV, No 6. New York: The National Foundation 1968b.

Patau, K.: Identification of chromosomes. In: Human chromosome methodology, p. 155—186 (J. J. Yunis, ed.). New York and London: Academic Press 1965.
Pawlowitzki, I. H., Cenani, A.: Sporadic triploid cells in human blood and fibroblast cultures. Humangenetik 5, 65—69 (1967).
Penrose, L. S.: A note on the mean measurement of human chromosomes. Ann. hum. Genet. 28, 195—196 (1964).
Pfeiffer, R. A.: Karyotyp und Phänotyp der autosomalen Chromosomenaberrationen beim Menschen. Stuttgart: G. Fischer 1968.
Polani, P. E.: Autosomal imbalance and its syndromes, excluding Down's. Brit. med. Bull. 25, 81—93 (1969).
Powsner, E. R.: Frequency of endoreduplication in short-term cultures of human blood cells. J. Lab. clin. Med. 67, 610—614 (1966).
Priest, J. H., Heady, J. E., Priest, R. E.: Delayed onset of replication of human X chromosomes. J. Cell Biol. 35, 483—487 (1967).
Rieger, R., Michaelis, A., Green, M. M.: A glossary of genetics and cytogenetics — classical and molecular. Berlin-Heidelberg-New York: Springer 1968.
Rogers, A. W.: Techniques of autoradiography. Amsterdam-London-New York: Elsevicr Publ. Co. 1967.
Rosenkranz, W., Fleck, S.: Die Bedeutung der Assoziation satellitentragender Chromosomen. Humangenetik 7, 9—21 (1969).
Rutovitz, D.: Machines to classify chromosomes? In: Human radiation cytogenetics (H. J. Evans, W. M. Court Brown, A. S. McLean, ed.), p. 58—89. Amsterdam: North-Holland Publ. 1967.
Saksela, E., Moorhead, P. S.: Enhancement of secondary constrictions and the heterochromatic X in human cells. Cytogenetics 1, 225—244 (1962).
Schmid, E., Bauchinger, M.: Structural polymorphism in chromosome 17. Nature (Lond.) 221, 387—388 (1969).
Schmid, W.: DNA replication patterns of human chromosomes. Cytogenetics 2, 175—193 (1963).
— Satellites on the long Y chromosome arm: a familial Y autosome translocation in man. Cytogenetics 8, 415—426 (1969).
— Vischer, D.: Spontaneous fragility of an abnormally wide secondary constriction region in a human chromosome No 9. Humangenetik 7, 22—27 (1969).
Schwarzacher, H. G., Schnedl, W.: Endoreduplication in human fibroblast cultures. Cytogenetics 4, 1—18 (1965).
Steele, M. W.: Autoradiography may be unreliable for identifying human chromosomes. Nature (Lond.) 221, 1114—1116 (1969).
Summitt, R. L.: Cytogenetics in mentally defective children with anomalies: a controlled study. J. Pediat. 74, 58—66 (1969).
Turpin, R., Lejeune, J.: Les chromosomes humains. Caryotype normal et variations pathologiques. Paris: Gauthier-Villars 1965.
Unnérus, V., Fellman, J., de la Chapelle, A.: The length of the human Y chromosome. Cytogenetics 6, 213—227 (1967).
Wald, N.: A mechanized microscope for an automatic cytogenetic analysis system. In: Human radiation cytogenetics (H. J. Evans, W. M. Court Brown, A. S. McLean, ed.), p. 90—93. Amsterdam: North-Holland Publ. Co. 1967.
Warburton, D., Miller, D. A., Miller, O. J., Allerdice, P. W., De Capoa, A.: Detection of minute deletions in human karyotypes. Cytogenetics 8, 97—108 (1969).
Yesley, G. J.: Methods of coding and filing family records. In: The metabolic basis of inherited disease (J. B. Stanbury, J. B. Wyngaarden, D. S. Fredrickson, ed.), 2nd edit., p. 1373—1379. New York: McGraw-Hill Book Co. 1966.
Yunis, J. J., Hook, E. B., Mayer, M.: Identification of the mongolism chromosome by DNA replication analysis. Amer. J. hum. Genet. 17, 191—201 (1965).

KAPITEL VI

Chromosomen in der Meiose*

Susumu Ohno

Mit 5 Abbildungen

1. Einleitung

In den letzten Jahren wurde eine beträchtliche Anzahl von Arbeiten über menschliche Chromosomen in der Meiose veröffentlicht (s. Literaturverzeichnis). Diese Arbeiten sind durch Mikrophotographien von guter Qualität illustriert und verdeutlichen somit, daß keine technischen Schwierigkeiten mehr bestehen, um analysierbare Meiosefiguren aus menschlichen Gonaden zu erhalten. Gleichzeitig zeigen diese Untersuchungen überzeugend, daß der Meioseablauf beim Menschen dem ganz universell verbreiteten Schema folgt; der Meioseprozeß beim Menschen ist durch keine spezifischen Eigentümlichkeiten gegenüber anderen placentalen Säugetieren charakterisiert. Die weitere Analyse menschlicher Meiosefiguren verspricht somit nur Erfolg, wenn die Ziele richtig gesteckt werden.

In diesem Kapitel werden verschiedene Techniken beschrieben, die zu analysierbaren Meiosefiguren führen; darüber hinaus wird eine kurze Zusammenfassung dessen gegeben, was über den Meioseablauf beim Menschen bereits bekannt ist.

Die Analyse von meiotischen Metaphasen dürfte besonders aufschlußreich bei phänotypisch normalen Personen sein, bei denen der Verdacht besteht, daß sie regelmäßig genetisch unbalancierte Gameten erzeugen.

Diese Personen können Träger von reziproken Translokationen, Insertionen oder Inversionen sein. Aufgrund der Natur des menschlichen diploiden Chromosomensatzes können derartige Aberrationen mit einer gewissen Wahrscheinlichkeit durchaus unbemerkt bleiben, wenn ledig-

* Ein Teil dieser Arbeit wurde durch die Beihilfe CA-05138 des U.S. Public Health Service unterstützt.

lich mitotische Metaphasen analysiert werden. Es sollen daher auch einige Bemerkungen über anomale Chromosomenkonfigurationen gemacht werden, die in Meiosefiguren zu beobachten sind.

2. Übersicht über den Ablauf der Meiose beim Menschen (Abb. 1)

Bekanntlich besteht das Ziel der Meiose darin, in einer noch diploiden Keimzelle zwei haploide Chromosomensätze zu trennen. Obwohl während des Meioseablaufes zwei Zellteilungen einander folgen, findet eine Autoreduplikation des Chromosomenmaterials (DNS) nur einmal, zu Beginn der Meiose, statt. Wenn eine Spermatogonie oder Oogonie die letzte Mitose beendet hat, beginnt die Meiose in jeder der beiden Tochterzellen. Die Zelle nimmt an Größe zu, während der Zellkern die Erscheinung eines mitotischen Interphasekernes beibehält. In dieser Periode des Größenwachstums erfolgt die Replikation der DNS. Am Ende dieser Periode ist die Zelle deutlich größer als ihre Vorläufer und tritt in die Prophase der ersten meiotischen Teilung ein.

Im Leptotän ist jedes Chromosom noch als eine getrennte Einheit vorhanden. Die individuellen Umrisse der fadenartigen Chromosomen treten jedoch deutlicher heraus als in der mitotischen Prophase. Im männlichen Geschlecht findet sich ein weiteres Charakteristikum, wodurch sich das Leptotän von der mitotischen Prophase unterscheidet. Im Leptotänkern sind sowohl das X- wie das Y-Chromosom über ihre ganze Länge positiv heteropyknotisch, während im mitotischen Prophasekern nur das Y-Chromosom sich so verhält.

Sobald sich die homologen Chromosomen paaren (Synapsis), spricht man vom Stadium des Zygotän. Eine notwendige Vorbedingung für den Vollzug der Synapsis scheint die Orientierung beider Enden eines jeden Chromosoms in Richtung auf das Centriol zu sein. Diese besondere Konfiguration, die von den fadenartigen Chromosomen eingenommen wird, liefert das als „Bukett“ bezeichnete Aussehen von Zygotänkernen. „Bukett“-Kerne können leicht in histologischen Schnitten geschlechtsreifer Testes und fetaler Ovarien des Menschen beobachtet werden. In Quetschpräparaten kann jedoch die „Bukett“-Konfiguration infolge der Zerstörung der räumlichen Beziehungen nicht beobachtet werden. Da alle Chromosomenenden eng benachbart zu liegen kommen, besteht für jedes Chromosomenende die Möglichkeit, einen homologen Partner zu finden und sich mit ihm zu vereinigen. Die der Länge nach erfolgende Synapse der beiden Homologen scheint an beiden Enden zu beginnen und verläuft reißverschlußartig zur Mitte hin fort. Beide X-Chromosomen im weiblichen Geschlecht sind zu einem feinen Faden gepaart;

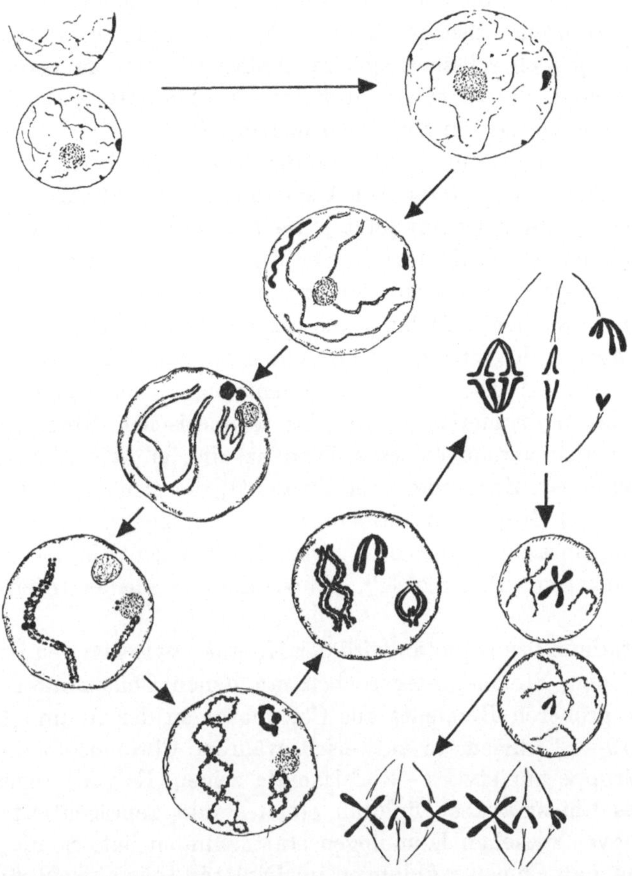

Abb. 1. Schematische Darstellung des Meioseablaufs im männlichen Geschlecht. Außer dem X und dem Y sind die Autosomen durch ein Paar großer metazentrischer und ein Paar kleiner akrozentrischer Chromosomen repräsentiert, die den Nucleolusorganisator tragen. Die Kernmembran ist durch einen Kreis angedeutet. Chromosomen im gestreckten Zustand sind schraffiert, in kondensiertem Zustand schwarz ausgefüllt. Der Nucleolus ist als ein runder schraffierter Körper gezeichnet. Zwei Tochterkerne, die aus der letzten Spermatogonienmitose (oben links) stammen, treten in eine Wachstumsphase und beenden die DNS-Replikation. Am Ende dieser Phase erreicht der Kern eine beträchtliche Größe (oben rechts). Darauf folgen in Richtung des Pfeiles Leptotän, Zygotän, Pachytän, Diplotän und Diakinese. Am Ende der Diakinese verschwindet die Kernmembran, und der Spindelapparat wird gebildet. Die Zelle befindet sich jetzt in der ersten meiotischen Metaphase. Interkinese und zweite Metaphase folgen. Zwischen männlichem und weiblichem Geschlecht bestehen in der Meiose zwei grundsätzliche Unterschiede. Im weiblichen Geschlecht liegt 1. zwischen Diplotän und Diakinese eine lang andauernde Ruheperiode; werden 2. die beiden X-Chromosomen nicht positiv heteropyknotisch und zeigen keine End-zu-End-Assoziation, sondern verhalten sich ebenso wie ein homologes Paar von Autosomen

sie scheinen sich in derselben Weise wie die Autosomen zu paaren. Die positiv heteropyknotischen X- und Y-Chromosomen im männlichen Geschlecht jedoch scheinen sich in ähnlicher Weise zu vereinigen wie zwei Öltropfen, die zu einem größeren Tropfen fusionieren, indem sie eine amorphe Masse von Heterochromatin bilden.

Wenn die longitudinale Synapse der Homologen beendet ist, spricht man vom Pachytänstadium. Mit Ausnahme des XY-Bivalents im männlichen Geschlecht erscheint jetzt jedes Bivalent als ein ziemlich dicker Faden mit einer Anzahl transverser Streifen, sog. Chromomeren. Das dem Centromer benachbarte Chromomer jedes Bivalents zeichnet sich durch eine intensivere Färbung aus (parazentrisches Heterochromatin); dasselbe gilt für das terminale Chromomer an jedem Ende (telomerisches Heterochromatin). Die Pachytänbivalente haben die Neigung, sich im Bereich des zentromerischen wie des telomerischen Heterochromatins miteinander zu vereinigen, eine Tendenz, die im weiblichen Pachytän ausgeprägter ist. Zwei oder drei Bivalente, die sich aus Chromosomen der D- und G-Gruppe zusammensetzen, beteiligen sich gewöhnlich an einem gemeinsamen Nucleolus. Das XY-Bivalent bildet in diesem Stadium das sog. „Sex-vesicle", das wie ein sehr kleiner Interphasekern aussieht.

Im Stadium des Diplotän wird der Kontakt zwischen den Homologen bis auf einige Stellen unterbrochen, an denen Chiasmata entstanden sind. Die größeren Bivalente aus Chromosomen der A- und B-Gruppe können 10—12 Chiasmata aufweisen, während Chromosomen der E- F- und G-Gruppe nur etwa 1—2 Chiasmata zeigen. Es wird angenommen, daß jedes Chiasma des Diplotän einen Punkt repräsentiert, an dem Crossing-over zwischen Homologen stattgefunden hat. Somit wäre anzunehmen, daß Chiasmazählungen im Diplotän sehr aufschlußreich sein sollten. In der Praxis erweisen sich jedoch Diplotänbivalente als so zart und empfindlich gegenüber mechanischer Verzerrung, daß es nahezu unmöglich ist, echte Chiasmen von künstlichen Überlagerungen zu unterscheiden, die durch die Quetschtechnik entstanden sind. Es wird angenommen, daß genetisches Crossing-over rein zufallsmäßig über die ganze Länge der beiden Homologen erfolgt. Andererseits gibt es bevorzugte loci für Chiasmabildung. Im Diplotän ist fast regelmäßig ein Chiasma in dem Abschnitt nächst dem zentromerischen Heterochromatin jedes Bivalents zu sehen. Im männlichen Geschlecht beginnt während des Diplotän das Sex-vesicle sich aufzulösen; die individuellen Umrisse des positiv heteropyknotischen XY-Bivalents sind jedoch noch nicht unterscheidbar.

Das Diplotän bezeichnet das Ende der ersten meiotischen Prophase. Zwischen dem Ende der letzten Mitose und dem Diplotän hat die Zelle ihre chromosomale DNS repliziert, und auf die Paarung der Homologen ist der Austausch von genetischem Material zwischen diesen erfolgt; lediglich die mechanische Trennung des einen haploiden Satzes von dem anderen hat noch stattzufinden. Diesen genannten Schritten entsprechend beansprucht die meiotische Prophase eine ziemlich lange Zeit, die auf mehrere Tage geschätzt wird.

Im Testis laufen die ersten Meiosen zur Zeit der Pubertät ab; der ganze meiotische Prozeß individueller Zellen schreitet, sobald er einmal begonnen hat, ununterbrochen fort. Im Gegensatz dazu wird im weiblichen Geschlecht die Meiose jeder Oocyte schon während der Embryonalentwicklung bis zum Diplotänstadium geführt; der Meioseablauf hält im Diplotän inne. Die restlichen Stadien der Meiose werden von den individuellen Oocyten in den geschlechtsreifen Follikeln des Ovars durchlaufen; der Abschluß der Meiose erfolgt nach der Ovulation und Befruchtung in der Fallopischen Tube.

Die Diakinese der Meiose entspricht der Prometaphase der Mitose insofern, als bereits ein fortgeschrittener Kontraktionszustand der einzelnen Chromosomen erreicht ist; sie verbleiben jedoch in der Kernmembran. Sodann erfolgt in jedem Bivalent eine Abstoßung der homologen Centromere. In dem Maße, in dem die homologen Centromere auseinanderrücken, wandern die interstitiellen Chiasmata beidseits des Centromers gegen die Chromosomenenden. Das X- und das Y-Chromosom im männlichen Geschlecht befinden sich jetzt deutlich in End-zu-End-Paarung.

Bald darauf verschwinden die Kernmembran und die Nucleoli gleichzeitig, und der Spindelapparat wird gebildet. Alle Bivalente, die jetzt ihre maximale Kontraktion erreicht haben, sind in der Äquatorialplatte angeordnet. Die Zelle ist in der ersten meiotischen Metaphase.

Da die bei der Präparation übliche hypotonische Vorbehandlung dazu dient, Kernmembran und Spindelapparat zu zerstören, und da das Quetschen wie das Lufttrocknen der Präparate die ursprüngliche topographische Anordnung der Bivalente aufhebt, ist bei diesen neueren Präparationstechniken die Unterscheidung zwischen Diakinese und erster meiotischer Metaphase nicht mit absoluter Sicherheit möglich. Die Erfahrung spricht jedoch dafür, daß die Bivalente in der Diakinese etwas schlanker als in der ersten meiotischen Metaphase erscheinen, und daß in dem letzteren Stadium weniger interstitielle Chiasmata verbleiben sollten.

Es wird angenommen, daß jede der beiden haploiden Zellen, die am Ende der ersten Meiose entstehen, eine Kernmembran bildet, die über einen kurzen Zeitraum erhalten bleibt. In diesem sehr kurzen Stadium kann bei einigem Glück ein Paar von Kernen beobachtet werden. Ist das der Fall, so fällt das X in dem einen und das Y in dem anderen Kern sofort in den Blick. Obwohl die individuellen Konturen aller Chromosomen während der Interkinese nicht vollständig aufgelöst sind, befinden sich die 22 Autosomen in gestrecktem Zustand, während das X bzw. Y so erscheint, als wäre es von einer stark colchicinierten mitotischen Metaphase entnommen und in die Mitte eines Interkinesekernes gesetzt worden.

Im Anschluß an die Interkinese sollte der Prozeß über die Prophase zur Metaphase fortlaufen. Die Unterscheidung zwischen Prophase II und Metaphase II ist jedoch nicht einfach. Vom ersten Anfang der zweiten Meiose an läßt sich keine Anziehung zwischen den beiden Schwesterchromatiden jedes Chromosoms nachweisen. Dieses Fehlen einer Anziehung könnte von der Tatsache herrühren, daß als ein Ergebnis des Crossing-over verschiedene Abschnitte der Schwesterchromatiden jedes Chromosoms nicht voneinander, sondern von dem homologen Chromosom her stammen. Während somit die beiden Schwesterchromatiden eines jeden mitotischen Prophasechromosoms eng gepaart sind (relational coiling), nimmt ein metazentrisches Chromosom bereits in der Prophase II eine X-förmige Gestalt an. Die individuellen Chromosomen der Prophase II gleichen denen einer colchicinierten mitotischen Anaphase, während die Chromosomen in Metaphase II colchicinierten mitotischen Metaphasechromosomen entsprechen. Das einzig unterscheidende Kennzeichen ist der Grad der Kondensation.

In der zweiten meiotischen Anaphase werden die Schwesterchromatiden jedes Chromosoms des haploiden Satzes voneinander getrennt; damit ist der gesamte Ablauf der Meiose vollendet.

3. Präparation meiotischer Prophasefiguren

Wie erwähnt, findet der gesamte Prozeß der ersten meiotischen Prophase innerhalb der Kernmembran statt, und die einzelnen Chromosomen nehmen in den Stadien Leptotän, Zygotän, Pachytän und Diplotän die Gestalt eines feinen Fadens an. Die hypotonische Vorbehandlung bringt die einzelnen Zellkerne zum Aufschwellen, sie hydratisiert aber auch die bereits fadenförmigen Chromosomen und eliminiert morphologische Kennzeichen individueller Chromosomen. Insofern wiegen die Nachteile der hypotonischen Behandlung deren Vorteile auf. Die Verwendung hypotonischer Vorbehandlung ist deshalb für die Präparation meiotischer Prophasefiguren nicht zu empfehlen. Es sei jedoch zugestanden, daß ein Stück Gonadengewebe nach hypotonischer Behandlung öfter auch erste meiotische Prophasefiguren von guter Qualität liefert. Tatsächlich dürften sich diese Prophasefiguren jedoch im Inneren des Gewebestückes befunden haben und daher dem Einfluß der hypotonischen Lösung entzogen worden sein.

3.1. Männliches Geschlecht

(vgl. Ferguson-Smith, 1964; Eberle, 1963; Sasaki und Makino, 1965)

Nach unserer Erfahrung verschlechtert sich der Zustand meiotischer Metaphasefiguren sehr schnell nach Entfernung des Gewebes vom Körper, während erste meiotische Prophasefiguren gegenüber diesem Eingriff weniger empfindlich sind. Somit können meiotische Prophasefiguren guter Qualität nicht nur von Biopsiematerial, sondern auch von Nekropsiematerial erhalten werden, das mehrere Stunden nach dem Tod entnommen wurde. Gesunde männliche Individuen in dem Altersbereich von 12—75 Jahren liefern eine hinreichende Anzahl meiotischer Figuren.

Um meiotische Prophasen des männlichen Geschlechts zu gewinnen, wird testiculäres Gewebe in Stücke von nicht größer als $2 \times 2 \times 2$ mm geschnitten und bei 4° C in isotonischer Lösung suspendiert, z. B. in Medium 858 oder Hanks-Lösung. Nach 10 min werden die Stücke in frisch angesetzte, kalte Lösung übertragen; dieser Schritt wird noch zweimal wiederholt. Die Stücke sind dann fertig zur Fixierung.

Frisches Fixativ wird durch Mischung gleicher Volumina von Eisessig und destilliertem Wasser hergestellt. Für eine ausreichende Fixierung wird mindestens das 50fache Volumen der zu fixierenden Gewebestücke benötigt.

Kleine Würfel ($2 \times 2 \times 2$ mm) des vorbehandelten Gonadengewebes werden in frisches Fixativ für minimal 15, maximal 45 min gegeben. Ein Würfel des fixierten Gewebes wird zusammen mit 0,1 ml Fixativ auf einen Objektträger gegeben. Um die freien Zellen zu gewinnen, wird das Gewebestück leicht mit einem stumpfen Metallinstrument zerklopft, z.B. mit dem Ende eines Glasschreibers. Das faserige Bindegewebe, das in der freien Zellsuspension zurückbleibt, wird mit Uhrmacherpinzetten herausgenommen. Wenn Gewebeklumpen zurückbleiben, wird es mit keinem noch so starken Druck möglich sein, die einzelnen Zellen auszubreiten. Nach Entfernung des Bindegewebes bleibt weniger als 0,1 ml der freien Zellsuspension auf dem Objektträger zurück; dieser Tropfen wird mit einem Deckglas Nr. 1 bedeckt (24×40 mm); hierbei ist sorgfältig darauf zu achten, daß keine Luftblasen unter dem Deckglas entstehen.

Zum Schutze des Präparates während des Quetschens und um den Fingern Halt zu geben, werden zwei Blatt Filtrierpapier Nr. 1 in der Mitte gefaltet und das Präparat dazwischengelegt. So eingeschlagen wird das Präparat auf eine vollständig flache Oberfläche gelegt, Deckglasseite nach oben, und beide Daumen werden nebeneinander auf dem Filterpapier oberhalb des Deckglases aufgesetzt.

Das volle Körpergewicht wird gleichmäßig auf die beiden Daumen übertragen, so daß der Druck senkrecht nach unten einwirkt; Druck mindestens 1, vorzugsweise 2 min anhalten. In diesem kritischen Stadium kann ein Präparat durch die geringste Bewegung der Daumen oder durch schrägwirkenden Druck vollständig zerstört werden. Nach dem Quetschen und Entfernen des Filterpapiers von dem Präparat beweist das Auftreten von Newtonschen Ringen zwischen Deckglas und Objektträger, daß die Behandlung erfolgreich war.

Das Präparat wird für 1 min in einen größeren Becher gestellt, der eine Mischung von Trockeneis und Methanol enthält; das Deckglas wird dann mit einer Rasierklinge von dem gefrorenen Fixativ abgesprengt und weggeworfen. (Jahrelange Erfahrung hat uns gelehrt, daß weder ein Silikonisieren des Deckglases noch das Bestreichen des Objektträgers mit Albumin notwendig ist, um gut gequetschte Zellen auf dem Objektträger festzuhalten. Wir reiben lediglich den gereinigten Objektträger kräftig mit einem groben Papierhandtuch wenige Minuten vor Gebrauch.)

Das Präparat wird an der Luft getrocknet und dann für 15 min in Methanol gestellt, um Fettsubstanzen herauszulösen, die gewöhnlich in Gonadengewebe enthalten sind. Das Präparat wird wiederum getrocknet, unter Leitungswasser gespült und 15 min in 1 n HCl bei 60° C hydrolysiert, um den größten Teil der RNS von den Chromosomen und dem ausgebreiteten Cytoplasma zu entfernen.

Das Präparat ist jetzt fertig zum Färben. Wir erhalten in unserem Laboratorium gleich gute Ergebnisse bei 3stündigem Färben mit Feulgenreagens, 5 min mit Giemsa-Lösung oder 1 min mit 0,25% basischer Fuchsinlösung. Nach Trocknen an der Luft wird das Präparat in Kunstharz eingebettet und mit einem Deckglas Nr. 1 bedeckt.

Werden Naßpräparate bevorzugt (Semipermanentpräparate), so werden die fixierten Gewebestücke vor dem Quetschen in 2%iges essigsaures Orcein übertragen. Nach dem Quetschen werden dann die Ränder des Deckglases mit einer Mischung aus Paraffin und Bienenwachs bzw. Krönigs Zement versiegelt.

Es kann auch versucht werden, Lufttrockenpräparate von der freien Zellsuspension herzustellen. Hierzu wird in einer frisch zubereiteten Mischung aus drei Teilen Äthanol und einem Teil Eisessig fixiert (Ferguson-Smith, 1964).

3.2. Weibliches Geschlecht

(vgl. Ohno et al., 1962; Baker, 1963; Manotaya und Potter, 1963)

Zahlreiche Figuren der ersten meiotischen Prophase von Oocyten sind in den Ovarien von Feten vom dritten Monat der embryonalen Entwicklung an bis fast zur Zeit der Geburt enthalten. In fortgeschritteneren Entwicklungsstadien ist jedoch jede in Prophase befindliche Oocyte von einer einfachen Schicht von Follikelzellen umhüllt, die beim Quetschen individueller Oocyten stören. Deshalb erhält man meiotische Prophasefiguren guter Qualität leichter von jüngeren Feten, im 4. und 5. Monat der Schwangerschaft.

Ein frisch entnommenes fetales Ovar wird mit einer Rasierklinge in longitudinale Streifen von etwa 2 mm Dicke geschnitten. Stücke von nicht mehr als 2×2×2 mm werden von dem corticalen Bereich (direkt unter der Oberfläche) dieser Streifen geschnitten. Sie werden dann genau in der gleichen Weise weiterbehandelt wie Gewebestücke von Testis.

4. Präparation meiotischer Metaphasefiguren

4.1. Männliches Geschlecht

(vgl. Ford und Hamerton, 1956; Eberle, 1963; Böök und Kjessler, 1964; Evans et al., 1964; Sasaki und Makino, 1965; Kjessler, 1966; Meredith, 1969)

Um gut ausgebreitete Figuren der Diakinese und ersten meiotischen Metaphase zu erhalten, werden Gewebestücke des Testis von nicht mehr als 2×2×2 mm Größe zuerst hypotonisch behandelt und dann fixiert. Es entspricht jedoch unserer Erfahrung, daß Präparate, die für meiotische Prophasefiguren vorgesehen waren, oft bessere Figuren der zweiten meiotischen Metaphase lieferten als diejenigen, die einer hypotonischen Behandlung unterzogen worden waren. Während somit hypotonische Behandlung für die Darstellung erster meiotischer Metaphasen notwendig ist, scheint sie die Qualität zweiter meiotischer Metaphasen nicht zu verbessern.

Zur hypotonischen Behandlung kann entweder destilliertes Wasser oder eine 1,0—1,2%ige Citratlösung verwendet werden. Bei Verwendung von destilliertem Wasser besteht das Risiko, daß es durch Aufnahme von atmosphärischem CO_2 übermäßig sauer wird; es sollte deshalb von Zeit zu Zeit der pH geprüft werden. In unserem Laboratorium bevorzugen wir destilliertes Wasser, das auf pH 7,0 eingestellt ist, gegenüber der Citratlösung.

Da menschliche Tubuli von Bindegewebe umgeben sind, ist eine verlängerte hypotonische Behandlung von etwa 30 min gegenüber den üblichen 12—15 min zu empfehlen. Die Menge an destilliertem Wasser sollte mindestens das 100fache des Gewebevolumens betragen.

Die anschließenden Arbeitsgänge des Fixierens, Quetschens und Färbens sind die gleichen wie sie für die meiotische Prophase beschrieben wurden. Wird mit einem Gemisch von Äthylalkohol und Eisessig im

Verhältnis 3:1 anstelle von 50%iger Essigsäure fixiert, so können anstelle des Quetschens Lufttrockenpräparate hergestellt werden (Evans et al., 1964).

4.2. Weibliches Geschlecht

(vgl. Jagiello, 1965; Tarkowski, 1966)

Erst wenn die individuellen Follikel der geschlechtsreifen Frau voll ausgewachsen und zur Ovulation bereit sind, setzen die darin befindlichen Oocyten die Meiose fort. Da während jedes Oestruscyclus in der Regel nur ein Follikel im Ovar zu voller Größe heranwächst und ovuliert, besteht nur eine äußerst geringe Aussicht, eine weibliche Diakinese oder erste meiotische Metaphasefigur zu erhalten. Wenn sich jedoch die seltene Gelegenheit bietet, ovarielles Biopsiematerial zu erhalten, das einen reifen Follikel enthält, kann die Technik von Jagiello (1965) angewendet werden, die für Versuchstiere entwickelt wurde.

Zunächst wird der reife Follikel als Ganzes von dem Rest des ovariellen Gewebes isoliert, unter dem Präpariermikroskop aufgebrochen und der Cumulus oophorus in einer kleinen Menge isotonischer Lösung (z. B. Hanks-Lösung) auf einem Objektträger suspendiert. Mit einer Uhrmacherpinzette in jeder Hand werden so viele Follikelzellen als möglich von der Oocyte entfernt. Wenn die Oocyte weitgehend bloßgelegt und nur noch von einer kleinen Anzahl von Corona-radiata-Zellen umgeben ist, sollte sie mit einer Mikropipette auf einen neuen Objektträger übertragen werden. Die Fixierung erfolgt durch Auftropfen von etwa 0,1 ml einer 50%igen Essigsäurelösung. Anschließend wird gequetscht und gefärbt.

Tarkowski (1966) beschreibt eine Lufttrockenmethode, bei der drei Tropfen eines Äthanol-Eisessig-Fixativs (3:1) langsam nacheinander auf die Oocyte aufgetropft und dann an der Luft unter leichtem Blasen getrocknet werden.

5. Interpretation von Meiosebeobachtungen

5.1. Gibt es polyploide Keimzellen?

Wenn ein Untersucher zum erstenmal Quetschpräparate von Testismaterial irgendeines gesunden Säugetieres oder des Menschen durchmustert, läßt er sich gern beeindrucken von Spermatogonienmetaphasen, die tetraploid oder sogar octoploid erscheinen. Darüberhinaus erscheint auch ein gewisser Anteil erster meiotischer Metaphasefiguren als polyploid. Diese offensichtlich polyploiden Figuren sind jedoch nicht notwendigerweise so zu interpretieren, daß polyploide Keimzellen im Säugertestis normalerweise auftreten. Die histologische Untersuchung von Schnitten dieses Materials bestätigt in der Regel nicht diesen Eindruck. Statt dessen beobachtet man häufig Ansammlungen von 2, 4 oder sogar 8 Spermatogonienmetaphasen wie auch erster meiotischer Metaphasen. Diese Beobachtung spricht dafür, daß die beiden letzten Spermatogonienteilungen und die nachfolgende Meiose der Tochterzellen oft in vollständiger Synchronie ablaufen. Der Quetsch- bzw. Lufttrockenprozeß dürfte diese 2 oder 4 Metaphasen, die eng benachbart zueinander liegen, als eine einzelne polyploide Metaphase erscheinen lassen.

Bei der Interpretation der Bedeutung dieser wohl nur scheinbar polyploiden Keimzellen in Testis-Quetschpräparaten sollte äußerste Vorsicht geübt werden.

5.2. Chiasmafrequenz

Wie bereits erwähnt, könnte jedes Chiasma im frühen Diplotän durchaus eine Stelle bezeichnen, an der ein Chromatidaustausch zwischen homologen Chromosomen stattgefunden hat. In diesem Stadium sind jedoch die beiden Homologen jedes Bivalents extrem gestreckt und empfindlich gegenüber mechanischer Verzerrung. Daher kann eine Unterscheidung zwischen echten Chiasmata und künstlicher Verwicklung der beiden Stränge, verursacht durch das Quetschen oder Lufttrocknen, nicht mit voller Sicherheit getroffen werden. Eine Schätzung der durchschnittlichen Chiasmafrequenz in diesem Stadium stößt somit auf Schwierigkeiten, die unüberwindlich erscheinen.

In der Diakinese und ersten meiotischen Metaphase kann jedes Chiasma ohne Überlagerung anderer Einflüsse erkannt werden. Allerdings ist hier schon die Terminalisation der Chiasmen erfolgt. Die Schätzung der Chiasmafrequenz in diesen späten Stadien könnte somit lediglich die Wirksamkeit oder Unwirksamkeit des Terminalisationsmechanismus einer bestimmten Species widerspiegeln, statt die Häufigkeit des genetischen Crossing-over erkennen zu lassen.

5.3. Vorzeitige Trennung der Homologen

In Quetsch- und Lufttrockenpräparaten enthalten ganze 15% der menschlichen Spermatocyten in der Diakinese und ersten meiotischen Metaphase das X- und Y-Chromosom als zwei getrennte Univalente. Diese offensichtlich vorzeitige Trennung ist auch bei den Komponenten der kleinsten autosomalen Bivalente zu beobachten. Wenn eine vorzeitige Trennung der beiden Komponenten vor Bildung des Spindelapparates häufig auftritt, so sind schwerwiegende Konsequenzen zu erwarten, da die unabhängige Wanderung der beiden homologen Centromere in 50% der Fälle zu einer Wanderung beider Homologer zum gleichen Pol führen dürfte.

Andererseits ist es wahrscheinlicher, daß Figuren, die offenbar Univalente enthalten, sich bereits im frühesten Stadium der ersten meiotischen Anaphase befinden. In Schnittpräparaten der verschiedensten Organismen wurde beobachtet, daß die Trennung von X und Y und ihre Wanderung zu entgegengesetzten Polen früher erfolgt als die Trennung der Komponenten autosomaler Bivalente. In ähnlicher Weise scheint unter den autosomalen Bivalenten die Trennung der beiden Komponenten zuerst bei den kleinsten Bivalenten zu erfolgen.

Eine Schätzung der tatsächlichen Häufigkeit eines meiotischen Nondisjunction und/oder vorzeitiger Trennung kann durch Beobachtung erster meiotischer Teilungsfiguren nicht ermittelt werden. Die sorgfältige Analyse der jeweiligen Paare von zweiten meiotischen Metaphasefiguren sollte auf diese Frage eine Antwort geben.

5.4. Trivalente

(vgl. Sasaki, 1965; Hamerton et al., 1961; Kjessler, 1964, Abb. 2)

Im ersten Moment würde man erwarten, daß die Anwesenheit von drei Homologen in demselben Zellkern automatisch zur Bildung eines Trivalents führt. Testiszellen eines Individuums mit Trisomie G_1 sollten also 21 autosomale Bivalente und ein Trivalent in jeder Meiose-I-Figur enthalten. Diese Annahme geht jedoch nicht von den richtigen Voraussetzungen aus. Man sollte sich vergegenwärtigen, daß bei einem tetraploiden Organismus die Neigung besteht, die diploide Anzahl von Bivalenten statt der haploiden Anzahl von Quadrivalenten zu bilden.

In ähnlicher Weise werden während der Meiose eines triploiden Organismus selten, wenn überhaupt, haploide Anzahlen von Trivalenten gebildet. Statt dessen findet sich in jeder Meiosefigur die haploide Anzahl von Bivalenten und die haploide Anzahl von Univalenten. Diese an polyploiden Individuen anderer Organismen gewonnenen Befunde zeigen, daß die Fähigkeit zur Synapsis erschöpft ist, sobald die longitudinale Paarung zwischen den Homologen abgeschlossen ist. Ein bereits gebildetes Bivalent behält somit nur noch eine geringe Anziehungskraft gegenüber dem dritten Homologen. Bei einem Individuum mit einer einfachen autosomalen Trisomie ist also die Bildung eines Bivalents und eines Univalents eher zu erwarten als die eines Trivalents.

Im Falle eines phänotypisch normalen Individuums, das heterozygot ist für eine Robertsonsche Translokation, ist hingegen die Bildung eines Trivalents zwingend, vorausgesetzt, daß die beiden Arme eines neu entstandenen metazentrischen Chromosoms einander nicht homolog sind.

Die Bildung eines Trivalents aus einem metazentrischen und zwei akrozentrischen Chromosomen führt jedoch nicht zwangsläufig zu genetisch unbalancierten Gameten. Ein intraspezifischer Polymorphismus der Chromosomen aufgrund von Robertsonschen Translokationen ist unter Insekten wie auch Reptilien und gewissen Säugetieren weit verbreitet. Gerade die Tatsache, daß diese Species mit einem regulären Chromosomenpolymorphismus ohne Verluste in der Reproduktionsrate gedeihen, beweist, daß die drei Centromere eines derartigen Trivalents im Spindelapparat der ersten meiotischen Teilung so orientiert sind, daß eine einwandfreie Wanderung von zwei akrozentrischen Chromosomen zum einen Pol und eines metazentrischen zum anderen Pol garantiert ist (Abb. 2). Unter diesem Aspekt ist der Meiosemechanismus einer für eine derartige Translokation heterozygoten Frau als eine ungewöhnliche Ausnahme anzusehen, da in diesem Fall bekanntermaßen aufgrund der Translokation genetisch unbalancierte Gameten gebildet werden können, die zu trisomen Kindern führen (Translokationsmongolismus).

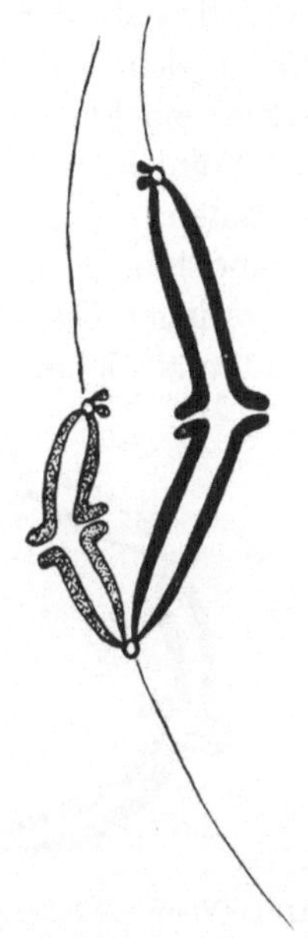

Abb. 2. Übliche Orientierung der 3 Centromere eines Trivalents im Spindelapparat der ersten Meiose. Diese Orientierung garantiert bei einem Individuum, das heterozygot für eine Robertsonsche Translokation ist, die Erzeugung genetisch balancierter Gameten (z. B. D/D-, D/G- und G/G-Translokationen beim Menschen)

5.5. Quadrivalente

(vgl. Lindsten et al., 1965, Abb. 3—5)

Bei Individuen, die Träger einer reziproken Translokation sind, ist in Meiosefiguren durchgehend das Auftreten eines Quadrivalents zu erwarten, vorausgesetzt, daß die beiden zwischen zwei nicht homologen Chromosomen ausgetauschten Segmente von nennenswerter Größe sind.

Sind zwei große Autosomen an einer Translokation beteiligt, so dürfte das Quadrivalent in jeder ersten meiotischen Metaphasefigur leicht zu erkennen sein, da dieses die Größe des größten autosomalen Bivalents beträchtlich übersteigt.

Ist ein Geschlechtschromosom an der Translokation beteiligt, entweder das X oder das Y, so dürfte das resultierende XY-Autosomen-Quadrivalent ebenfalls identifizierbar sein, selbst wenn der andere Partner ein kleines Autosom ist, und zwar deshalb, weil X und Y in der männlichen Meiose die charakteristische End-zu-End-Assoziation annehmen.

Sind hingegen beide an einer Translokation beteiligten Autosomen von geringer Größe, so ist die Unterscheidung zwischen dem Quadrivalent und einem Bivalent ähnlicher Größe beim Menschen nicht ein-

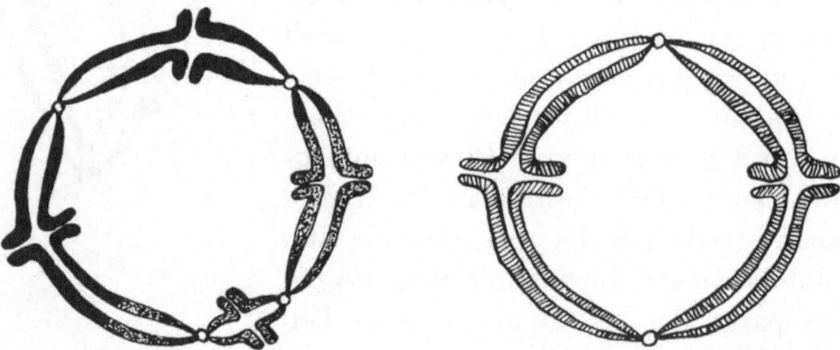

Abb. 3. Wenn bei einem Translokationsträger die beiden Chromosomen, die an einer reziproken Translokation beteiligt sind (schwarz und punktiert), relativ klein sind, so kann das entstehende Quadrivalent seiner Größe nach nicht von einem großen Bivalent unterschieden werden. Nach Abschluß der Chiasma-Terminalisation kann diese Unterscheidung jedoch leicht getroffen werden. Das Quadrivalent links zeigt vier terminalisierte Chiasmen, das Bivalent rechts nur zwei

fach. Bei Species, bei denen die Chiasmata fast vollständig terminalisieren, kann in der ersten meiotischen Metaphase ein Ringquadrivalent leicht von Ringbivalenten ähnlicher Größe unterschieden werden, da vier terminalisierte Chiasmata auftreten gegenüber nur zwei beim Bivalent (Abb. 3).

Beim Menschen scheinen ungünstigerweise viele autosomale Bivalente interstitielle Chiasmata bis ganz zu Ende der ersten meiotischen Metaphase zu behalten. Somit kann es vorkommen, daß ein kleines Quadrivalent und ein größeres Bivalent ähnlich konfiguriert sind, z. B. ähnlich wie die Zahl 8 oder die Schleifen der Zahl 3 aussehen. Angesichts dieser Schwierigkeit kann die Gegenwart eines Quadrivalents indirekt ermittelt werden durch den Nachweis von nur 21 autosomalen Einheiten anstelle von 22 in jeder Diakinese oder ersten meiotischen Metaphase.

Treten bei einem der beiden Partner einer Translokation zwei Brüche anstelle von nur einem Bruch auf, was allerdings selten der Fall ist, so entsteht eine Insertion.

Beim Menschen scheint es nicht möglich zu sein, in der ersten meiotischen Metaphase ein Quadrivalent aufgrund einer Insertion von einem solchen aufgrund einer reziproken Translokation zu unterscheiden. Es sei hier jedoch erwähnt, daß meiotisches Crossing-over innerhalb eines inserierten Segments zur Entstehung eines neuen Chromosoms führt (Abb. 4). Wenn somit der Vater eines Kindes mit einer Chromosomenaberration in jeder meiotischen Figur ein Quadrivalent hat, obwohl sein Karyotyp dem Anschein nach unauffällig ist, so besteht der dringende Verdacht darauf, daß er Träger einer Insertion ist.

Sowohl bei reziproker Translokation wie bei Insertion kann ein Chromosomensegment auf das andere beteiligte Chromosom in inver-

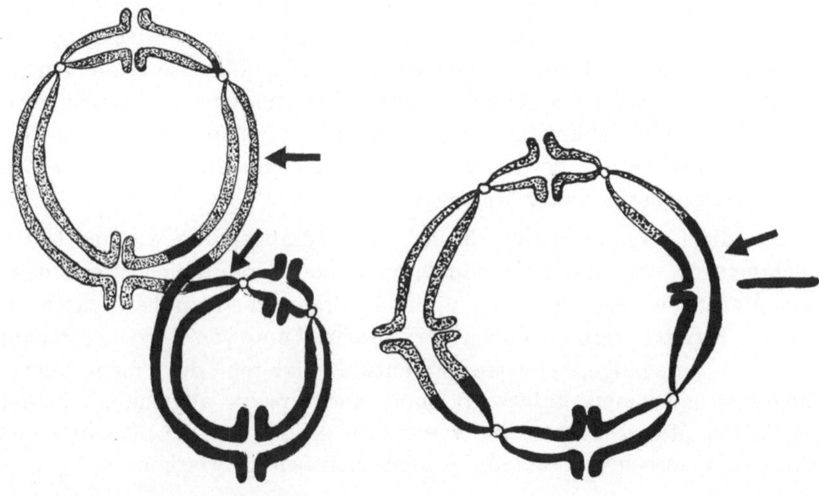

Abb. 4 Abb. 5

Abb. 4. Entstehung neuer Chromosomen in der Meiose durch Insertion. In diesem Fall treten bei dem schwarzen Chromosom zwei Chromosomenbrüche in Centromernähe auf, bei dem punktierten Chromosom ein Bruch nahe dem distalen Ende des langen Armes. Da das inserierte Segment relativ klein ist, hat sich das Receptor- wie das Donorchromosom morphologisch nicht wesentlich geändert. Tritt jedoch während der Meiose ein einzelnes Chiasma innerhalb des inserierten Segmentes auf, so entstehen zwei neue Chromosomen; das eine ist doppelt so groß (Pfeil), das andere halb so groß (Pfeil) wie jedes der beiden ursprünglichen Chromosomen

Abb. 5. Wenn eines der beiden an einer Translokation beteiligten Chromosomensegmente an das andere Chromosom in invertierter Lage angesetzt ist, so führt eine ungerade Zahl von Chiasmata innerhalb des invertierten Segmentes zur Bildung eines dizentrischen (Pfeil) und eines azentrischen Segmentes. Die beiden Centromere eines dizentrischen Chromosoms werden mit gleicher Wahrscheinlichkeit zu demselben oder zu entgegengesetzten Polen wandern. Somit ist zu erwarten, daß ein Individuum, das für eine invertierte Translokation heterozygot ist, in 25% der ersten meiotischen Anaphasefiguren eine Anaphasebrücke zeigt

tierter Lage übertragen sein. Ist eine Translokation mit einer Inversion verbunden, so müßte sich bei meiotischem Crossing-over ein dizentrisches Chromosom bilden. Falls also in der ersten meiotischen Metaphase ein Quadrivalent auftritt und in etwa 25% der ersten meiotischen Anaphasen eine Anaphasebrücke gebildet wird, so ist ersichtlich, daß bei dem betreffenden Individuum eine Translokation mit einer Inversion kombiniert ist (Abb. 5).

6. Zusammenfassung

Die einfache morphologische Analyse colchicinierter mitotischer Metaphasechromosomen des Menschen hat seit 1959 zur Entdeckung zahlreicher Typen von Chromosomenaberrationen geführt. Nachdem heute die meisten technischen Schwierigkeiten überwunden sind, besteht wenig Zweifel, daß eine frühzeitige Analyse meiotischer Chromosomen häufiger durchgeführt werden wird; hierdurch würden die Grenzen der menschlichen Cytogenetik weiter hinausgeschoben.

Da die Untersucher der gleichen Species angehören wie das Untersuchungsgut, neigen die Humancytogenetiker verständlicherweise dazu, den Menschen gesondert von anderen Organismen zu betrachten. In diesem Kapitel werden, neben der Beschreibung verschiedener technischer Arbeitsgänge, gewisse Eigentümlichkeiten der menschlichen Meiosechromosomen aufgezeigt, und andererseits allgemeine Grundregeln der Meiose dargestellt, wie sie im großen ganzen offenbar auch von den Meiosechromosomen des Menschen befolgt werden.

Literatur

Baker, T. G.: A quantitative and cytological study of germ cells in human ovaries. Proc. roy. Soc. B **158**, 417—433 (1963).

Böök, J. A., Kjessler, B.: Meiosis in the human male. Cytogenetics **3**, 143—147 (1964).

Eberle, P.: Meiotische Chromosomen des Mannes. Klin. Wschr. **17**, 848—856 (1963).

— Die Chromosomenstruktur des Menschen in Mitosis und Meiosis. Stuttgart: Gustav Fischer 1966.

Evans, E. P., Breckon, G., Ford, C. E.: An air-drying method for meiotic preparations from mammalian testes. Cytogenetics **3**, 289—294 (1964).

Ferguson-Smith, M. A.: The sites of nucleolus formation in human pachytene chromosomes. Cytogenetics **3**, 124—134 (1964).

Ford, C. E., Hamerton, J. L.: The chromosomes of man. Nature (Lond.) **178**, 1020—1023 (1956).

Hamerton, J. L., Cowie, V. A., Gianelli, F., Briggs, S. M., Polani, P. E.: Differential transmission of Down's syndrome (mongolism) through male and female translocation carriers. Lancet **1961 II**, 956—958.

Jagiello, G.: A method for meiotic preparations of mammalian ova. Cytogenetics **4**, 245—250 (1965).

Kjessler, B.: Meiosis in man with a D/D translocation and clinical sterility. Lancet **1964 I**, 1421—1423.

— Karyotype, meiosis and spermatogenesis in a sample of men attending an infertility clinic. Monogr. in Human Genetics, vol. 2 (L. Beckman and M. Hauge, eds.). Basel and New York: S. Karger 1966.

Lindsten, J., Fraccaro, M., Klinger, H. P., Zetterqvist, P.: Meiotic and mitotic studies of a familial reciprocal translocation between two autosomes of group 6—12. Cytogenetics **4**, 45—64 (1965).

Manotaya, T., Potter, E. L.: Oöcytes in prophase of meiosis from squash preparations of human fetal ovaries. Fertil. and Steril. **14**, 378—392 (1963).

McDermott, A.: Human meiosis: the occurrence of interlocked bivalents in a normal male. Ann. hum. Genet. **30**, 163—165 (1966).

McIlree, M. E., Price, W. H., Court Brown, W. M., Tullock, W. S., Newsam, J. E., MacLean, N.: Chromosome studies on testicular cells from 50 subfertile men. Lancet **1966 II**, 69—71.

— Tullock, W. S., Newsam, J. E.: Studies on human meiotic chromosomes from testicular tissues. Lancet **1966 I**, 679—682.

Meredith, R.: A simple method for preparing meiotic chromosomes from mammalian testis. Chromosoma (Berl.) **26**, 254—258 (1969).

Ohno, S., Klinger, H. P., Atkin, N. B.: Human oögenesis. Cytogenetics **1**, 42—51 (1962).

Sasaki, M.: Meiosis in a male with Down's syndrome. Chromosoma (Berl.) **16**, 652—657 (1965).

— Makino, S.: The meiotic chromosomes of man. Chromosoma (Berl.) **16**, 637—651 (1965).

Tarkowski, A. K.: An air-drying method for chromosome preparations from mouse eggs. Cytogenetics **5**, 394—400 (1966).

KAPITEL VII

Untersuchung des Sexchromatins

HANS GEORG SCHWARZACHER

Mit 15 Abbildungen

1. Einleitung

Beim Menschen ist das Sexchromatin (Geschlechtschromatin, Barrsches Körperchen) ein kleines, heterochromatisches Körperchen, das sich in somatischen Zellkernen normaler weiblicher, nicht aber männlicher Gewebe findet. In normalen weiblichen Zellen hat es die Größe von etwa 1 μ und bevorzugt innerhalb des Zellkernes eine periphere Lage.

Das Sexchromatin ist als ein heterochromatisches X-Chromosom aufzufassen, das während der Interphase ganz oder zum großen Teil positiv heteropyknotisch und kondensiert ist. Ist in einer Zelle nur ein X-Chromosom vorhanden, wie in normalen männlichen Zellen (mit 44 Autosomen und den Geschlechtschromosomen XY), so verhält sich dieses eine X-Chromosom isopyknotisch bzw. euchromatisch, d.h. wie der größte Teil der Autosomen, und der Zellkern enthält somit kein Sexchromatin. Sind in einer Zelle mehrere X-Chromosomen vorhanden, so ist eines pro diploidem Chromosomensatz isopyknotisch und daher nicht als besonderes Chromatinkörperchen sichtbar, während die weiteren X-Chromosomen heteropyknotisch und somit Sexchromatinkörperchen-bildend sein können. In normalen diploiden weiblichen Zellen (mit 44 Autosomen und den Geschlechtschromosomen XX) kann daher höchstens ein Sexchromatin beobachtet werden. Die Bildung eines Sexchromatinkörperchens durch eines der beiden X-Chromosomen ist aber kein konstantes Phänomen. Deshalb sind in normalen weiblichen Organismen Sexchromatinkörperchen nicht in allen Zellen zu finden. Auch ist der Prozentsatz von Zellen mit Sexchromatin von Gewebe zu Gewebe verschieden.

Die Regel, daß mindestens ein X-Chromosom pro diploidem Chromosomensatz euchromatisch ist und alle weiteren X-Chromosomen heteropyknotisch sein können, gilt auch für Zellen mit anomalem X-Chromosomenbestand. Die Anzahl der Sexchromatinkörperchen bei diploidem Autosomensatz ist maximal um eins weniger als die Anzahl der vorhandenen X-Chromosomen. In gewissen Fällen ist es daher möglich, aus dem Sexchromatinbefund auf Abweichungen in der Zahl der X-Chromosomen zu schließen (Zusammenfassungen z.B. bei Barr u. Carr, 1962; Schwarzacher, 1962 und 1964a; Grumbach et al., 1963; Barr, 1966; Hamerton, 1969). Auch Strukturabweichungen der X-Chromosomen können ihren Ausdruck in einer veränderten Form oder Größe der Sexchromatinkörperchen finden (s. z.B. Klinger et al., 1965).

Untersuchungen des Sexchromatins werden daher beim Verdacht auf Anomalien der X-Chromosomen durchzuführen sein. Die relativ einfache Technik z.B. des Mundschleimhautabstriches bietet hier die Möglichkeit der raschen Diagnose oder doch zumindest einer ersten Orientierung. Bei komplizierten Fällen müssen selbstverständlich weitere Untersuchungen herangezogen werden. Der geringe methodische Aufwand macht die Sexchromatinbestimmung auch sehr geeignet für große Reihenuntersuchungen, bei denen Anomalien der Geschlechtsentwicklung erfaßt werden sollen. Schließlich leistet die Untersuchung des Sexchromatins unschätzbare Dienste bei der Sicherung oder Klärung von Anomalien der X-Chromosomen, die aus der Chromosomenanalyse allein nicht immer beurteilt werden können.

2. Gewinnung des Materials

2.1. Allgemeine Bemerkungen

Zur Sexchromatinuntersuchung eignen sich grundsätzlich Interphasezellkerne vieler Gewebe. Es ist notwendig, die Zellen möglichst frisch und unversehrt zu erhalten. Totalpräparate von Zellen sind Schnittpräparaten meist vorzuziehen. Als Totalpräparate kommen Zellausstriche (am besten zugänglich sind Schleimhautabstriche), Häutchen- und Zupfpräparate sowie Zellkulturen in Betracht.

Für Untersuchungen an Patienten sind Abstriche der Mundschleimhaut wegen der leichten Zugänglichkeit in erster Linien zu empfehlen. Bei Patienten, die einer gynäkologischen oder urologischen Untersuchung unterzogen werden, kann auch von der Möglichkeit eines Vaginal- oder Urethralabstriches Gebrauch gemacht werden. Ein ebenfalls leicht zugängliches Material stellen die Zellen der Haarwurzel dar. Von Neugeborenen und Embryonen eignet sich das Amnion besonders gut. Bei der Untersuchung von Leichenmaterial erweisen sich Bindegewebszellen und glatte Muskelfasern als günstig, da die Kernstruktur dieser Zellen unter Umständen noch mehr als 24 Std nach dem Tode gut erhalten bleibt. Bei Biopsiematerial unbekannter Genese oder bei Abortusmaterial ohne erkennbare Eihäute sind sowohl Zupfpräparate als auch Schnittpräparate angebracht.

2.2. Schleimhautabstriche

Schleimhaut der Mundhöhle (Marberger et al., 1955; Moore u. Barr, 1955): Die Abstriche werden von *beiden* Seitenwänden der Mundhöhle (Wangen) getrennt abgenommen. Dadurch können eventuell vorhandene Unterschiede, die z.B. auf ein X-chromosomales Mosaik zurückzuführen sind, erfaßt werden. Für die Abstriche sollen die Zellen der tiefen Epithelschichten mit gut erhaltener Kernstruktur verwendet werden. Die Zellen werden in dicker Schicht auf Objektträger ausgestrichen und ohne Trocknen sofort fixiert (s. Anhang, S. 166).

Abstriche von anderen Schleimhäuten werden prinzipiell in gleicher Weise behandelt. Je nach Art der Schleimhaut ist vorsichtiges Abstreichen nötig, um keine Verletzungen zu setzen. Besonders gut erhaltene Zellen kann man aus den tieferen Schichten der Vaginalschleimhaut erhalten. Im allgemeinen kann man sich hier an die übliche Papanicolaou-Technik halten. Abstriche von mißgebildeten Urethraanteilen sind naturgemäß mit großer Vorsicht durchzuführen (s. hierzu Carpentier, 1966).

2.3. Zellisolation-(Zupf-)Präparate

Alle Gewebe, die eine Isolierung einzelner Zellen in physiologischer Salzlösung erlauben (z.B. Bindegewebe, Leber, Muskulatur) können gute Präparate ergeben. Die nicht zu dünn ausgestrichenen Zellen werden ebenso behandelt wie Schleimhautabstriche. Ein für die Praxis wichtiges Verfahren ist die Präparation von Zellen der Haarwurzel (Schmid, 1967). Von einem ausgerissenen Haar wird unter der Lupe mit Zupfnadeln die äußere Wurzelscheide abpräpariert. Diese wird in Essigsäure-Alkohol fixiert oder z.B. in essigsaurem Orcein zugleich gefärbt und fixiert.

2.4. Häutchenpräparate

Dafür eignet sich besonders gut das *Amnion*. Für die Sexchromatinuntersuchung von Embryonen ist diese Art der Präparation die Methode der Wahl.

Vom Amnion wird ein Streifen von ungefähr der $1^1/_2$fachen Breite und etwa drei Viertel der Länge eines Objektträgers mit der Epithelseite nach oben auf den Objektträger ausgebreitet, die Ränder auf dessen Rückseite umgeschlagen und, wenn nötig, mit den Fingern vorsichtig glattgestrichen. Dann wird ohne Trocknen fixiert, wobei die Objektträger am besten in Cuvetten mit für Objektträger vorgesehene Rillen eingestellt werden. Nach mindestens 1 Std Fixierung (in 96% Äthylalkohol) kann aus dem Amnionstreifen ein kleines Stück herausgeschnitten werden, das nun in Färbeschälchen weitergeführt werden kann oder auf einen neuen Objektträger mit Celloidin aufgeklebt wird.

Auch flächenhafte Stückchen vom *Chorion*, von dessen fetaler Seite dünne Häutchen lebensfrisch oder nach der Fixierung abgezogen werden, können in ähnlicher Weise wie das Amnion präpariert werden.

2.5. Gewebekulturen

Die in einer Schicht (Monolayer) fibroblastenartig oder epithelartig wachsenden Zellen, die aus Haut-, Fascien- oder Organexplantaten gezüchtet werden (s. S. 36ff.), geben ideale Präparate zur Beurteilung des Sexchromatins. Man sollte es sich zur Regel machen, von jeder solchen Kultur, die zum Zweck der Chromosomenuntersuchung angelegt wird, Sexchromatinpräparate, die auch für andere cytologische Studien verwendet werden können, herzustellen.

Entweder dienen Primärkulturen auf Deckgläsern als Präparate, oder es werden bei weiteren Passagen der Kultur vor dem Einfüllen der Zellsuspension in die Kultivierungsflaschen auf den Boden ein oder mehrere Deckgläser eingelegt und eventuell mit einem Tropfen Hühnerplasma angeklebt. Meist sind 24—48 Std nach dem Umsetzen genügend Zellen an den Deckgläsern angewachsen, und diese können der Flasche entnommen werden, ohne die Kultur zu stören. Die Größe der Deckgläser muß so gewählt sein, daß sie in die Flasche unter sterilen Bedingungen bequem eingelegt und aus dieser herausgenommen werden können. Nach einer kurzen (1 min) Spülung in physiologischer Salzlösung (z.B. Hanks Lösung) werden die Deckgläser ohne Trocknen fixiert.

Zur weiteren Manipulation der Deckgläser (Fixieren, Färben) verwendet man bequemerweise Deckglashalter oder -gestelle, um sie vor dem Zerbrechen zu schützen. Empfehlenswert sind dazu kurze Teströhrchen mit ebenem Boden, in dem ein Loch für den Zutritt der Färbe- und Fixierungsflüssigkeiten angebracht ist. Die Röhrchen sollen auch eine Kerbe zum Festhalten des Deckglases haben. Solche Röhrchen können einzeln mit der Pinzette bequem von einer Lösung in die andere transferiert werden. Für die gleichzeitige Behandlung mehrerer Röhrchen können entsprechende, größere Traggestelle dienen. Nach erfolgter Fixierung und Färbung können die Deckgläser (mit der Zellschicht nach unten!) auf Objektträger montiert werden.

2.6. Schnittpräparate

An Schnittpräparaten, die nach den üblichen histologischen Techniken hergestellt werden (z. B. Adam, 1964; Romeis, 1968), kann das Sexchromatin in einer Reihe von Geweben unter gewissen Vorbehalten (s. „Auswertung der Präparate") studiert werden. Es ist dabei auf eine sorgfältige Entwässerung und Einbettung zu achten, da die Kernstruktur besonders empfindlich ist.

3. Fixierung

3.1. Wahl des Fixierungsmittels

Die Anforderungen an Fixierungsmittel zur Erhaltung der Kernstruktur sind sehr groß, und nur wenige der gebräuchlichen Fixierungsgemische sind für eine einwandfreie Darstellung des Sexchromatins anwendbar. Wichtig ist auf jeden Fall, die Fixierung zu standardisieren, um vergleichbare Äquivalentbilder zu erhalten.

Die Fixierungsmittel, die heute in der Ultrastrukturforschung angewendet werden und die die Struktur der lebenden Zellen ohne stärkere Artefaktbildung gut erhalten (Glutaraldehyd, Osmiumsäure, Kaliumbichromat, Formaldehyd in Pufferlösungen bei pH 7,2), sind für die Erkennung des Sexchromatins allerdings wenig geeignet. Das Sexchromatin ist nämlich in lebenden weiblichen Zellen *in vitro* nur in einem relativ geringen Prozentsatz zu erkennen (De Mars, 1963; Schwarzacher, 1963). Eine möglichst lebensgetreue Fixierung ist daher gar nicht erwünscht. Erst eine Fixierung mit Mitteln, die durch Fällung und Koazervation der Eiweißkörper zu einer mäßigen Vergröberung der Kernstruktur führen, läßt auch das Sexchromatin besser erkennen (Schwarzacher, 1964b). Eine zu starke Vergröberung der Kernstruktur durch Verklumpung ist ebenfalls unerwünscht, da dann neben dem Sexchromatin weitere Chromatinkörperchen auftreten, die das Bild unklar machen. Eine solche Vergröberung wird durch stark saure Fixierungsmittel (z. B. Gemische mit hohem Anteil an Essigsäure oder Pikrinsäure sowie ungepuffertes Formol) hervorgerufen. Bei diesen besteht außerdem die

Gefahr der unkontrollierten und zu starken sauren Hydrolyse der Nucleoproteine, besonders bei längerer Fixierungszeit.

Auch bei der Anwendung von Fixierungsgemischen mit geringen Säurekonzentrationen, wie dem sehr viel verwendeten und sehr gute Resultate ergebenden Gemisch 1 Teil konz. Essigsäure + 3 Teile Methylalkohol (oder Äthylalkohol) ist auf die Gefahr einer zu starken sauren Hydrolyse zu achten. Solche Fixierungsmittel sollten daher nach spätestens 24 Std durch Alkohol ersetzt werden.

Neben dem soeben genannten Essigsäure-Alkohol-(1:3)-Fixativ ist wegen der einfachen Handhabung die Fixierung in 95% (oder 100%) Äthylalkohol oder in abs. Methylalkohol (ohne Zusatz von Äther, der die Kernstruktur verändern kann) zu empfehlen. Sie führt dazu, daß das Chromatin der Zellkerne der meisten Gewebe fein gekörnelt erscheint und daß das Sexchromatin mit seiner feinen Struktur deutlich dargestellt wird. Da diese Fixierung außerdem weit verbreitet ist, kann damit auch eine gewisse Standardisierung und Vergleichbarkeit der Resultate verschiedener Laboratorien verbunden werden.

3.2. Ausstriche, Häutchenpräparate und Monolayerkultur

Die Fixierung soll immer direkt, *ohne vorherige Lufttrocknung* vorgenommen werden. Die Kernstruktur der meisten Zellen wird durch ein bloßes Lufttrocknen stark verändert, so daß eine Beurteilung des Sexchromatins erschwert wird. Auch bei Zellausstrichen soll sofort fixiert werden. Ist der Ausstrich nicht zu dünn, bleiben trotzdem genügend Zellen am Objektträger haften. Für Zellausstriche und Häutchenpräparate ist die mindeste Fixierungszeit 30 min. Die Präparate können dann wochenlang ohne wesentlichen Schaden im Alkohol verbleiben. Eine sehr lange Aufbewahrung im Alkohol (mehrere Monate) kann zur Verminderung der Färbbarkeit führen.

Nach der Alkoholfixierung können die Präparate ohne Schaden luftgetrocknet werden. Das erhöht bei Zellausstrichen die Haftung am Objektträger. Außerdem lassen sich ungefärbte Präparate im luftgetrockneten Zustand bequem verschicken. Dieses Vorgehen erscheint uns auch der Methode, den frischen Abstrich mit Carbowax zu bedecken, überlegen.

3.3. Isolierte Zellen aus festem Gewebe

Zellen, die durch Isolierung aus festerem Gewebe (Zupfen, Trypsinisierung) gewonnen wurden oder die Präparate aus der Haarwurzelscheide

(Schmid, 1967) können durch leichtes Quetschen oft wesentlich besser beurteilt werden (Grundmann u. Stein, 1961). Im Prinzip kann man dazu in gleicher Weise vorgehen wie bei der Chromosomenpräparation durch Quetschen (s. S. 59), doch darf *nicht* hypoton behandelt werden. Gute Resultate erhält man, wenn man das frische Gewebe in Essigsäure-Alkohol (1:3) oder 50% Essigsäure überträgt und darin zerkleinert. Die isolierten Zellen werden dann mit einem Tropfen der Fixierungsflüssigkeit auf einen sauberen Objektträger gebracht. Darauf wird ein Deckglas (nicht größer als ca. 20×20 mm) gelegt, ohne daß Luftblasen entstehen. Nun werden einige Lagen Filterpapier aufgelegt und mit den Fingerspitzen oder durch Abrollen des Daumens bei Anwendung eines geringen Druckes gequetscht. Für permanente Präparate wird nach dem Quetschen das Deckglas nach kurzem Anfrieren (Trockeneis) abgesprengt. Für kurzfristig haltbare Präparate wird in einem Prozeß fixiert und gefärbt, indem die Zellen statt in der Fixierungsflüssigkeit in essigsaurem Karmin oder Orcein isoliert werden und das Quetschen gleich angeschlossen wird. Solche Präparate kann man mit Paraffin oder Krönigs Deckglaskitt umranden, um sie für einige Wochen haltbar zu machen.

3.4. Größere Gewebeblöcke

Für deren Fixierung (zur Herstellung von *Schnittpräparaten*) empfiehlt sich der Zusatz von Essigsäure und eventuell Formol zum Alkohol. Sehr gut bewährt hat sich das Fixierungsgemisch nach Davidson (s. Anhang) oder das Carnoysche Gemisch. Saure Fixierungsgemische dürfen aber nicht länger als 24 Std einwirken und müssen dann durch 70% oder 95% Alkohol ersetzt werden.

4. Färbung

Prinzipiell ist jede Färbung geeignet, die das Chromatin des Zellkernes klar erkennen und von den Nucleolen unterscheiden läßt. Am besten sind Methoden, die nur das Chromatin darstellen und Cytoplasma sowie Nucleolen ungefärbt lassen.

Die Färbung der Desoxyribonucleinsäure nach *Feulgen* ist als sicherste, allerdings umständliche Methode zu nennen. Über Theorie und Ausführung der Feulgen-Färbung unterrichten die Lehrbücher der Histochemie. Im Rahmen dieser Darstellung wird im Anhang (s. S. 167) eine Feulgen-Methode angegeben, die sich für die Darstellung des Sexchromatins als sehr zuverlässig erwiesen hat.

Fast ebenso sichere Resultate und besonders kontrastreiche Präparate liefert die etwas einfacher zu handhabende *Thioninmethode* nach Klinger u. Ludwig (1957, s. Anhang, S. 168). Ähnlich wie bei der Feulgen-Methode geht hier der Färbung eine Hydrolyse in HCl voraus. Bei beiden Methoden stellt diese Säurebehandlung gewisse Anforderungen an die Haftung der Zellen an den Objektträger. Bei Ausstrichen genügt meist die Lufttrocknung nach der Fixierung, um genügend Zellen am Objektträger zu halten. Anderes Material, das leicht abschwimmt (z.B. Schnitte), muß mit Celloidin angeklebt werden.

Richtige Dauer und Stärke der Hydrolyse sind für das Gelingen der Thioninmethode von entscheidender Bedeutung. Ist die Hydrolysewirkung zu gering, so bleiben Cytoplasma, Nucleolen und eventuell vorhandene Bakterien gefärbt. In diesem Falle kann das Resultat durch eine Verlängerung der Hydrolysezeit verbessert werden. Ist das Chromatin zu schwach gefärbt, muß umgekehrt die Hydrolysezeit verkürzt werden. Es empfiehlt sich, bei schlechtem Gelingen der Färbung die Hydrolysezeit zu variieren, um die beste Färbung herauszufinden. Eine weitere Fehlerquelle kann die Differenzierung nach der Färbung sein. Diese sollte daher bis zur Beherrschung der Methode immer unter Kontrolle im Mikroskop ausgeführt werden.

Die Feulgen- und Thioninmethoden haben dadurch, daß sie nur das Chromatin der Zellkerne färben, gegenüber anderen Färbungen den Vorteil, daß das Sexchromatin nicht mit unspezifischen anderen Strukturen verwechselt werden kann. Besonders bei Schleimhautabstrichen, die Verunreinigungen und Bakterien enthalten können, spielt dieser Vorteil eine Rolle. Dennoch haben sich auch andere Färbungen für die Darstellung des Sexchromatins in der Praxis sehr gut bewährt, da sie 1. stärkere Kontraste hervorrufen können und 2. wesentlich einfacher sind und sicher gelingen. Unter diesen Färbungen sind zwei besonders zu empfehlen:

Die Färbung mit *Kresylechtviolett* (Moore u. Barr, 1955) und die mit *Karbolfuchsin* (Eskelund, 1956; Barr, 1965). Beide geben gute Bilder, doch scheint mir das Karbolfuchsin noch verläßlicher zu sein, wenn auch die Herstellung der Farblösung etwas umständlich sein mag. Von den Zellbestandteilen ist das Chromatin besonders stark gefärbt, die Nucleolen und das Cytoplasma treten zurück. In Schleimhautabstrichen sind Mikroorganismen oft stark angefärbt und können störend wirken. Bei einiger Übung sind aber Verwechslungen mit dem Sexchromatin nicht leicht möglich, so daß diese Färbungen für Routineuntersuchungen von Mundschleimhautabstrichen als die am *besten geeigneten* zu bezeichnen sind.

Weiter ist noch die Färbung mit *saurem Orcein* (Sanderson, 1960) zu nennen. An fixierten Schleimhautabstrichen, Häutchenpräparaten oder

Schnitten liefert eine Orceinfärbung (z. B. in gleicher Weise ausgeführt, wie es für Chromosomenpräparate üblich ist, s. S. 64f.) allerdings viel kontrastärmere Bilder vom Sexchromatin als die vorher erwähnten Färbungen. Ein gewisser Vorteil der Orceinmethode liegt darin, daß durch eine vorangehende HCl-Behandlung die dadurch hervorgerufenen Veränderungen der Kernstruktur nicht so deutlich hervortreten.

Ein gutes Resultat kann mit *Orcein an frischen Zellausstrichen* erzielt werden. Man kann ähnlich vorgehen wie bei der schon vorher beschriebenen (s. S. 156) Herstellung von Orcein-Quetschpräparaten von isolierten Zellen.

Andere speziell für das Sexchromatin angegebene Färbungen (z. B. Guard, 1959; Lennox, 1956; Hienz, 1959; Cuadrillero, 1959) sind für den Routinegebrauch zu umständlich und geben kaum bessere Bilder als eine exakt durchgeführte Feulgen-Reaktion oder die anderen genannten Methoden.

Unter den allgemein üblichen histologischen Färbungen verdient die *Hämatoxylin-Eosin-Färbung* noch besondere Beachtung. Wenn eine sorgfältige Fixierung stattgefunden hat, sind so gefärbte Präparate zur Sexchromatinuntersuchung durchaus brauchbar (Abb. 2). Man muß allerdings immer die Möglichkeit in Betracht ziehen, daß kleine Nucleolen ein Sexchromatin vortäuschen können. Wenn möglich, sollte man durch einen Vergleich mit Feulgen-Präparaten vom gleichen Material erst Erfahrung sammeln, bevor man sich auf die Beurteilung von Hämatoxylin-Eosin-Präparaten einläßt.

Ist man darauf angewiesen, Material zu untersuchen, das routinemäßig mit Hämatoxylin-Eosin oder einem anderen Farbstoff bereits gefärbt worden war und in dem das Sexchromatin nicht deutlich erkennbar ist (z. B. Schnitte von Biopsien), so kann man versuchen, durch eine nachträgliche Hydrolyse in HCl und anschließende Wiederfärbung mit Thionin das Sexchromatin besser darzustellen.

5. Auswertung der Präparate

5.1. Allgemeine Bemerkungen

Der Prozentsatz der Sexchromatin-enthaltenden („Sexchromatin-positiven") Zellkerne kann in den meisten Fällen durch Zählung von etwa 200—400 Kernen mit genügender Sicherheit bestimmt werden. Weiter ist zu untersuchen, ob in den Zellkernen mehr als ein Sexchromatinkörperchen zu finden ist und ob Größe und Struktur des Sexchromatins den normalen Verhältnissen entsprechen.

In diploiden *weiblichen* Zellkernen hat das Sexchromatin im größten Durchmesser eine Ausdehnung von etwa 1 μ. Seine Form ist entweder die eines kurzen Stäbchens, oder es erscheint dreieckig, wobei eine Kante häufig der Kernmembran anliegt (Abb. 6 und 7). Manchmal läßt es eine Doppelstruktur (Abb. 1) erkennen, wie wenn es aus zwei Stäbchen oder aus einem ungefähr in der Mitte geknickten und zusammengeklappten Stäbchen aufgebaut wäre (s. dazu Klinger, 1966). Das Sexchromatin bevorzugt in den meisten Geweben innerhalb des Zellkernes eine periphere Lage und erscheint deshalb in einem hohen Prozentsatz der Zellen der Kernmembran anliegend. Eine bekannte Ausnahme bezüglich der peripheren Lage des Sexchromatins bilden Nervenzellen (Barr u. Bertram, 1949). Um Verwechslungen mit anderen Chromatinkörperchen oder Artefakten auszuschließen, empfiehlt es sich, bei der Auswertung der üblichen Präparate nur Zellkerne, die ein Sexchromatin von normaler Größe und Form in peripherer Lage erkennen lassen, als positiv zu werten.

In den Zellkernen *männlicher* Gewebe ist ein typisches Sexchromatin *nicht* zu finden. Allerdings können nichtgeschlechtsspezifische Chromatinkörperchen manchmal ein Sexchromatin vortäuschen, so daß in gewissen Gewebearten auch beim Mann ein sehr geringer Prozentsatz der Zellen „positiv" erscheinen kann.

In *weiblichen* Zellen ist das Sexchromatin nicht in allen Geweben gleich häufig. In den meisten Gewebearten ist immer ein gewisser Prozentsatz der Zellkerne Sexchromatin-negativ. Es scheint, daß die mikroskopisch sichtbare Heteropyknose der „überzähligen" X-Chromosomen nicht obligat ist. Die Ursachen für dieses Verhalten sowie für die Unterschiede zwischen verschiedenen Geweben sind im einzelnen nicht sicher bekannt.

Es ist auch zu beachten, daß die Zellkerne mancher Gewebe neben dem Sexchromatin noch mehrere andere heteropyknotische Körperchen enthalten können, und zwar bei beiden Geschlechtern, so daß eine Diagnose unter Umständen sehr erschwert werden kann. Bei der Untersuchung pathologischer Fälle ist daher ein Vergleich mit normalen weiblichen und männlichen Präparaten vom gleichen Gewebe, hergestellt unter gleichen technischen Bedingungen, unerläßlich. Bei allen Abweichungen vom normalen Befund empfiehlt es sich, nochmals vom gleichen und unter Umständen von weiteren Geweben Präparate herzustellen. Bei unklaren Resultaten muß eine Chromosomenuntersuchung herangezogen werden. Bei allen Untersuchungen sei bedacht, daß die Beurteilung des Sexchromatins mit subjektiven Fehlern behaftet ist. Jeder Untersucher sollte sich durch das Studium normaler Gewebe seinen eigenen Standard schaffen.

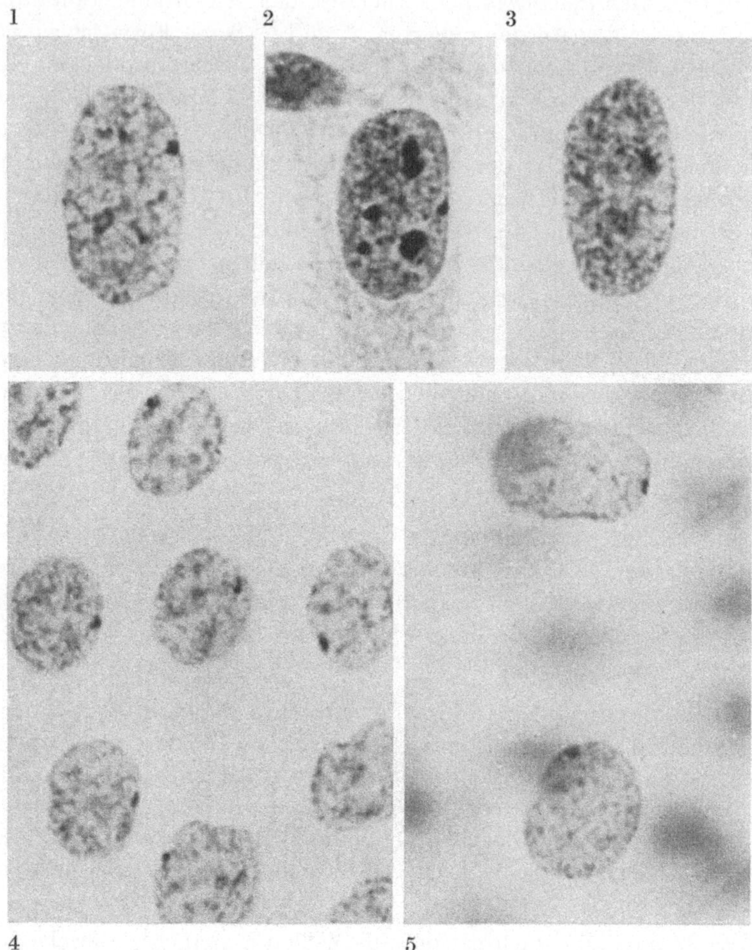

Abb. 1. Zellkern einer fibroblastenartigen Zelle einer Gewebekultur aus Hautbiopsiematerial einer 22jährigen gesunden weiblichen Versuchsperson. Fixierung in 95% Äthylalkohol, Feulgenfärbung. Sexchromatin der Kernmembran anliegend. Vergr. 1:2000

Abb. 2. Wie Abb. 1., aber Färbung mit Hämatoxylin-Eosin. Neben dem randständigen Sexchromatin 4 Nucleolen verschiedener Größe erkennbar.

Abb. 3. Wie Abb. 1. Das Sexchromatin liegt im Kerninneren oder erscheint ins Kerninnere projiziert

Abb. 4. Totalpräparat vom Amnion eines neugeborenen Mädchens. Fixierung in 95% Äthylalkohol, Feulgenfärbung. Einstellung auf die Epithelzellkerne. In jedem Zellkern ein Sexchromatin zu erkennen. Vergr. 1:2000

Abb. 5. Wie Abb. 4, aber Einstellung auf das Amnionbindegewebe mit zwei Bindegewebszellkernen mit deutlichem Sexchromatin

5.2. Schleimhautabstriche

Nur gut erhaltene Zellkerne, die keinerlei Zeichen einer Pyknose, Falten oder andere Verletzungen zeigen und die eine gleichmäßige granulierte Kernstruktur besitzen, sollen zur Auswertung herangezogen werden (Abb. 6—8). Innerhalb eines Gesichtsfeldes sollten immer *alle* beurteilbaren Zellkerne untersucht werden, um eine willkürliche Auswahl zu vermeiden.

In *Abstrichen der Mundschleimhaut*, fixiert in 95% Alkohol, gefärbt mit Karbolfuchsin, finden wir bei normalen weiblichen Individuen in 25—60% aller Zellkerne ein Sexchromatin, während bei normalen männlichen Individuen in höchstens 1% der Zellkerne ein Chromatinkörperchen vorkommt, das einem Sexchromatin ähnlich sein könnte. Die auch in männlichen Zellkernen manchmal zu beobachtenden sehr kleinen heteropyknotischen Körnchen, die meist nicht peripher liegen, zählen wir nicht mit. Diese Angaben haben, ebenso wie alle anderen in der Literatur, nur einen eingeschränkten Wert, da die Beurteilung des Sexchromatins, wie schon betont, von subjektiven Faktoren und der angewendeten Technik abhängig ist. Der Unterschied zwischen normalweiblich und normal-männlich läßt sich aber bei guten Präparaten immer objektivieren. Bei weiblichen Neugeborenen ist darauf zu achten, daß in den ersten 2 Tagen nach der Geburt der Prozentsatz sexchromatinpositiver Zellen herabgesetzt zu sein scheint (Smith et al., 1962; Taylor, 1963). Wie Hsu u. Mitarb. (1967) gezeigt haben, sind diese Unterschiede sehr gering und beruhen eher darauf, daß die Kernstruktur der Mundschleimhautzellen bei Neugeborenen im allgemeinen schwieriger zu beurteilen und dadurch das Sexchromatin relativ häufiger aus technischen Gründen nicht erkennbar ist.

Zur Illustration einiger wichtiger Einzelheiten, auf die bei der Auswertung von Mundschleimhautabstrichen zu achten ist, mögen die Abb. 6—14 dienen. Sie zeigen Zellkerne aus Mundschleimhautabstrichen, die mit Karbolfuchsin gefärbt wurden. Das Sexchromatin ist als sehr auffallendes heterochromatisches Körperchen zu erkennen (Abb. 6 und 7). Verwechslungen mit geschlechtsunspezifischen Chromatinpartikeln, wie sie auch in männlichen Zellkernen auftreten können, sind kaum denkbar (Abb. 8). Ebenso sind Bakterien und Verunreinigungen meistens vom Sexchromatin zu unterscheiden. In Abb. 14 ist ein Zellkern ohne Sexchromatin aus einem Abstrich von einem normalen Mann gezeigt, an dessen Randpartien Bakterien liegen. Nur der Unerfahrene wird Gefahr laufen, diese für ein Sexchromatin zu halten. In vielen Mundschleimhautabstrichen, besonders wenn sie dick ausgestrichen werden, liegen übrigens die Bakterien in einer anderen Einstellebene, so daß sie das Kernbild wenig stören (Abb. 12 und 13). Trotzdem können Abstriche

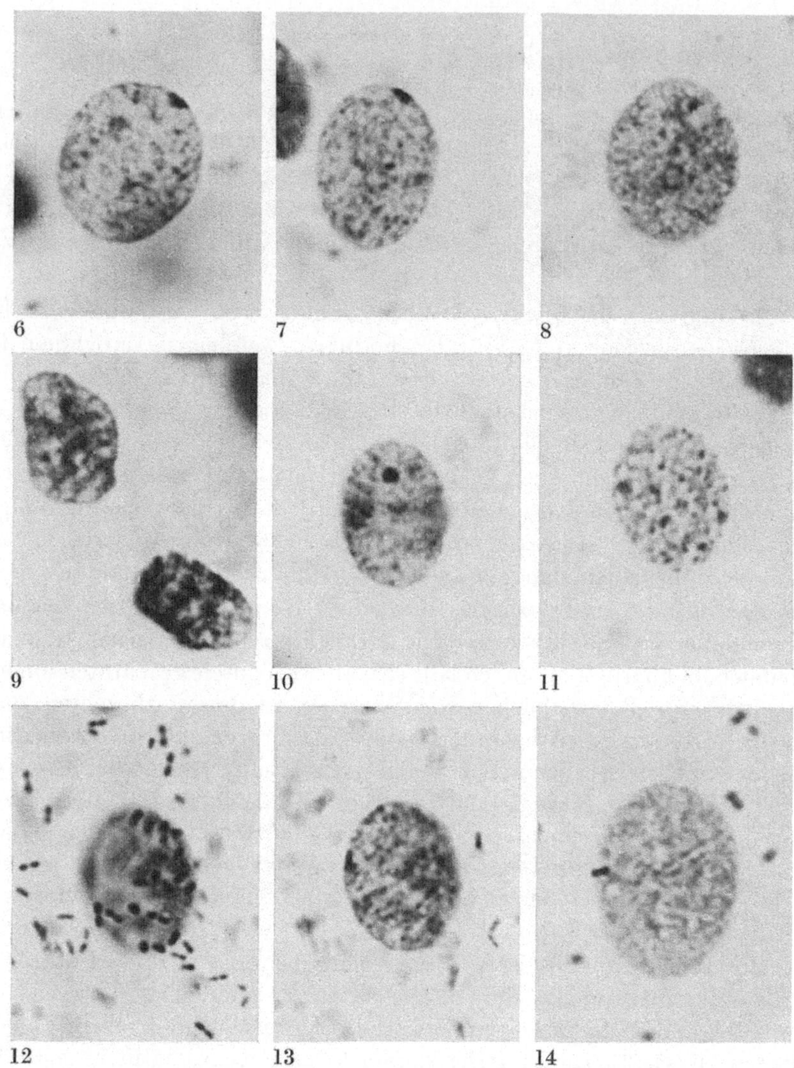

Abb. 6—14. Zellkerne aus Mundschleimhautabstrichen. Fixierung in 95% Äthylalkohol, Färbung mit Karbolfuchsin. Vergr. 1:2000. Abb. 6 und 7: Normale erwachsene weibliche Versuchsperson (22jährig). Sexchromatin randständig. Abb. 8: Normale erwachsene männliche Versuchsperson (24jährig). Ein kleines, nicht geschlechtsspezifisches heteropyknotisches Körnchen im Quadranten rechts oben darf nicht mit einem Sexchromatin verwechselt werden. Abb. 9—11: Beispiele aus dem Ausstrich einer normalen weiblichen Versuchsperson für Zellkerne, die nicht gezählt werden können. In Abb. 9 pyknotische Kerne, die überhaupt nicht berücksichtigt werden dürfen, in Abb. 10 ein Kern mit nicht randständigem Sexchromatin, der als negativ zu werten ist, in Abb. 11 granulierter Kern, der nicht berücksichtigt werden darf. Abb. 12 und 13: Zellkern (Sexchromatin positiv) in verschiedenen mikroskopischen Scharfstellebenen. Das Sexchromatin ist mit Bakterien kaum zu verwechseln. Abb. 14: Ein Bacterium, das dem Ungeübten ein Sexchromatin vortäuschen könnte

manchmal so viele Bakterien enthalten, daß die Beurteilung der Kernstruktur sehr erschwert oder unmöglich ist. Dann kann man sich noch immer dadurch helfen, daß man das Präparat, nachdem das Deckglas entfernt wurde, über absteigenden Alkohol in destilliertes Wasser bringt und einer Hydrolyse in HCl unterzieht und neuerlich mit Thionin färbt.

5.3. Gewebekulturen

In Kulturen fibroblastenartig wachsender Zellen ist das Sexchromatin besonders gut zu beurteilen (Fraccaro u. Lindsten, 1959; Miles, 1960; Schnedl, 1964). Normale weibliche Gewebe zeigen meist 50—80% Sexchromatin-positive Zellen (Abb. 1—3). Männliche Zellkerne lassen ein typisches Sexchromatin nicht erkennen. Die Frequenz der Sexchromatin-positiven Zahlen in weiblichen Gewebekulturen ist abhängig von der Art der Kultivierung, der Wachstumsaktivität und der Dichte der Zellen (Miles, 1960; Therkelsen, 1963; Schnedl, 1964; Klinger u. Mitarb., 1968). Sie ist aber unabhängig vom Zellcyclus (Klinger u. Mitarb., 1966).

5.4. Häutchenpräparate vom Amnion

Das Amnion von Embryonen und von Neugeborenen besteht aus dem einschichtigen Epithel mit kubischen bis platten Zellen und dem relativ zellarmen Bindegewebe. Bei jungen Embryonen (kleiner als 50 mm SSL) ist das Bindegewebe allerdings verhältnismäßig zellreich und bildet gegen das Magma retikulare einen epithelähnlichen Belag (Schwarzacher, 1959).

In vielen Fällen, besonders wenn das Amnion frisch fixiert wurde, sind die dichtliegenden *Epithelzellen* mit runden Kernen besonders gut geeignet zur Auswertung (Abb. 4). In mit Alkohol fixierten und Feulgen- oder Thionin-gefärbten Präparaten findet man in weiblichen Amnien 90—100% aller Epithelzellen Sexchromatin-positiv, in männlichen Amnionepithelzellen fehlt das Sexchromatin. Sind die Epithelzellen infolge mechanischer Beanspruchung, länger zurückliegendem Zelltod oder Austrocknung pyknotisch, so können sich meistens noch die Zellkerne der *Bindegewebeschicht* gut beurteilen lassen (Abb. 5).

5.5. Pränatale Geschlechtsbestimmung

Es ist möglich, bei bestehender Schwangerschaft die abgeschilferten Amnionepithelzellen des Embryos, die in der Amnionflüssigkeit suspendiert sind, zu untersuchen (Fuchs u. Riis, 1956; Serr et al., 1955). Die Punktion der Amnionhöhle erfordert allerdings besondere chirurgische Techniken und ist vermutlich mit einem erheblichen Risiko für das Kind und auch einem gewissen Risiko für die Mutter verbunden. Die Indikation für derartige Untersuchungen muß daher sehr eng begrenzt sein und kann medizinisch höchstens zum Zweck der Geschlechtsdiagnose der Kinder von Trägerinnen X-gebundener Krankheiten vertreten werden.

Die *cytologische Technik* ist die gleiche wie bei der Untersuchung aller anderen Zellausstriche. Nähere Angaben über bisherige Erfahrungen und über die Technik der Amnionpunktion s. bei Riis u. Fuchs (1966).

5.6. Schnittpräparate

Bei Schnittpräparaten ist immer der Umstand zu beachten, daß nicht alle Zellkerne als Ganze im Präparat vorliegen, und Kernanschnitte das Sexchromatin nicht enthalten müssen. Je nach Schnittdicke und Zellkerngröße wird daher die Häufigkeit Sexchromatin-positiver Zellen um verschiedene Werte geringer sein als in Präparaten mit zur Gänze erhaltenen Zellkernen (vgl. Hienz, 1959; James, 1960). Außerdem beeinflussen die gebräuchlichen Arten der Einbettung die Kernstruktur manchmal in sehr verschiedener Weise. Um diese vielen Faktoren, die in Schnittpräparaten das Resultat der Sexchromatinuntersuchung beeinflussen, einigermaßen auszugleichen, muß immer normal weibliches und männliches Kontrollmaterial des betreffenden Gewebes, das in gleicher Weise behandelt wurde, zum Vergleich herangezogen werden.

5.7. Polyploide Zellen

Polyploide Zellkerne sind in der Mundschleimhaut selten, in Gewebekulturen und im Amnionepithel können sie aber bis zu 5% der Zellen ausmachen.

Da pro diploidem Chromosomensatz ein X-Chromosom euchromatisch und alle weiteren X-Chromosomen heterochromatisch sind, verdoppelt sich in weiblichen Zellen die Zahl der Sexchromatinkörperchen mit jeder Verdoppelung des Chromosomensatzes, während auch hochpolyploide männliche Zellkerne kein „Sexchromatin" erkennen lassen. Dabei hängt es von der Art der Chromosomenanordnung in polyploiden Zellen ab, ob ein doppelt-(bzw. mehrfach-)großes Sexchromatin oder ob 2 (bzw. mehrere) Sexchromatinkörperchen auftreten (Abb. 15). Werden mehrere oder ein besonders großes Sexchromatinkörperchen in einem Zellkern angetroffen, so ist jedenfalls festzustellen, ob es sich nicht

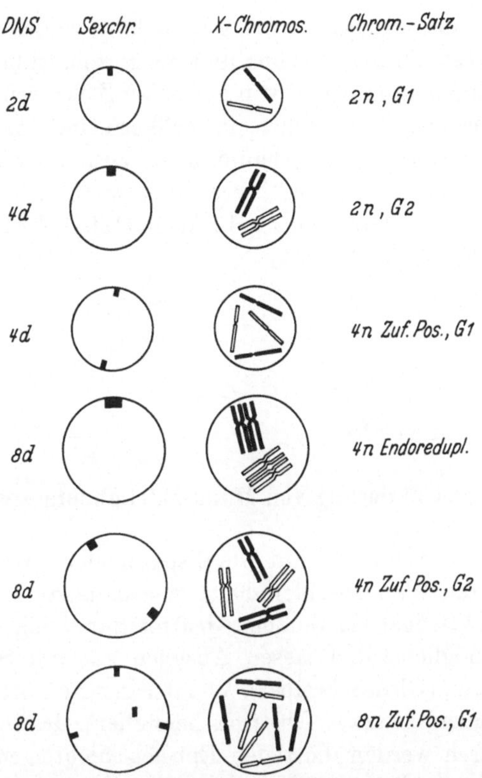

Abb. 15. Schematische Darstellung der Erscheinungsformen der Sexchromatinkörperchen in Zellkernen verschiedener DNS-Klassen (2d, 4d, 8d) und des jeweils entsprechenden Chromsomenstatus. *DNS* DNS-Gehalt des Zellkernes. *Sexchr.* Sexchromatin. Größe schematisch wiedergegeben. *X-Chromos.* Status der X-Chromosomen. Heterocyclische X-Chromosomen schwarz. *Chrom.-Satz* Angabe der Ploidiestufe (2n, 4n, 8n) und der Periode des Zellcyclus (G1, G2). *Zuf.Pos.* Zufällige Anordnung der Chromosomen. *Endoredupl.* Zustand nach Endoreduplikation. (Nach Schwarzacher, 1966)

um einen polyploiden Kern handelt, was meist durch Schätzung von Kerngröße und Färbungsintensität möglich ist.

5.8. Malignes Gewebe

Die Untersuchung von Tumoren stößt auf große Schwierigkeiten. Zellausstriche lassen sich oft nur schwer herstellen und zerstören naturgemäß die topographischen Verhältnisse. Man ist daher auf Schnittpräparate angewiesen, die wegen der Unmöglichkeit, Vergleichsmaterial zu untersuchen, mit Nachteilen verbunden sind.

Außerdem muß mit Nachdruck darauf hingewiesen werden, daß der Prozeß der Heterochromatisierung und Sexchromatinbildung in Tumorzellen vollkommen abweichend von normalen Zellen sein kann. Das Auftreten eines Chromatinkörperchens im Zellkern einer malignen Zelle muß mit den X-Chromosomen überhaupt nicht zusammenhängen und darf daher *nicht* als „Sexchromatin" bezeichnet werden. Über das Problem des Sexchromatins in Tumoren s. z. B. Atkin (1964); Kallenberger (1964); Gropp et al. (1965 und 1967).

Anhang

Laboratoriumsvorschriften

1. Herstellung und Fixierung von Mundschleimhautabstrichen

1. Herstellung der Abstriche: Mit Metallspatel oder der Schmalseite eines Objektträgers die Wangenschleimhaut mehrmals stark abschaben. Gut gereinigte Objektträger verwenden. Abstrich nur wenig am Objektträger ausstreichen, möglichst dick lassen. Abstrich tragende Seite des Objektträgers markieren (Glas-Schreiber). Von der gleichen Stelle der Wangenschleimhaut einen zweiten Abstrich herstellen, dazu nochmals stark schaben (dadurch werden die tiefen Epithelschichten mit den intakten Zellkernen gewonnen). Von der Wangenschleimhaut der anderen Körperseite ebenfalls Abstriche nehmen.

2. Fixierng: Abstriche *nicht* trocknen lassen, sondern *sofort* fixieren in 96% Alkohol, mindestens 30 min (können in 96% Alkohol mehrere Wochen aufgehoben werden).

3. Nach der Fixierung die Abstriche staubfrei lufttrocknen. Dadurch haften die Zellen fest am Objektträger. Zur Aufbewahrung über längere Zeiten (Monate) im Kühlschrank in staubdichten Schachteln lagern. Versand ungefärbter Abstriche am besten nach Fixierung und Lufttrocknung.

2. Fixierung größerer Gewebestücke zur Paraffin- oder Celloidineinbettung für Schnittpräparate

Gewebeblöcke von höchstens 10 mm im kleinsten Durchmesser präparieren. Bei größeren Embryonen müssen Körperhöhlen und Schädelraum eröffnet werden.

Fixierung nach Davidson (konz. Formol 20 T, 95% Äthylalkohol 40 T, Eisessig 10 T, Aqua dest. 30 T). Maximale Fixierungsdauer

48 Std. Anschließend in 70% Äthylalkohol übertragen. Diesen dreimal wechseln und je 24 Std einwirken lassen. Dann aufsteigender Alkohol und Einbettung.

3. Feulgen-Färbung

Die Hydrolyse in HCl stellt einige Anforderungen an die Haftung der Präparate auf den Objektträgern.

Bei Zellausstrichen ist durch ein Lufttrocknen *nach* der Fixierung die Haftung ausreichend.

Häutchenpräparate und Schnitte müssen mit Celloidin angeklebt werden:

1. Entwässern der Präparate im aufsteigenden Alkohol. Letzte Stufe: Äthylalkohol zweimal je 3 min.
2. Äther-Alkohol (1:1), 5 min.
3. 1% Celloidin (in Äther), 5 min.
4. Objektträger herausnehmen, Celloidin abtropfen lassen.
5. 70% Alkohol für mindestens 20 min (zur Härtung des Celloidins).
6. Spülen in destilliertem Wasser.

Die eigentliche Färbung besteht in folgenden Schritten:

1. Einstellen der Präparate in 5 n HCl bei 22° C für genau 20 min; oder in 1 n HCl bei 60° C für 12 min.
2. Spülen in Aqua dest., zweimal je 3 min.
3. Einstellen in Schiffsches Reagens für 1,5 Std im Dunkeln bei Zimmertemperatur (ca. 20° C).
4. Spülen in dreimal gewechselter SO_2-Lösung, je 5 min.
5. Wässern im rinnenden Leitungswasser, 30 min.
6. Entwässern im aufsteigenden Alkohol (70%, 96%, 100%) und Eindecken (z.B. Xylol und neutrales Einschlußmittel).

Herstellung des Schiffschen Reagens:

Für 1 Liter Reagens löst man 4 g Pararosanilin, Base (Merck oder Chroma) in einer Mischung von 800 ml Aqua dest. und 240 ml 1 n HCl bei etwa 60° C. Anschließend für 3 min langsam sieden lassen. Nach Abkühlen auf 60° C filtrieren. Abkühlen lassen auf ca. 30° C, dann 15 g $Na_2S_2O_5$ zusetzen und gut mischen. Die gut verschlossene Flasche 12—24 Std im Dunkeln stehenlassen. Die Lösung ist dann leicht gelblich. Nun versetzt man mit 3 g Aktivkohle und filtriert nochmals. Das Filtrat muß wasserklar sein. Im Kühlschrank gelagert, hält das Reagens einige Monate. Wenn das gebrauchte Reagens rötlich schimmernd wird, ist es nicht mehr verwendbar.

4. Thionin-Färbung (Klinger u. Ludwig, 1957)

Bezüglich Haftung des Gewebes am Objektträger gilt das gleiche wie für die Feulgen-Färbung.

1. Aqua dest., einige Minuten.
2. 5 n HCl, 10 min bei 22° C (Zimmertemperatur).
3. Leitungswasser, mehrmals wechseln.
4. Aqua dest., einige Minuten.
5. Thioninlösung, 30 min.
6. *Kurz* (Sekunden) abspülen mit Aqua dest.
7. 70% Alkohol, kurz differenzieren.
8. 96% Alkohol, 1 min, absol. Alkohol 2 Portionen, je 1—2 min, Xylol zweimal, eindecken.

Lösungen:

Stammlösungen

1. *Thionin gesättigt:* 20 g Thionin auf 500 ml 50% Alkohol. Vor dem Mischen mit der Pufferlösung *filtrieren.*
2. *Pufferlösung* (Michaelis)

Na acetat	9,714 g
Na barbit.	14,714 g
Aqua bidest. ad	500 ml

Mehrere Monate im Kühlschrank haltbar.

Gebrauchsfertige Thioninlösung (pH 5,7)

Pufferlösung (2)	28 ml
n/10 HCl	32 ml
Thionin gesättigt (1)	40 ml

Die gebrauchsfertige Lösung ist einige Monate haltbar.

5. Karbolfuchsin-Färbung (Eskelund, 1956; Barr, 1965)

Die fixierten Präparate kommen vom Alkohol über Aqua dest. oder nach Lufttrocknen direkt in die Färbelösung:

1. Einstellen in Karbolfuchsin für 10 min.
2. 95% Äthylalkohol 1—3 min (leichte Differenzierung).
3. Absoluter Alkohol, zweimal gewechselt, je 1 min.
4. Xylol und eindecken.

Herstellung der Karbolfuchsinlösung

Stammlösung: Pararosanilin (Base) 3 g in 70% Äthylalkohol 100 ml (meherere Monate haltbar).

Gebrauchslösung: 5% Karbolsäure 90 ml;
Stammlösung 10 ml;
Formaldehyd (37%ig = konz. Formol) 10 ml.

24 Std stehen lassen, dann filtrieren (bis zu 1 Monat haltbar).

6. Kresylechtviolett-Färbung (Moore u. Barr, 1955)

Die fixierten Präparate kommen über Aqua dest. oder nach Lufttrocknen direkt in die Färbelösung:

1. Kresylechtviolett-Lösung (0,5%ig in Aqua dest.) für 8 min.
2. 95% Äthylalkohol zum Differenzieren. Beobachtung unter dem Mikroskop ist hier notwendig!
3. Absoluter Alkohol, zweimal je 1 min.
4. Xylol und eindecken.

Literatur

Adam, H., Czihak, G.: Arbeitsmethoden der makroskopischen und mikroskopischen Anatomie. Stuttgart: Gustav Fischer 1964.

Atkin, N. B.: Die chromosomale Basis von Sex-Chromatinabweichungen in menschlichen Tumoren. Wien. klin. Wschr. **49**, 859—862 (1964).

Barr, M. L.: Sex chromatin techniques. In: Yunis, J. J. (ed.), Human chromosome methodology. London and New York: Academic Press 1965.

— The significance of the sex chromatin. Int. Rev. Cytol. **19**, 35—95 (1966).

— Bertram, E. G.: A morphological distinction between neurons of the male and female, and the behaviour of the nucleolar satellite during accelerated nucleoprotein synthesis. Nature (Lond.) **163**, 676—677 (1949).

— Carr, D. H.: Correlations between sex chromatin and sex chromosomes. Acta cytol. (Philad.) **6**, 34—45 (1962).

Carpentier, P. J.: Sex chromatin in smears from the reproductive and urinary tracts. In: Moore, K. L. (ed.), The sex chromatin. Philadelphia and London: W. B. Saunders Co. 1966.

Cuadrillero, C. B.: Stains for sex chromatin: silver impregnation in tissues and blood films. Stain Technol. **34**, 290—292 (1959).

DeMars, R.: Sex chromatin mass in living, cultivated human cells. Science **138**, 980—981 (1962).

Eskelund, V.: Determination of genetic sex by examination of epithelial cells in urine. Acta endocr. (Kbh.) **23**, 246—250 (1956).

Fraccaro, M., Lindsten, J.: Observations on the so-called "sex chromatin" in human somatic cells cultivated in vitro. Exp. Cell Res. **17**, 536—539 (1959).

Fuchs, F., Riis, P.: Antenatal sex determination. Nature (Lond.) **177**, 330 (1956).

Gropp, H., Pera, F., Lohmann, H., Wolf, U.: Untersuchungen über die Anzahl der X-Chromosomen beim Mammacarcinom. Z. Krebsforsch. **69**, 326—334 (1967).

— Wolf, U., Pera, F.: Sex-Chromatin und Chromosomenstatus beim Mammacarcinom. Dtsch. med. Wschr. **90**, 637—642 (1965).

Grumbach, M. M., Morishima, A., Taylor, J. H.: Human sex chromosome abnormalitis in relation to DNA replication and Heterochromatinisation. Proc. nat. Acad. Sci. (Wash.) **49**, 581—589 (1963).

Grundmann, E., Stein, P.: Untersuchungen über die Kernstrukturen in normalen Geweben und im Carcinom. Beitr. path. Anat. **125**, 55—76 (1961).

Guard, H. R.: A new technique for differential staining of the sex chromatin and the determination of its incidence in exfoliated vaginal epithelial cells. Amer. J. clin. Path. **34**, 145—151 (1959).

Hamerton, J. L.: Sex chromosomes and their abnormalities in man and mammals. In: Lima-de-Faria, A. (ed.), Handbook of Cytology. Amsterdam and London: North-Holland Publishing Co. 1969.

Hienz, H. A.: Die zellkernmorphologische Geschlechtserkennung in Theorie und Praxis. Heidelberg: Dr. Alfred Müthig 1959.

Hsu, L. Y. E., Klinger, H. P., Weiss, J.: Influence of nuclear selection criteria on sex chromatin frequency in oral mucosa cells of newborn females. Cytogenetics **6**, 371—382 (1967).

James, J.: Observations on the so-called sex chromatin. Z. Zellforsch. **51**, 597—616 (1960).

Kallenberger, A., Wenner, R.: Geschlechtschromatin bei Mammacarcinom. Schweiz. med. Wschr. **96**, 80—84 (1966).

Klinger, H. P.: Morphological characteristics of the sex chromatin. In: Moore, K. L. (ed.), The sex chromatin. Philadelphia and London: W. B. Saunders Co. 1966.

— Davis, J., Goldhuber, P., Ditta, T.: Factors influencing mammalian X chromosome condensation and sex chromatin formation. I. The effect of in vitro cell density on sex chromatin frequency. Cytogenetics **7**, 39—57 (1968).

— Lindsten, J., Fraccaro, M., Barrai, I., Dolinar, Z. J.: DNA content and area of sex chromatin in subjects with structural and numerical aberrations of the X chromosome. Cytogenetics **4**, 96—116 (1965).

— Ludwig, K. S.: A universal stain for the sex chromatin body. Stain Technol. **32**, 235—244 (1957).

— Schwarzacher, H. G., Weiss, J.: DNA content and size of sex chromatin positive female nucleic during the cell cycle. Cytogenetics **6**, 1—19 (1967).

Lennox, B.: A ribonuclease-gallocyanin stain for sexing skin biopsies. Stain Technol. **31**, 167—172 (1956).

Marberger, E., Boccabella, R. A., Nelson, W. O.: Oral smear as a method of chromosomal sex detection. Proc. Soc. exp. Biol. (N.Y.) **89**, 488—489 (1955).

Moore, K. L., Barr, M. L.: Smears from the oral mucosa in the detection of chromosomal sex. Lancet **1955 II**, 57.

Riis, P., Fuchs, F.: Sex chromatin and antenatal sex diagnosis. In: Moore, K. L. (ed.): The sex chromatin. Philadelphia and London: W. B. Saunders Co. 1966.

Romeis, B.: Mikroskopische Technik. München-Wien: R. Oldenburg 1968.

Sachs, L., Serr, D. M., Danon, M.: Prenatal diagnosis of Sex using cells from the amniotic fluid. Science **123**, 548 (1956).

Sanderson, A. R.: Rapid nuclear sexing. Lancet **1960 I**, 1252.

Schmid, W.: Sex chromatin in hair roots. Cytogenetics **6**, 342—349 (1967).

Schnedl, W.: Untersuchungen über das Sex-Chromatin in menschlichen Fibroblastenkulturen. Acta anat. (Basel) **57**, 52—65 (1964).

Schwarzacher, H. G.: Beitrag zur Histogenese des menschlichen Amnions. Acta anat. (Basel) **43**, 303—311 (1960).

— Die Beziehungen zwischen Geschlechtschromatin und Geschlechtschromosomen. Wien. klin. Wschr. **74**, 481—484 (1962).

— Sex chromatin in living human cells *in vitro*. Cytogenetics **2**, 117—128 (1963).

— Sex-Chromatin und Chromosomen in normalen Geweben des Menschen. Wien. klin. Wschr. **76**, 857—859 (1964).

— Kernstruktur und Geschlechtschromatin menschlicher Zellen im lebenden Zustand und nach Fixierung. Acta anat. (Basel) **57**, 91—104 (1964).

— Sexchromatin in polyploiden Zellen. Humangenetik **2**, 28—35 (1966).

Smith, D. W., Marden, P. M., McDonald, M. J., Speckhard, M.: Lower incidence of sex chromatin in buccal smears of newborn females. Pediatrics **30**, 707—711 (1962).

Taylor, A. E.: Sex chromatin in the newborn. Lancet **1963 I**, 912—914.

Therkelsen, A. J., Petersen, G. B.: Frequency of sex-chromatin-positive cells in the logarithmic and post-logarithmic growth phases of human cells in tissue culture. Exp. Cell Res. **28**, 588—623 (1962).

KAPITEL VIII

Sexchromatin-Diagnostik mit Hilfe des Leukocytentests

Marlis Tolksdorf

Mit 6 Abbildungen

1. Einleitung

Im peripheren *Blut* weicht die Morphologie des Sexchromatins von der anderer Gewebe ab. Der sog. Leukocytentest zur Diagnostik des Geschlechtschromatins stützt sich auf den Nachweis spezifischer Kernformationen, die 1954 erstmals von Davidson und Smith beschrieben und in ihrer Bedeutung erkannt worden sind.

Es handelt sich um trommelschlegelförmige *Anhangsgebilde* polymorpher Leukocytenkerne bei — im Regelfall — normal weiblichen Personen, die sich von anderen uncharakteristischen Kernausbuchtungen abgrenzen lassen.

Die Befunde der genannten Autoren konnten wiederholt bestätigt und als Basis eines diagnostischen Tests zahlreichen Anwendungsgebieten zugeführt werden (Romatowski et al., 1955; Tolksdorf et al., 1955; Riis, 1955; Wiedemann et al., 1955; Lüers, 1956; Sun et al., 1956; Kosenow, 1956a und b; Kosenow et al., 1956; Briggs et al., 1956; v. Harnack et al., 1956; Lupatkin et al., 1956; Wiedemann et al., 1956a; Peiper et al., 1956; Tenczar et al., 1956 u.a.).

2. Methodik

Die Untersuchungstechnik des Leukocytentests besticht durch die einfache Herstellung des Ausgangspräparates. Es gilt lediglich, gute — nicht zu dünne oder zu dicke — Blutausstriche herzustellen und diese nach May-Grünwald-Giemsa (Pappenheim) zu färben. Andere Färbungen (Feulgen, Toluidinblau, Hämatoxylin-Eosin oder Giemsa) ergeben keine besseren Resultate und sind daher ungebräuchlich.

Neben der bekannten Ausstrichtechnik — Ausstreichen eines kleinen Bluttropfens auf gut entfetteten Objektträgern mit Hilfe eines anderen schräggestellten Objektträgers oder geschliffenen Deckglases — wird die „cover-glass-method" empfohlen (Wintrobe, 1946; Davidson, 1961). Sie bringt ausgezeichnete Präparate mit gleichmäßig verteilten, gut ausgebreiteten Blutzellen. Hierbei wird ein Tropfen Capillarblut zwischen zwei Deckgläschen gebracht. Letztere werden vorsichtig auseinandergezogen, einzeln staubfrei getrocknet und auf Objektträgern fixiert. Die gefärbten Präparate können jetzt jederzeit lichtmikroskopisch mit Hilfe des Ölimmersionsobjektives betrachtet und gegebenenfalls unschwer verpackt und versandt werden.

Um die besonders zeitraubende Auswertung zellarmer Blutausstriche zu erleichtern, sind verschiedene Leukocytenanreicherungsverfahren vorgeschlagen worden (Klima et al., 1949; Kosenow, 1956a; Procopio-Valle, 1958; Hienz, 1965). Die hierbei notwendigen Vorgänge können jedoch eine Schädigung des Zellmaterials und damit eine Qualitätsminderung der Präparate zur Folge haben. Es sei daher angeraten, Leukocytenkonzentrate sehr vorsichtig zu behandeln, entsprechende Ausstriche besonders kritisch zu betrachten und zusätzlich „einfache" Blutausstriche anzufertigen und in Reserve zu halten.

3. Auswertung

Das entscheidende nucleäre Strukturelement des Leukocytentests ist der Trommelschlegel (drumstick). Er ist ein rundes bis ovales, chromatindichtes, scharfbegrenztes, dünngestieltes und in seinem Kopfdurchmesser 1,5 μ großes Kernanhangsgebilde neutrophiler, eosinophiler und basophiler Granulocyten (Abb. 1).

Drumsticks werden im peripheren Blut aller menschlichen Individuen gefunden, deren Chromosomensatz — zumindest in einem Teil der

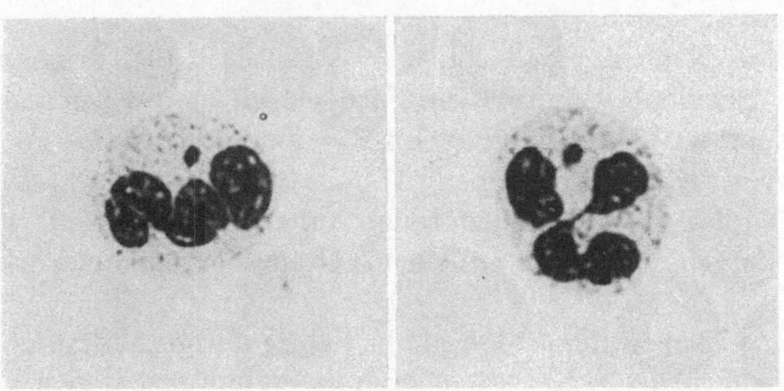

Abb. 1. Granulocytenkerne mit typischen frei gestielten drumsticks, May-Grünwald-Giemsa-Färbung

Zellen des leukopoetischen Systems — mehr als ein X-Chromosom aufweist. In diesen Fällen ist der Befund Sexchromatin-*positiv*.

Frauen mit nur einem X-Chromosom und männliche Personen mit der normalen Geschlechtschromosomenkonstellation XY lassen keine drumsticks erkennen. Der Befund ist hier Sexchromatin-*negativ*.

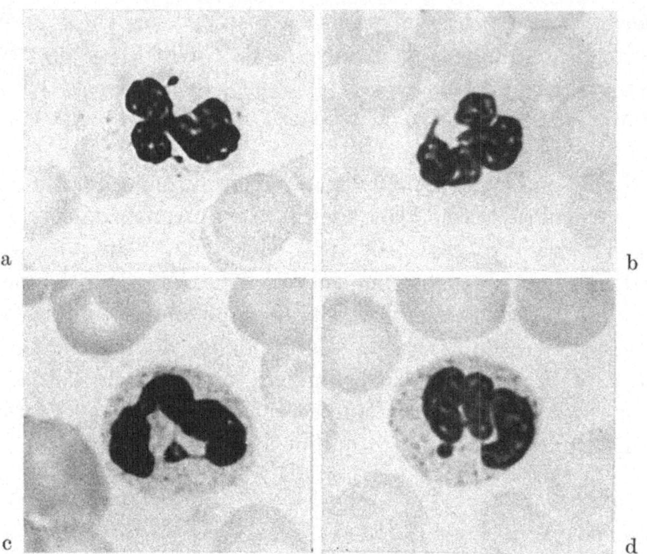

Abb. 2. a Granulocytenkern mit kleinen Keulen (small clubs). b Granulocytenkern mit stift- oder hakenförmigem Anhängsel (tag). c Kleiner zweifach gestielter Kernlappen (minor lobe). d Breitbasig aufsitzender ungestielter Knoten (sessile nodule)

Neben dem typischen — für die Diagnostik entscheidenden — Trommelschlegel zeigt der reife Granulocytenkern eine Fülle andersartiger, uncharakteristischer Anhangsformationen.

Zu diesen gehören:

1. kleine Keulen (small clubs) = strukturell den drumsticks sehr ähnliche, gleichfalls dünngestielte, jedoch kleinere Excrescenzen, die in unbestimmter Vielzahl und auch neben einem drumstick an Granulocytenkernen vorkommen können (Abb. 2a);

2. stift-, haken- oder fadenförmige Anhangsgebilde (tags), gleichfalls isoliert oder in Mehrzahl an einem Granulocytenkern vorkommend (Abb. 2b);

3. kleine Lappen (minor lobes), die häufig durch *zwei* fädige Brücken mit den benachbarten Kernsegmenten in Verbindung stehen (Abb. 2c);

4. tennischlägerähnliche zentral aufgehellte Keulenformen (tennisrackets) und

5. breitbasig aufsitzende Knoten- oder schmalgestielte Tropfenformen (sessile nodules), deren Größe und Chromatindichte dem Drumstickkopf entspricht (Abb. 2d). Sessile nodules finden sich vorwiegend im Blut weiblicher Personen, werden jedoch auch bei männlichen Individuen gesehen (Tolksdorf, 1963).

Außerdem sei auf methodisch bedingte Fehlerformen hingewiesen. Schlecht entfettete Objektträger, fehlerhafte Ausstrichtechnik, Fixationsmomente und Vorgänge bei der Leukocytenanreicherung; kurz die Herstellung des Dauerpräparates mit all ihren Tücken hat eine Fülle unklarer Kernexcrescenzen zur Folge. Gerade geringfügige Formvarianten

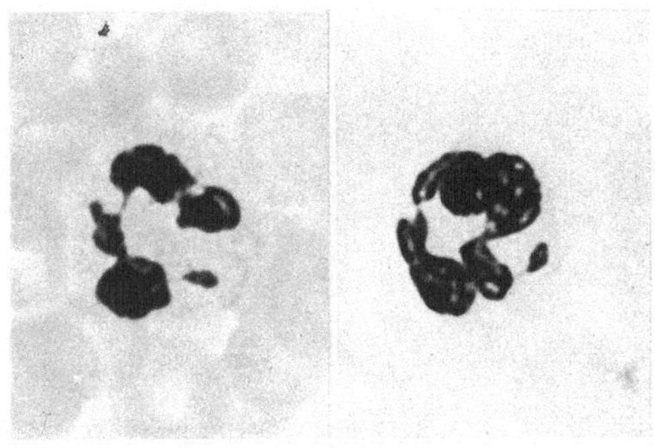

Abb. 3. „Tückische" Kernanhangsformationen aus technisch unzureichenden Ausstrichpräparaten

sollten hier Berücksichtigung finden. In Abb. 3 werden tückische Anhangsgebilde gequetschter oder zu eng beieinander liegender Zellen, die bei der Beurteilung nicht mit berücksichtigt werden sollten, wiedergegeben.

Toxische Granulationen oder Veränderungen im Sinne der Alderschen Granulationsanomalie können drumsticks verdecken und so zu diagnostischen Schwierigkeiten führen. Hier ist es sinnvoll, eine reine Giemsa-Färbung anzuwenden.

Die Häufigkeit der Trommelschlegel schwankt bei normalen weiblichen Personen zwischen 1,5 und 5% (Hienz, 1964). Vergleiche verschiedener Altersgruppen zeigen einen Häufigkeitsgipfel bei Früh- und Neugeborenen (v. Harnack et al., 1956; Peiper et al., 1956; Romatowski et al., 1956; Wiedemann et al., 1956b; Mosler, 1957). Außerdem findet sich eine Abhängigkeit der Drumstickfrequenz vom Grad der Kernsegmentierung (Davidson et al., 1954; Kosenow et al., 1956; Müller, 1959).

Hieraus ergeben sich höhere Drumstickwerte im rechtsverschobenen und niedrigere Drumstickzahlen im linksverschobenen Blutbild. Die Abhängigkeit der Trommelschlegelhäufigkeit vom Reifungsgrad polymorpher Leukocytenkerne erklärt außerdem das Phänomen der herabgesetzten Drumstickzahlen beim Klinefelter- und Down-Syndrom sowie anderen chromosomalen Störungen, deren Linksverschiebung im Differentialblutausstrich möglicherweise durch eine genetisch gesteuerte Hemmung der Leukocytenlappung bedingt ist (Mittwoch, 1964). Die Frage nach dem Einfluß exogener Faktoren auf die Drumstickhäufigkeit wird nicht einstimmig beantwortet.

Bei *Geschlechtschromosomenaberrationen* zeigt das Kernanhangsbild quantitative und qualitative Veränderungen.

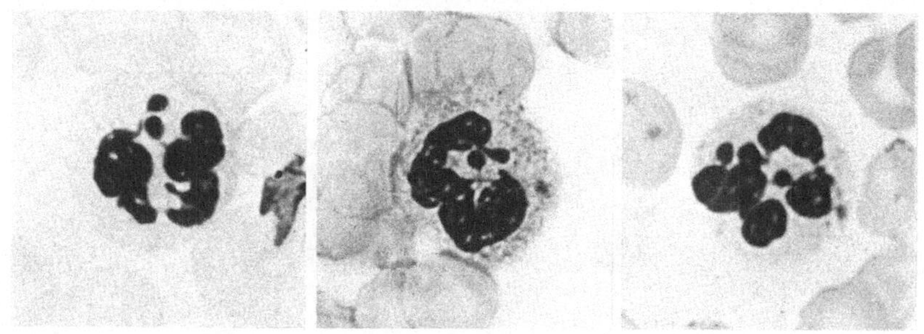

Abb. 4. Granulocytenkerne mit „Doppeldrumsticks"

Die Korrelationen zwischen numerischen und strukturellen Gonosomenaberrationen auf der einen und der Chromatinstruktur im Interphasekern auf der anderen Seite sind, auf den Barr-Körper bezogen (s. Kap. VII), sehr eng. Im peripheren Blut werden diese Korrelationen sehr viel weniger deutlich oder bleiben ganz verborgen. Trotzdem muß aufgrund parallelgeschalteter Chromosomen- und Sexchromatinuntersuchungen heute angenommen werden, daß Barr-Körper und drumsticks identische Formationen unterschiedlicher Zelltypen sind. Davidson selbst bezeichnet den drumstick als "a characteristic variation of the Barr body type of sexchromatin" (Davidson, 1965).

Bei numerischen gonosomalen Aberrationen finden wir drumsticks z.B. beim XXY-Klinefelter-Syndrom, und Einzel-, Doppel- und auch Dreifachdrumsticks bei weiteren Polysomien des X-Chromosoms. Das Vorkommen von zwei (Abb. 4) oder gar drei Trommelschlegeln an einem Granulocytenkern ist jedoch ein ausgesprochen seltenes Ereignis.

Bei XXY-Patienten liegt die Drumstickfrequenz unter der von normalen weiblichen Personen und sinkt bei Klinefelter-Patienten mit drei oder mehr X-Chromosomen weiter ab, so daß hier oft große diagnostische Schwierigkeiten bestehen. Derartige Fälle — insbesondere auch Mosaike innerhalb dieser Gruppe — können unter Umständen mit Hilfe des

Leukocytentests nicht sicher erfaßt werden. Hier ist die Gesamtchromatinstruktur des Leukocytenkerns richtungweisend (Tolksdorf, 1970). Sie imponiert durch grobschollige intranucleäre Verdichtungen neben deutlichen, oft scharfbegrenzten — ausgestanzt wirkenden — chromatin-„freien" Lücken (Abb. 5).

Die bisher vorliegenden Aussagen über das Kernanhangsbild bei X-Polysomien *ohne* Y-Chromosom sind nicht übereinstimmend. Mittwoch (1963) fand bei ihren Untersuchungen an XXX-Patientinnen lediglich einen Anstieg ungestielter Knoten. Die Drumstickfrequenz scheint herabgesetzt. Doppeldrumsticks, d.h. zwei gestielte Trommel-

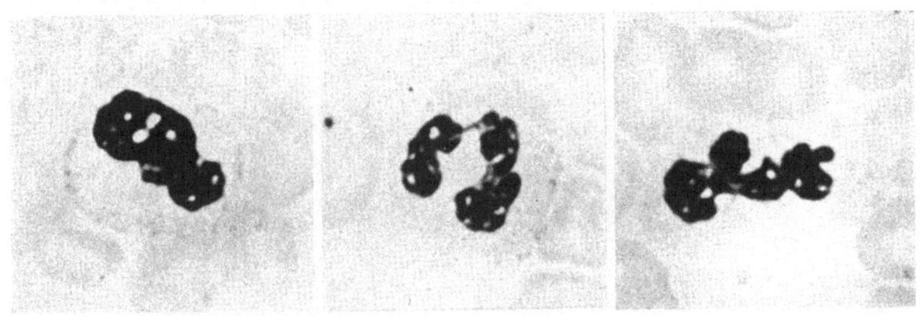

Abb. 5. Chromatinstruktur von Granulocytenkernen bei einem XXXXY-XXXY-Geschlechtschromosomenmosaik

schlegel an einem Granulocytenkern, sind ausgesprochen seltene Beobachtungen, wogegen zwei sessile nodules oder ein drumstick und ein sessile nodule an einem Kern häufiger angetroffen werden.

Wohl noch variabler und in ihrer Deutung schwieriger sind die morphologischen Beziehungen zwischen *strukturellen* Aberrationen des X-Chromosoms und deren Ausprägung im Interphasekern (MacLean, 1962; Bamford et al., 1963; Bamford et al., 1964; Fraccaro et al., 1964; Stoeckenius, 1964; Mittwoch, 1967; Tolksdorf, 1970).

Größenmäßige Plus- und Minusvarianten der drumsticks (Abb. 6a—c) bei Vorhandensein von Isochromosomen des langen Armes bzw. Deletion im Bereich des kurzen Armes eines X-Chromosoms werden beobachtet. In Fällen mit X-Isochromosom sind die Trommelschlegel nicht nur deutlich größer als normale drumsticks, sondern auch eindeutig zahlreicher nachweisbar und lassen vereinzelt charakteristische Veränderungen erkennen. Fakultativ zeigen sie zentrale, aber auch basal oder seitlich lokalisierte Aufhellungen (Abb. 6d und e). Diese „Aussparungen" sind mitunter so groß und scharf begrenzt, daß das betreffende Anhangsgebilde nicht mehr von einem sog. „racket" zu trennen ist.

Übergroße drumsticks finden sich vereinzelt auch in Blutausstrichen von Patienten mit X-Polysomien mit oder ohne Y-Chromosom, z.B. in XXX- oder auch XXXY-Fällen (Mittwoch, 1967; Tolksdorf, 1970).

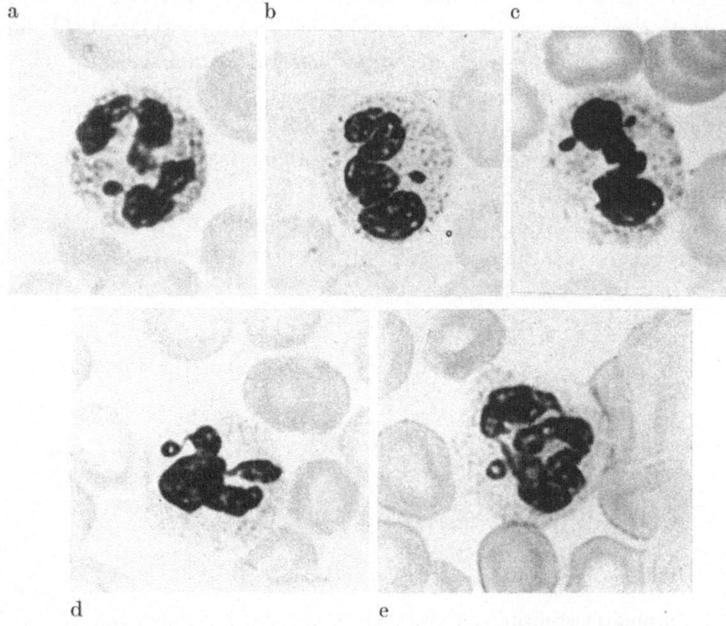

Abb. 6. a Großer drumstick bei X-Isochromosom des langen Arms. b Normal großer drumstick. c Kleineres drumstick-ähnliches Gebilde bei Deletion am kurzen Arm eines X-Chromosoms. d X-Isochromosomen-drumstick mit zentraler Aufhellung. e X-Isochromosomenanhangsgebilde, kaum gestielt, mit typischer Aufhellung

Die praktisch-diagnostische Beurteilung eines Blutausstriches wird auch heute noch weitgehend nach den Richtlinien der Erstbeschreiber durchgeführt.

In ihrer Originalarbeit fordern Davidson und Smith (1954) den Nachweis von *sechs* typischen drumsticks für die Diagnose „weiblich" und inspizieren 500 Granulocyten in drumstickfreien Präparaten. Die Zahl sechs wurde gewählt, um für statische Häufigkeitsanalysen 5 Intervalle zu erhalten (Davidson, 1961).

Auch heute ist der Nachweis von *sechs* typischen drumsticks bei der Mehrzahl der Untersucher die Voraussetzung für den Befund: *Sexchromatin-positiv*. Heute wissen wir jedoch, daß bereits das Vorhandensein eines einzigen typischen drumsticks entscheidend ist und die Forderung nach sechs derartigen Trommelschlegeln nur der diagnostischen Sicherheit halber und aus theoretischem Interesse aufrechterhalten wird. Wir wissen, daß ein typischer drumstick das Vorhandensein von wenigstens zwei X-Chromosomen — zumindest in einigen Blut- und Knochenmarkzellen — beweist und nie in Sexchromatin-negativen Fällen, d. h.

z.B. bei normal männlichen Personen oder Frauen mit durchgehender XO-Geschlechtschromosomenkonstellation zu finden ist.

Es gilt also, typische drumsticks zu suchen und diese von anderen, uncharakteristischen Kernexcrescenzen abzugrenzen, ohne letztere quantitativ auswerten zu müssen. Der Untersucher wird die Drumstickzahl — in den meisten Fällen auf 500 Granulocyten bezogen — ermitteln, wird Form, Größe und Dichte der frei gestielten Trommelschlegel beurteilen und die Gesamtstruktur des Kernes beachten.

Schwieriger ist die Feststellung eines Sexchromatin-*negativen* Befundes. Hier zeigt der Blutausstrich — wie bereits mehrfach ausgeführt — *nie* einen drumstick. Es werden mindestens 500 polymorphkernige Leukocyten inspiziert. In Sexchromatin-negativen Fällen mit problematischer klinischer Symptomatik ist es ratsam, die Untersuchung auf 1000, 2000 und in Einzelfällen sogar auf 3000 und mehr Kerne auszudehnen. Dies gilt besonders für Präparate, die eine auffällige Chromatinstruktur, wenige small clubs, dagegen sessile nodules oder gar drumstick-verdächtige, z.B. der Kernmembran angelagerte oder anderweitig nicht sicher beurteilbare Anhangsgebilde erkennen lassen.

Unter Berücksichtigung der genannten Richtlinien ist der Leukocytentest eine sichere Methode zur Diagnostik des Sexchromatins im peripheren Blut.

Literatur

Bamford, S. B., Cassin, C. M., Dilba, D. L., Mitschell, G. W.: Neutrophil appendages as indicators of sex chromosome aberrations. Acta cytol. (Philad.) 8, 323—331 (1964).

— — Mitschell, B. S.: Sex chromatin determination in selected cases of developmental sex abnormalities with an assesment of results. Acta cytol. (Philad.) 7, 151—158 (1963).

Briggs, D. K., Kupperman, H. S.: Sex differentiation by leukocyte morphology. J. clin. Endocr. **16**, 1163—1179 (1956).

Davidson, W. M.: Sexing the blood leukocytes in abnormalities of the sex chromosomes. Minerva pediat. **17**, 585—587 (1965).

— Smith, D. R.: A morphological sex difference in the polymorphonuclear neutrophil leukocytes. Brit. med. J. **1954 II**, 6—7.

— — Das Kerngeschlecht der Leukocyten. In: Die Intersexualität (herausgeg. C. Overzier), S. 78—85. Stuttgart: Georg Thieme 1961.

Fraccaro, M., Lindsten, J., Mittwoch, U., Zonta, L.: Size of drumsticks in patients with abnormalities of the X-chromosome. Lancet **1964 II**, 43—44.

Harnack, G. A. v., Strietzel, H. N.: Die Altersabhängigkeit der geschlechtsbedingten Leukocytenmerkmale. Klin. Wschr. **34**, 401—402 (1956).

Hienz, H.: Die Beziehungen zwischen zellkernmorphologischem und chromosomenmorphologischem Befund. Z. menschl. Vererb.- u. Konstit.-Lehre **37**, 378—394 (1963).

— Pers. Mitt. 1965.

Klima, R., Beyreder, J., Lampar, J.: Zur Methodik der morphologischen Blutuntersuchung im Leukocytenkonzentrat. Wien. med. Wschr. **99**, 358—360 (1949).

Kosenow, W.: Untersuchungen zur hämatologischen Geschlechtsbestimmung: Kernanhangsdifferenzierung im Leukocytenkonzentrat. Ärztl. Wschr. **14/15**, 320—325 (1956a).

— Geschlechtsdiagnose mit Hilfe von Kernmerkmalen der Leukocyten. Triangel **2**, 321—327 (1956b).

— Scupin, R.: Die Bestimmung des Geschlechts mit Hilfe einer Kernanhangsformel der Leukocyten. Acta haemat. (Basel) **15**, 349—363 (1956).

Lüers, T.: Ein morphologisches Geschlechtsmerkmal in Leukocytenkernen. Berl. med. Z. **7**, 120—121 (1956).

Lupatkin, M., Prader, A.: Welches ist die einfachste Methode zur Bestimmung des chromosomalen Geschlechts? Schweiz. med. Wschr. **86**, 928—930 (1956).

MacLean, N.: The drumsticks of polymorphonuclear leucocytes in sex-chromosome abnormalities. Lancet **1962 I**, 1154—1158.

Mittwoch, U.: The incidence of drumsticks in patients with three X chromosomes. Cytogenetics (Basel) **2**, 24—33 (1963).

— Frequency of drumsticks in normal woman and in patients with chromosomal abnormalities. Nature (Lond.) **201**, 317—319 (1964).

— Sex chromatin. In: Sex chromosomes, p. 175—216. New York and London: Academic Press 1967.

Mosler, W.: Zur Frage der Geschlechtsbestimmung aufgrund morphologischer Leukocytenveränderungen. Zbl. Gynäk. H. 18, 696—701 (1957).

Müller, D.: Zur Entwicklung der geschlechtsspezifischen sog. Drumsticks an segmentkernigen Leukocyten. Ärztl. Wschr. **14**, 260—262 (1958).

Peiper, U., Oehme, J.: Die Abhängigkeit geschlechtsgebundener Leukocytenmerkmale bei Feten und Frühgeborenen vor der Reife. Klin. Wschr. **34**, 1067—1068 (1956).

Procopio-Valle, J., Chagas, W. A., Freitas, A. de: Determination of sex chromatin in the polymorphonuclear neutrophils of enriched smears. J. clin. Endocr. **18**, 1432—1433 (1958).

Riis, P.: On the morphological sex difference in neutrophilic and eosinophilic granulocytes. Dansk. med. Bull. **2**, 190—192 (1955).

Romatowski, H., Tolksdorf, M., Bungart, Kl., Wiedemann, H.-R.: Zur Frage der Altersabhängigkeit blutmorphologischer geschlechtscharakteristischer Kernmerkmale bei Gesunden und bei Probanden mit Abnormitäten auf dem Gebiet der Sexualentwicklung. Mschr. Kinderheilk. **105**, 141—142 (1957).

— — Wiedemann, H.-R.: Geschlechtsbestimmung aus dem Blutausstrich. Klin. Wschr. **33**, 911 (1955).

Stoeckenius, M.: Der Chromatinbefund bei einem Fall von Turner-Syndrom mit X-Isochromosom. Z. menschl. Vererb.- u. Konstit.-Lehre **37**, 440—446 (1964).

Sun, L. C. Y., Rakoff, A. E.: Evaluation of the peripheral blood smear in the detection of chromosomal sex in the human. J. clin. Endocr. **16**, 55—61 (1956).

Tenczar, F. J., Streitmatter, D. E.: Sex difference in neutrophils. Amer. J. clin. Path. **26**, 384—387 (1956).

Tolksdorf, M.: Zur Problematik der Kerngeschlechtsdiagnostik. Ber. d. 8. Tagg. d. Dtsch. Ges. f. Anthropologie 1963, p. 31—37 (1965).

— (1970), unveröffentlicht.

— Romatowski, H., Saile, M., Wiedemann, H.-R.: Über Geschlechtsbestimmung aus dem Blutbilde und deren Anwendung beim Hermaphroditismus. Ärztl. Wschr. **10**, 1029—1034 (1955).

Wiedemann, H.-R., Romatowski, H., Tolksdorf, M.: Unsere bisherigen Ergebnisse mit der Geschlechtsbestimmung aus dem Blutausstrich bei krankhaften Zuständen. Hermaphroditismus und „Ovarialgenesie". Medizinische **50**, 1734—1736 (1955).

— — — Geschlechtsbestimmung aus dem Blutbilde. Grundlagen — Anwendung — Bedeutung. Münch. med. Wschr. **98**, 1090—1093, 1108—1112 (1956a).

— — — Prediger, Fr.: Zur Frage pränataler Geschlechtsbestimmung sowie zur blutmorphologischen Geschlechtsdiagnose bei Frühgeborenen und Feten. Medizinische **16**, 631—632 (1956b).

Wintrobe, M. M.: Preparation of blood smears. In: Clinical hematology, 2th ed. p. 273—275. Philadelphia: Lea & Febiger 1946.

Sachverzeichnis

Universitätsdruckerei H. Stürtz AG Würzburg